高等医学教育课程同步周周练

生理学周周练

主 编 李 璘 何祖平

中国协和医科大学出版社

北 京

图书在版编目（CIP）数据

生理学周周练 / 李璘，何祖平主编. --北京：中国协和医科大学出版社，2022.7
（高等医学教育课程同步周周练）
ISBN 978-7-5679-1990-7

Ⅰ.①生… Ⅱ.①李…②何… Ⅲ.①人体生理学－高等学校－习题集 Ⅳ.①R33-44

中国版本图书馆CIP数据核字（2022）第104652号

高等医学教育课程同步周周练
生理学周周练

主　　编：李　璘　何祖平
策划编辑：陈　佩
责任编辑：魏亚萌
封面设计：许晓晨
责任校对：张　麓
责任印制：张　岱

出版发行：**中国协和医科大学出版社**
（北京市东城区东单三条9号　邮编100730　电话010-65260431）
网　　址：www.pumcp.com
经　　销：新华书店总店北京发行所
印　　刷：三河市龙大印装有限公司

开　　本：880mm×1230mm　　1/32
印　　张：11.625
字　　数：280千字
版　　次：2022年7月第1版
印　　次：2022年7月第1次印刷
定　　价：59.00元

ISBN 978-7-5679-1990-7

编者名单

主　　编　李　璘　何祖平
编　　者　（按姓氏笔画排序）

邓兰兰（湖南师范大学医学院）

刘达琳（浙江大学医学院附属邵逸夫医院）

孙丽云（长春市儿童医院）

李　璘（湖南师范大学医学院）

李晓晖（中南大学湘雅药学院）

何祖平（湖南师范大学医学院）

陈丽纯（湖南师范大学医学院）

周熠伟（湖南师范大学医学院）

黄　智（北京大学第三临床医学院）

戴罗桓（中南大学湘雅医院）

前　言

　　医学专业内容繁多、知识点复杂，需要及时高效地复习才能巩固所学的知识。同时，近年来，医学类考研竞争日趋激烈，对考研复习也提出了更高的要求。客观地讲，师范院校医学院的学生在考研上并不占优，但是湖南师范大学医学院考研成绩却屡创新高。特别在2022年考研难度加大的情况下，上线率达到77.4%，其中不乏北京协和医学院、北京大学、浙江大学等医学名校。这些成绩的取得离不开同学们的刻苦努力，也与学院一线教师多年的教学和考研辅导经验密不可分。为此，我们总结编写了这套丛书，以期让更多的同学受益。

　　"高等医学教育课程同步周周练"丛书分为《诊断学周周练》《内科学周周练》《外科学周周练》《生理学周周练》《生物化学与分子生物学周周练》5个分册。最大的特点是采用真题解析、知识点加练习题结合的形式，将2012—2022年共11年的考研知识点和真题解析融入临床医学专业的主干核心课程之中，学生在学习对应课程时就可以结合对应分册，进行针对性学习和考研准备，效果远胜于考研前的临时突击。

　　本套丛书既便于医学本科生同步学习及练习，又可用于考研前自我评估和复习巩固，还可作为高校相关课程及考研辅导教师教学的参考书，对参加执业医师资格考试的考生及住院医师也具有很高的学习参考价值。

　　本分册《生理学周周练》为《生理学》的配套辅导用书。生理学是医学生普遍认为难学的课程之一，又是每位医学生必修的专业基础课，结合多年教学经验，我们总结出3步学习法：**先认识**，初步认识细胞、组织、器官的各种生命现象的活动规律和生理功能，识记静态知识点；**再相知**，进一步理解各种生命现象的产生机制，以及内、外环境变化时生命活动调节的动态过程；**后巩固**，最后对所有内容进行巩固应用，融会贯通。

针对"先认识"这一目标，本书以全国高等教育五年制临床医学专业教学大纲和研究生入学考试大纲为依据，在第一部分"考研真题解析"中对生理学的重点、难点、考点进行了总结提炼，帮助学习者快速识别重要知识点。

针对"再相知"这一目标，本书在第二部分"知识点总结"中对易混淆及易错知识点进行了对比辨析，帮助学习者快速深入理解。

针对"后巩固"这一目标，本书在第三部分"拓展练习及参考答案"中通过习题训练知识的应用能力，达到巩固的目的，同时检验认识及相知的效果。

本书按照教学日历编排，方便学习者同步使用，李璘、何祖平负责大纲拟定及全书内容审校；邓兰兰负责编写第1～3周、第9周，周熠伟负责编写第4周，李晓晖负责编写第5～6周，陈丽纯负责编写第7周，黄智负责编写第8周，刘达琳负责编写第10～11周、第17周，戴罗桓负责编写第12～15周、孙丽云负责编写第16周。

尽管力臻完善，但书中难免存在疏漏与不足之处，敬请广大同仁和读者批评指正。

编　者

2022年6月

目　录

第一篇

绪论及细胞的基本功能

第1周　绪论、细胞膜的物质转运功能、细胞的信号转导

一、考研真题解析

1.（2012年A型题）人体的NH_3通过细胞膜的方式是

A．单纯扩散　　　　　　　　　B．易化扩散

C．原发性主动转运　　　　　　D．继发性主动转运

【答案与解析】　1．A。单纯扩散是一种简单的穿越质膜的物理扩散，没有生物学转运机制参与。能以单纯扩散跨膜流动的物质都是脂溶性的或少数不带电荷的极性小分子，如O_2、CO_2、N_2、NH_3、水、乙醇、尿素、甘油、类固醇激素等。扩散的方向和速度取决于该物质在膜两侧的浓度差和膜对该物质的通透性，而通透性取决于物质的脂溶性和分子大小。易化扩散和主动转运属于膜蛋白介导的跨膜转运。

2.（2012年A型题）以IP_3和DG作为第二信使的激素是

A．肾上腺素　　　B．醛固酮　　　C．促肾上腺皮质激素　　D．甲状腺激素

【答案与解析】 2．A。①以环磷酸腺苷（cAMP）为第二信使的激素：促肾上腺皮质激素释放激素、生长激素抑制激素、促甲状腺激素（TSH）、促肾上腺皮质激素（ACTH）、卵泡刺激素（FSH）、黄体生成素（LH）、胰高血糖素、促黑（细胞）激素（MSH）、促脂素、血管升压素（VP）、绒毛膜促性腺激素、阿片肽、降钙素、甲状旁腺激素（PTH）、血管紧张素（Ang）I、儿茶酚胺（β肾上腺素能、α肾上腺素能）。②以环磷酸鸟苷（cGMP）为第二信使的激素：心房钠尿肽（ANP）、NO（受体在胞质）。③以三磷酸肌醇（IP_3）/二酰甘油（DG）/Ca^{2+}为第二信使的激素：促性腺激素释放激素、促甲状腺素释放激素、去甲肾上腺素（NE）、肾上腺素、VP、缩宫素（OT）、儿茶酚胺、Ang、促胃液素、血小板衍生生长因子。

3．（2012年X型题）离子通过细胞膜的扩散量取决于

A．膜两侧该离子的浓度梯度　　　　　B．膜对该离子的通透性

C．该离子的化学性质　　　　　　　　D．该离子所受的电场力

【答案与解析】 3．ABD。扩散的方向和速度取决于该物质在膜两侧的浓度差和膜对该物质的通透性，后者取决于物质的脂溶性和分子大小。在电解质溶液中，离子的移动还取决于该离子所受的电场力。离子通过细胞膜的扩散量与该物质的化学性质无关。

4．（2013年A型题）葡萄糖从肠道进入肠上皮细胞的方式是

A．入胞　　　　B．单纯扩散　　　　C．易化扩散　　　　D．主动转运

【答案与解析】 4．D。葡萄糖、氨基酸在小肠和肾小管的吸收，神经末梢在突触间隙摄取肽类神经递质，甲状腺上皮细胞聚碘，Na^+-H^+交换和Na^+-Ca^{2+}交换等都属于典

型的继发性主动转运，它是通过Na$^+$-葡萄糖同向转运体和钠泵的耦联活动完成。

5．（2013年X型题）在激素作用的机制中发挥第二信使作用的物质有

A．cGMP   B．Ca^{2+} C．cAMP   D．DG

【答案与解析】 5．ABCD。第二信使是指激素、递质、细胞因子等信号分子（第一信使）作用于细胞膜后产生的细胞内信号分子，它们可以把细胞外信号分子携带的信息转入细胞内。在激素作用的机制中发挥第二信使作用的物质包括cAMP、cGMP、Ca^{2+}、DG、IP$_3$等。

6．（2014年A型题）下列生理功能活动中，主要通过神经反射而完成的调节是

A．正常人体的生长与发育过程   B．育龄期女性月经周期的正常进行

C．肢体在受伤害性刺激时的回撤动作   D．餐后血糖很快恢复正常水平的过程

【答案与解析】 6．C。①神经调节是通过反射而影响生理功能的一种调节方式，是人体生理功能调节中最主要的形式。反射是指机体在中枢神经系统的参与下，对内、外环境刺激所作出的规律性应答。例如，肢体被火灼痛（伤害性刺激）时立即回撤的动作就是一种反射。②正常人体的生长与发育过程受多种激素的调节；育龄期女性月经周期的正常进行受卵巢激素分泌的影响；餐后血糖很快恢复正常水平的过程受胰岛素的调节。以上都属于体液调节。

7．（2014年A型题）葡萄糖在肾小管管腔面被重吸收的跨膜转运方式是

A．经通道易化扩散   B．原发性主动转运

C．继发性主动转运   D．入胞作用

【答案与解析】 7. C。继发性主动转运是指驱动力并不直接来自ATP的分解，而是来自原发性主动转运所形成的离子浓度梯度而进行的物质逆浓度梯度和/或电位梯度的跨膜转运方式。葡萄糖在小肠黏膜上皮和在近端肾小管上皮的主动吸收就是一个典型的继发性主动转运。它是由Na^+-葡萄糖同向转运体和钠泵的耦联活动而完成的。跨质膜的Na^+-H交换、Na^+-Ca^{2+}交换、Na^+-K^+-2Cl^-同向转运、氨基酸在小肠黏膜上皮被吸收和在肾小管上皮被重吸收、甲状腺上皮细胞的聚碘、突触囊泡从胞质中摄取单胺类递质等都属于继发性主动转运。

8.（2014年X型题）既可作用于G蛋白耦联受体又可作用于通道型受体的配体有

    A. 肾上腺素   B. 乙酰胆碱   C. γ-氨基丁酸   D. 心房钠尿肽

【答案与解析】 8. BC。①作用于G蛋白耦联受体的配体种类很多，主要有：儿茶酚胺、多巴胺、组胺、5-羟色胺等生物胺；TSH、γ氨基丁酸、PTH等几乎所有的多肽和蛋白类递质或激素（钠尿肽家族除外）；乙酰胆碱（ACh）、光子、嗅质和味质等。②作用于通道型受体的配体主要为：ACh、谷氨酸等（阳离子通道）；γ-氨基丁酸、甘氨酸等（阴离子通道）。③肾上腺素只作用于G蛋白耦联受体；ANP作用于鸟苷酸环化酶（GC）受体。

9.（2015年A型题）下列生理功能活动中，主要通过体液途径完成的调节是

    A. 肢体发动随意运动   B. 沙尘飞入眼球引起的闭眼动作

    C. 大量出汗引起尿量减少   D. 食物入口引起唾液分泌

【答案与解析】 9. C。体液调节是指体内某些特殊的化学物质通过体液途径而影

响生理功能的单种调节方式。它包括远距分泌、旁分泌、神经分泌、腔分泌及自分泌5种方式。①大量出汗后，血浆晶体渗透压升高，则ADH合成分泌增加，远曲小管和集合管对水的重吸收增多，引起尿液浓缩，尿量减少。这一过程是经典的体液调节，并属于神经分泌方式。②肢体发动随意运动、沙尘飞入眼球引起的闭眼动作、食物入口引起唾液分泌均主要通过神经调节。

10.（2015年A型题）当细胞膜去极化和复极化时，相关离子的跨膜转运方式是

A．经载体易化扩散　　　　　　　　B．经通道易化扩散
C．原发性主动转运　　　　　　　　D．继发性主动转运

【答案与解析】 10．B。去极化是指细胞膜静息电位向膜内负值减小的方向变化，主要表现为Na^+向膜内经通道的易化扩散（Na^+内移）；复极化是指细胞去极化后，再向静息电位方向恢复的过程，主要表现为K^+向膜外经通道的易化扩散（K^+外流）。二者都是顺浓度梯度，不消耗ATP。

11.（2015年X型题）下列物质中，可作用于酶联型受体而实现信号转导的配体有

A．胰岛素　　　　B．肾上腺素　　　　C．甲状腺激素　　　　D．心房钠尿肽

【答案与解析】 11．AD。酶联型受体包括酪氨酸激酶受体（TKR）、酪氨酸激酶结合型受体和鸟苷酸环化酶受体。①TKR的主要配体有：各种生长因子，如表皮生长因子、血小板源生长因子、成纤维细胞生长因子、肝细胞生长因子和胰岛素等。②酪氨酸激酶结合型受体的主要配体有：肽类激素，如干扰素、白细胞介素、生长激素（GH）、催乳素（PRL）和促红细胞生成素（EPO）等。③鸟苷酸环化酶受体的主要配体有：

ANP、脑钠尿肽、NO等。肾上腺素属于儿茶酚胺，通过G蛋白耦联受体介导的信号转导；甲状腺激素（TH）通过核受体介导的信号转导。

12.（2016年A型题）下列关于机体内环境稳态的描述，错误的是

A．稳态是指细胞内液理化性质基本恒定

B．稳态是一种动态平衡

C．稳态的维持是机体自我调节的结果

D．稳态调节中都有一个调定点

【答案与解析】 12．A。围绕在多细胞动物体内细胞周围的体液，即细胞外液，称为内环境。稳态是指内环境（细胞外液）的理化性质，如温度、pH、渗透压和各种液体成分等的相对恒定状态。内环境理化性质是一种动态平衡。维持各种生理功能活动的稳态主要依靠体内的负反馈控制系统，负反馈控制都有一个调定点。

13.（2016年A型题）在引起和维持细胞内外Na^+、K^+不对等分布中起重要作用的膜蛋白是

A．通道　　　　　B．载体　　　　　C．离子泵　　　　　D．膜受体

【答案与解析】 13．C。某些物质在膜蛋白的帮助下，由细胞代谢供能而进行的逆浓度梯度和电位梯度跨膜转运，称为主动转运。原发性主动转运的物质通常为带电离子，因此介导这一过程的膜蛋白或载体称为离子泵。钠泵是哺乳动物细胞膜中普遍存在的离子泵，由于钠泵的活动，可使细胞内的K^+浓度约为细胞外液中的30倍，而细胞外液中的Na^+浓度约为胞质内的10倍。

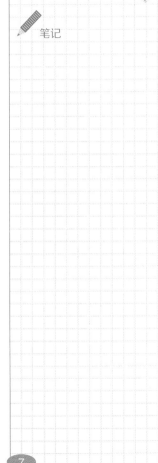

14.（2016年X型题）下列物质跨膜转运中，属于出胞方式的有

A．肥大细胞脱颗粒　　　　　　　B．内分泌细胞分泌激素

C．肾小管上皮细胞泌 H^+　　　　D．神经末梢释放递质

【答案与解析】　14．ABD。出胞是指胞质内的大分子物质以分泌囊泡的形式排出细胞的过程。例如，外分泌腺细胞排放酶原颗粒和黏液、内分泌腺细胞分泌激素以及神经纤维末梢释放神经递质等过程都属于出胞。肾小管上皮细胞泌 H^+ 属于原发性主动转运的过程。

15.（2017年A型题）葡萄糖跨肠上皮细胞刷状缘进入细胞的方式是

A．单纯扩散　　　　　　　　　　B．易化扩散

C．原发性主动转运　　　　　　　D．继发性主动转运

【答案与解析】　15．D。①葡萄糖从小肠上皮刷状缘进入上皮细胞的方式是继发性主动转运。②单纯扩散主要介导脂溶性物质或少数不带电荷的极性小分子的物质转运，如 O_2、CO_2、N_2、NH_3、水、乙醇、尿素、甘油、类固醇激素等。③易化扩散包括经通道的易化扩散和经载体的易化扩散两种形式：经通道易化扩散主要以离子通道的形式（如 Na^+ 通道、K^+ 通道等）进行物质转运；经载体的易化扩散主要介导葡萄糖、氨基酸等水溶性小分子物质进行顺浓度梯度的跨膜转运。④原发性主动转运是指离子泵利用分解ATP产生的能量将离子逆浓度梯度或电位梯度进行跨膜转运的过程，包括钠泵、钙泵、质子泵等各种泵。

16.（2018年A型题）在维持机体稳态的调节中，负反馈控制的特点是

A．迅速 　　　　B．有波动 　　　　C．有预见性 　　　　D．有可能失误

【答案与解析】 16．B。负反馈具有滞后性和波动性的缺点，而前馈则较快速，并具有预见性，因而适应性更大，但前馈控制有可能失误。

17．（2018年A型题）甲状腺素作用于靶细胞产生生物效应的受体属于

A．核受体

B．G蛋白耦联受体

C．酪氨酸激酶受体

D．离子通道型受体

【答案与解析】 17．A。甲状腺素（TH）是与胞内核受体结合的激素。作用于G蛋白耦联受体的激素主要包括促肾上腺皮质激素释放激素、TSH、儿茶酚胺、VP和OT等。作用于TKR的激素主要包括胰岛素和各种生长因子。神经递质作用于离子通道型受体。

18．（2019年A型题）下列对生理学中稳态概念的描述，错误的是

A．限于内环境理化性质的稳定状态

B．内环境理化性质可在一定范围内波动

C．稳态的维持是机体自我调节的结果

D．稳态是机体维持生命活动的必要条件

【答案与解析】 18．A。稳态是指内环境的理化性质，如温度、pH、渗透压和各种液体成分等的相对恒定状态。内环境理化性质，不是静止不变的稳定状态，而是一种动态平衡。稳态是机体自我调节的结果，是生命活动的必要条件。

19．（2019年X型题）需要胞质内第二信使介导信号转导的受体有

A．离子通道型受体

B．G蛋白耦联受体

C．核受体

D．鸟苷酸环化酶受体

【答案与解析】 19．BD。①第二信使是指激素、递质细胞因子等细胞外信号分子

（第一信使）作用于细胞膜后产生的细胞内信号分子。较重要的第二信使有环磷酸腺苷（cAMP）、IP$_3$、DG、环磷酸鸟苷（cGMP）、Ca^{2+}和花生四烯酸等。G蛋白耦联受体分子都由一条包含7次跨膜α螺旋的肽链构成，受体在与配体结合后，其分子发生构象变化，引起对G蛋白的结合和激活。G蛋白主要的效应器酶有腺苷酸环化酶（AC）、磷脂酶C（PLC）、磷脂酶A$_2$（PLA$_2$）和磷酸二酯酶（PDE）等。它们催化生成（或分解）第二信使物质，将信号转导至细胞内。②鸟苷酸环化酶受体分子是一种胞外为配体结合域而胞内为GC活性结构域的单个跨膜α螺旋分子。受体一旦与配体结合，将激活GC活性，催化胞质中的GTP生成cGMP。③离子通道型受体分子是一种同时具有受体和离子通道功能的蛋白质分子，属于化学门控通道。④核受体包括类固醇激素（如糖皮质激素受体、盐皮质激素受体、性激素受体）、维生素（Vit）D$_3$受体、TH受体和维甲酸受体等，属于细胞内的受体。

20.（2020年A型题）有关人体内控制系统中的调定点，错误的描述是

A．自动控制系统中设定的工作点 　　B．可视为生理指标正常值的均数

C．正反馈调控的终极目标 　　　　　D．负反馈调控比较器的参考点

【答案与解析】　20．C。调定点是指自动控制系统所设定的一个工作点，受控部分的活动只能在这个设定的工作点附近的一个狭小范围内变动。实际上，调定点可被视为各生理指标正常范围的均数。机体的生理活动都有一个相应的调定点，如体温调定点设置在37℃，体液酸碱度调定点设置在7.4。调定点就如比较器的参考信息，通过负反馈达到或接近这个参考点。负反馈调节的意义是使系统处于一种稳定状态。与负反馈相反，正反馈则不可能维持系统稳态或者平衡，而是打破原先的平衡状态，所以调定点不

是体内正反馈调控的终极目标。

21.（2020年X型题）可通过激活酪氨酸激酶受体而完成细胞信号转导的配体有

A．胰岛素　　　　　B．肾上腺素　　　　C．乙酰胆碱　　　　D．神经生长因子

【答案与解析】 21．AD。能够激活TKR而传导信号的配体有各种生长因子，如表皮生长因子、血小板源生长因子、成纤维细胞生长因子、肝细胞生长因子、神经生长因子和胰岛素等。肾上腺素是受体-G蛋白-AC-cAMP-PKA途径的配体，ACh是离子通道受体的配体。

22.（2021年A型题）下列关于人体内环境的概念，叙述错误的是

A．机体内全部液体　　　　　　　　B．细胞赖以生存的环境

C．基本理化性质变动很小　　　　　　D．生物进化的结果

【答案与解析】 22．A。体内各种组织细胞直接接触并赖以生存的环境称为内环境，由于体内细胞直接接触的环境就是细胞外液，所以生理学中通常把细胞外液称之为内环境。内环境的相对稳定是机体能自由和独立生存的首要条件。稳态是指内环境的理化性质，如温度、pH、渗透压和各种液体成分的相对恒定状态，内环境理化性质是一种动态平衡，是生物进化的结果。

23.（2022年A型题）由反向转运体介导的物质跨膜转运是

A．甲状腺滤泡上皮细胞吸收I^-　　　　　B．肾近端小管分泌H^+

C．肾小管上皮细胞对HCO_3^-的重吸收　　D．葡萄糖跨小肠上皮刷状缘进入细胞

【答案与解析】 23．B。肾近端小管分泌H^+为反（逆）向转运，其余均为同向转运。

24.（2022年X型题）负反馈的作用特点有

A. 这个系统是个闭环控制系统　　B. 都有一个调定点

C. 没有纠正偏差的功能　　　　　D. 数量比正反馈少

【答案与解析】　24．AB。反馈控制系统是闭环系统，有一个调定点，控制部分接受偏差信息后进行整合、分析并作出调整的决定，发出控制信息对受控部分的活动进行调整，以保证输出变量的准确性。正常生理情况下，体内的反馈控制系统绝大多数属于负反馈控制系统，在维持机体内环境稳态中起重要作用。

二、知识点总结

本周知识点考点频率统计见表1-1。

表1-1　绪论、细胞膜的物质转运功能、细胞的信号转导考点频率统计表（2012—2022年）

年份	外环境、内环境与稳态	机体生理功能的调节	体内的控制系统	细胞膜的物质转运功能	细胞的信号转导
2022			√	√	
2021	√				
2020			√		√
2019	√				√
2018	√				√
2017				√	

续　表

年份	外环境、内环境与稳态	机体生理功能的调节	体内的控制系统	细胞膜的物质转运功能	细胞的信号转导
2016	√			√	
2015		√		√	√
2014		√		√	√
2013				√	√
2012		√		√	√

（一）外环境、内环境与稳态

1. **外环境**　人所处的环境。

2. **内环境**　细胞所处的环境，即细胞外液。体内有些液体，如胃内、肠道内、汗腺管内、膀胱内、尿道内的液体是与外环境连通的，所以不属于内环境范畴。

3. **稳态**　在正常生理情况下，内环境（细胞外液）的各种物理、化学性质是保持相对稳定的，称为内环境的稳态。这种内环境的稳态是处于动态平衡状态而不是恒定状态或静止不变的。稳态的维持是机体自我调节的结果，是保持机体正常生命活动的必要条件。

（二）机体生理功能的调节（表1-2）

表1-2　生理调节方式

调节方式	特点
神经调节	方式：反射；结构基础：反射弧 特点：快速、准确，是生理调节最主要的形式
体液调节	方式：自分泌（胰岛素抑制胰岛β细胞）、神经分泌（VP）、旁分泌（胰高血糖素刺激胰岛素分泌）、远距分泌（通过血液循环） 特点：缓慢、弥散而持久
神经−体液调节	神经调节时若效应器官是某些内分泌腺体，则为神经−体液调节，如机体处于寒冷中，效应器是甲状腺，使TH分泌增多，增加产热
自身调节	方式：不依赖神经和体液调节 特点：调节强度较弱、影响范围小，且灵敏度较低

（三）体内的控制系统（表1-3）

表1-3　两种反馈控制系统

反馈类型	意义	举例
负反馈	维持稳态	减压反射，血糖的调节，肺牵张反射等
正反馈	加速生理过程	排尿排便反射，分娩、排精、动作电位0期去极化时Na^+通道的开放、血液凝固、胰蛋白酶原激活等

（四）细胞膜的物质转运功能

物质的跨膜转运方式包括单纯扩散、易化扩散（经通道或经载体）、主动转运（原发性或继发性）、出胞和入胞。小分子物质经前3种方式转运，大分子物质以出胞和入胞的方式转运。

无饱和现象：单纯扩散、经通道易化扩散。

有饱和现象：经载体易化扩散、原发性主动转运、继发性主动转运。

1. 单纯扩散　能以单纯扩散跨膜流动的物质都是脂溶性和少数分子很小的水溶性物质，如O_2、CO_2、N_2、NH_3、水、乙醇、尿素、甘油、类固醇激素等。

2. 易化扩散　易化扩散是指物质的扩散是在通道或载体的帮助下完成的，易化扩散是非脂溶性小分子物质或带电离子的转运方式之一。

（1）经通道易化扩散：离子（K^+、Na^+、Cl^-、Ca^{2+}）顺浓度差经通道跨膜转运的，通过时无需与通道蛋白结合，故经通道扩散的转运速率远快于经载体的转运速率（通道和载体之间最重要的区别），且无饱和现象。

离子通道的两个重要特征为离子选择性和门控特性。根据门控特性，离子通道可分为电压门控通道、化学门控通道和机械门控通道等。有少数通道始终是开放的，称为非门控通道（如神经纤维上的钾漏通道）。

细胞膜中除离子通道外，还存在水通道。肾小管、集合管、呼吸道以及肺泡等处的上皮细胞的质膜中，存在着大量对水高度通透且总是开放的水通道。水相孔道只能允许水分子以单列形式扩散通过，速率快。

（2）经载体易化扩散：小分子物质经载体介导顺浓度梯度和/或电位梯度进行的被动

跨膜转运。载体蛋白需经历"与底物结合-构象变化-与底物解离"的过程，速率慢。

葡萄糖转运体4（GLUT$_4$），基础状态下储存于横纹肌和脂肪组织胞液内的囊泡膜中，当肌肉活动和胰岛素水平增高时，GLUT$_4$出胞液而插入细胞膜，转运葡萄糖入细胞。糖尿病患者常伴有GLUT$_4$数量或功能降低。例如，葡萄糖、氨基酸、核苷酸经血液到红细胞及其他普通细胞（如脑细胞）。

3. 原发性主动转运　指细胞直接利用分解ATP产生的能量将离子逆浓度差或电位梯度进行跨膜转运，如钠泵、钙泵、质子泵。

（1）钠-钾泵：简称钠泵，也称Na$^+$-K$^+$-ATP酶，是哺乳动物细胞膜中普遍存在的离子泵。钠泵每分解1分子ATP可将3个Na$^+$移出胞外，同时将2个K$^+$移入胞内。由于钠泵的活动，可使细胞内的K$^+$浓度约为细胞外液的30倍，而细胞外液的Na$^+$浓度约为胞质内的10倍。钠泵消耗的能量，占细胞代谢产能的20%～30%，某些神经细胞可达70%。

钠泵的主要功能包括以下几个方面：①泵活动造成的细胞内高K$^+$为胞质内许多代谢反应所必需（核糖体工作需要高K$^+$）；②维持胞内渗透压和细胞容积；③建立Na$^+$的跨膜浓度梯度，为继发性主动转运的物质提供势能储备；④由钠泵活动形成的跨膜离子浓度梯度也是细胞发生电活动的前提条件；⑤钠泵活动是生电性的，使膜内电位的负值增大，直接参与了静息电位的形成（钠泵每次把3个Na$^+$移出，2个K$^+$移入，膜内少了一个正电荷，相当于负值增大），钠泵失活以后，静息电位绝对值和动作电位均减小；⑥哇巴因是一种钠泵的特异性抑制剂。主动转运，不管是原发的还是继发的，都是耗能的。

（2）钙泵：主要分布在细胞膜、肌质网或内质网膜上。细胞膜钙泵每分解1分子ATP，可将1个Ca^{2+}由胞质内转运至胞外。肌质网或内质网钙泵每分解1分子ATP，可将2个Ca^{2+}由胞质内转运至肌质网或内质网内。两种钙泵共同作用使胞质内游离的Ca^{2+}浓度仅为细胞外液Ca^{2+}浓度的万分之一。

（3）质子泵：胃腺壁细胞和肾脏集合管闰细胞顶端膜上的H^+-K^+-ATP酶（也称氢钾泵）。

4. 继发性主动转运 某些物质的主动转运不直接来自ATP的分解，而是利用原发性主动转运机制建立起的Na^+或H^+的浓度梯度，在Na^+或H^+离子顺浓度梯度扩散的同时使其他物质逆浓度梯度和/或电位梯度跨膜转运，这种间接利用ATP能量的主动转运过程称为继发性主动转运。

继发性主动转运自己不消耗ATP，而是利用了原发主动转运形成的某些离子浓度梯度，据此可以有以下分类（表1-4）。

表1-4 继发性主动转运的方式

方式		举例
物质跨细胞膜动力来自Na^+泵	同向转运	Na^+-葡萄糖/氨基酸同向转运（如小肠上皮、肾小管上皮细胞吸收葡萄糖/氨基酸） Na^+-K^+-$2Cl^-$同向转运体/Na^+-Cl^-同向转运体 Na^+-I^-同向转运（如甲状腺上皮细胞的聚碘） 神经递质在突触间隙被轴突末梢重摄取
	逆向转运	Na^+-Ca^{2+}交换（如将心肌细胞在兴奋-收缩耦联过程中流入胞质内的Ca^{2+}排出胞外）
		Na^+-H^+交换（如肾近端小管上皮细胞分泌H^+）
物质跨细胞器动力来自H^+泵	逆向转运	H^+-单胺类递质逆向转运（如突触囊泡从胞质中摄取神经递质）

几种物质的转运方式总结如下。①葡萄糖：载体介导的易化扩散或继发性主动转运。红细胞和普通细胞摄取葡萄糖为经载体易化扩散；小肠上皮细胞和肾小管上皮细胞吸收葡萄糖为伴随Na^+重吸收的继发性主动转运。②水透过细胞膜：单纯扩散（通过细胞膜的缝隙，速率慢）+经通道易化扩散（通过水通道，速率快）。③Na^+透过细胞膜：易化扩散+主动转运。④甲状腺上皮细胞的聚碘、神经递质在突触间隙被轴突末梢重摄取、突触囊泡从胞质中摄取神经递质等都属于继发性主动转运，但突触前膜释放神经递质属于出胞。

5. 出胞和入胞　出胞即细胞内大分子物质形成分泌囊泡排出体外。入胞分为吞噬（以固态形式进入细胞，发生于巨噬细胞、中性粒细胞等，形成的吞噬泡直径较大）和吞饮（以液态形式进入细胞，发生于所有细胞，形成的吞饮泡直径较小）两种形式。

大分子的物质或固态、液态的物质团块，如细菌、细胞碎片、神经递质不能穿越细胞膜，它们可以通过形成质膜包被的囊泡，以出胞和入胞方式转运。

运铁蛋白、低密度脂蛋白、$VitB_{12}$转运蛋白、多肽类激素等通过受体介导的方式入胞。肥大细胞脱颗粒、内分泌细胞分泌激素、突触前膜释放神经递质为出胞。

（五）细胞的信号转导

1. 常见的信号转导方式

大致分为离子通道受体介导的信号转导、G蛋白耦联受体介导的信号转导、酶耦联受体介导的信号转导和核受体介导的信号转导。

（1）离子通道受体介导的信号转导：离子通道大体有化学、电压、机械性门控通道。化学门控通道如神经-肌肉接头处兴奋的传递，突触后膜存在的就是这种通道。电

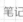

压、机械性门控通道分别接受的是电信号和机械信号。

（2）G蛋白耦联受体介导的信号转导：第一信使→G蛋白耦联受体→G蛋白→G蛋白调控的效应器→第二信使→生理作用。G蛋白耦联受体由7个跨膜区段的单条多肽链构成，又称7次跨膜受体/七跨膜α螺旋受体。

G蛋白即鸟苷酸结合蛋白，通常指由α、β、γ三个亚单位形成的异源三聚体G蛋白。G蛋白的种类很多，共同特点是α亚单位同时具有结合GTP或GDP的能力和GTP酶活性。G蛋白与GDP结合而失活，与GTP结合而激活。G蛋白激活型与失活型的转换，在信号转导的级联反应中起分子开关作用。

G蛋白调控的效应器：效应器酶有腺苷酸环化酶（AC）、磷脂酶C（PLC）、磷脂酶A_2（PLA_2）和磷酸二酯酶（PDE）。膜离子通道：βγ复合体直接激活M型ACh受体激活的内向整流钾通道，βγ复合体可直接上调甘氨酸受体的活性。

第一信使指激素、神经递质、细胞因子等信号分子。

第二信使指第一信使作用于细胞膜后产生的细胞内信号因子，它们可把细胞外信号分子携带的信息转入细胞内。包括AMP、cGMP、IP_3、DG、Ca^{2+}、花生四烯酸及其代谢产物等。

（3）酶耦联受体介导的信号转导：TKR的配体主要是各种生长因子，如表皮生长因子、血小板源生长因子、成纤维细胞生长因子、肝细胞生长因子、神经生长因子和胰岛素等。

酪氨酸激酶结合型受体本身没有蛋白激酶活性，但一旦与配体结合即可在胞质侧结合并激活某种胞质内的酪氨酸激酶。当胞质内的酪氨酸激酶被激活后又可磷酸化下游的信号蛋白，从而实现信号转导或产生生物学效应。通常激活该类受体的配体是各种细胞因子和肽类激素，如干扰素、白细胞介素、GH、PRL、EPO和瘦素等。

与G蛋白耦联受体相比，TKR和酪氨酸激酶结合型受体介导的信号转导通路相对简捷，但产生效应缓慢。

鸟苷酸环化酶受体的配体有ANP、脑钠尿肽和NO等。

（4）核受体介导的信号转导：核受体一般处于静止状态，需活化后才能与靶基因DNA中称为激素反应元件的特定片段结合，调控其转录过程。

2. 常见的信号转导通路（表1-5）

表1-5　常见的信号转导通路

通路	相关激素
cAMP-PKA 通路	胰高血糖素、肾上腺素、ACTH、NE、ADH、FSH、LH、Ang Ⅱ、TSH、促肾上腺皮质激素释放激素、降钙素、PTH
Ca^{2+}/CaM 依赖的蛋白激酶通路	酪氨酸羟化酶、色氨酸羟化酶、骨骼肌糖原合酶
IP_3-DAG-PKC 通路	促甲状腺激素释放激素、NE、ADH、肾上腺素、Ang Ⅱ、促胃液素、促性腺激素释放激素、OT、血小板衍生生长因子
cGMP-PKG 通路	ANP（心钠素）、脑钠尿肽（膜受体）、NO（胞质受体）
Ras/MAPK 通路	表（上）皮生长因子、血小板衍生生长因子、神经生长因子和胰岛素
JAK-STAT 通路	干扰素、白细胞介素、GH、PRL、EPO、OT
Smad 通路	转化生长因子（TGF）-β
核受体介导的信号转导通路	甲状腺素、糖皮质激素（GC）、盐皮质激素、雌激素、雄激素、孕激素

笔记

拓展练习及参考答案

✍ 拓展练习

【填空题】

1. 机体机能调节的基本方式有（　　）、（　　）和（　　）。

2. 反射活动的结构基础是（　　），它由（　　）、（　　）、（　　）、（　　）和（　　）5部分组成。

3. 钠泵每分解1分子（　　），可将3个（　　）移出膜外，同时将2个（　　）移入膜内。

4. 内分泌腺细胞把激素分泌到细胞外液中，属于（　　）形式的跨膜物质转运；血浆中脂蛋白颗粒、大分子营养物质等进入细胞的过程，属于（　　）形式的跨膜物质转运。

5. 离子跨膜流动的产生需要两个必不可少的因素：一是膜两侧对离子的（　　）；二是膜对离子的（　　）。

【判断题】

1. 自身调节需要神经中枢参与完成。

2. 在取消了器官的神经调节和体液调节后，人体将丧失调节能力。

【名词解释】

1. 易化扩散

2. 继发性主动转运

【选择题】

A型题

1. 维持机体稳态的重要途径是

A. 正反馈调节　　　B. 负反馈调节　　　C. 神经调节　　　D. 体液调节　　　E. 自身调节

2．细胞生活的内环境是指

A．体液 　　　　 B．细胞内液 　　 C．细胞外液 　　　 D．组织液 　　　 E．血液

3．机体对适宜刺激所产生的反应，由活动状态转变为相对静止状态，称为

A．兴奋性反应 　　 B．抑制性反应 　　 C．双向性反应 　　 D．适应性反应 　　 E．静止性反应

4．神经调节的基本方式是

A．反射 　　　　 B．反应 　　　 C．适应 　　　 D．负反馈 　　　 E．正反馈

5．正反馈调节的作用是使

A．人体动脉血压相对稳定

B．人体体液理化特性相对稳定

C．人体各种生理功能不断增强，从而发挥最大效应

D．体温保持相对稳定

E．以上均不对

B 型题

（6～8题共用选项）

A．单纯扩散 　　　　　　 B．经通道易化扩散 　　　　 C．经载体易化扩散

D．继发性主动转运 　　　　 E．原发性主动转运

6．氧由肺泡进入血液是

7．Na^+、K^+逆浓度差的跨膜离子移动是属于

8．安静时细胞膜内K^+向膜外移动是通过

X 型题

9．对单纯扩散速度有影响的因素是

A．膜通道的激活 　　　　　 B．膜对该物质的通透性 　　　 C．物质的脂溶性

D. 物质分子量的大小 　　　　　E. 膜两侧的浓度差

10. 具有跨膜信号转导作用的膜受体是

A. 甲状腺激素结合的受体 　　　B. 终板膜的ACh受体 　　　C. G蛋白耦联受体

D. 酪氨酸激酶受体 　　　　　　E. 肌钙蛋白受体

【问答题】

1. 举例说明细胞膜的各种物质转运形式。

2. 试述细胞信号转导的常见方式。

✍ 参考答案

【填空题】

1. 神经调节；体液调节；自身调节

2. 反射弧；感受器；传入神经；中枢神经；传出神经；效应器

3. ATP；Na^+；K^+

4. 出胞；入胞

5. 电化学驱动力；通透性

【判断题】

1. ×　自身调节是不依赖神经和体液调节的。

2. ×　人体除了神经调节和体液调节，还有自身调节。

【名词解释】

1. 易化扩散　指水溶性小分子物质经载体介导顺浓度梯度和/或电位梯度进行的被动跨膜转运。

2. 继发性主动转运　指驱动力并不直接来自ATP的分解，而是来自原发性主动转运所形成的离子浓度梯度而进行的物质逆浓度梯度和/或电位梯度的跨膜转运方式。

【选择题】

A 型题　1．B　2．C　3．B　4．A　5．C

B 型题　6．A　7．E　8．B

X 型题　9．BCDE　10．BCD

【问答题】

1．答案见知识点总结（四）。

2．答案见知识点总结（五）。

第2周　细胞的电活动、肌细胞的收缩

一、考研真题解析

1.（2012年A型题）微终板电位产生的原因是

A. 运动神经末梢释放一个递质分子引起的终板膜电活动

B. 肌接头后膜上单个受体离子通道开放

C. 单囊泡递质自发释放引起终板膜多个离子通道开放

D. 神经末梢单个动作电位引起终板膜多个离子通道开放

【答案与解析】 1. C。骨骼肌的神经肌接头由"接头前膜－接头间隙－接头后膜（终板膜）"组成。神经末梢释放乙酰胆碱（ACh）的量是以一个突触囊泡所含的一定数目的ACh分子为最小单位量排出的，囊泡释放递质分子的这种形式称为量子式释放。在静息状态下，因囊泡的随机运动，接头前膜也会发生约每秒钟1次的单个囊泡自发释放，并引起终板膜电位的微小变化。这种由一个ACh量子（一个囊泡）引起的终板膜电位变化称为微终板电位（MEPP）。

2.（2012年A型题）与粗肌丝横桥头部结合，引起肌小节缩短的蛋白质是

A. 肌球蛋白　　　B. 肌动蛋白　　　C. 原肌球蛋白　　　D. 肌钙蛋白

【答案与解析】 2. B。横纹肌的肌原纤维是由粗、细两组走向平行的蛋白丝构成，

肌肉的缩短和伸长均通过粗、细肌丝在肌节内的相互滑动而产生，肌丝本身的长度不变。粗肌丝主要由肌球蛋白分子构成。细肌丝由3种蛋白构成，即肌动蛋白、原肌球蛋白和肌钙蛋白。其中肌动蛋白构成细肌丝的主干。原肌球蛋白能阻止肌动蛋白分子与横桥头部结合，在肌肉收缩过程中起调节作用。每个原肌球蛋白分子上还结合有另一个调节蛋白，即肌钙蛋白，可与Ca^{2+}结合，并通过构象改变，引发横桥与肌动蛋白的结合和肌肉收缩。胞质内Ca^{2+}浓度升高时将促进肌钙蛋白发生构象变化，导致原肌球蛋白分子向肌动蛋白深部移动，从而暴露出肌动蛋白上的结合位点，引发横桥与肌动蛋白的结合和肌肉收缩。

3.（2013年A型题）下列关于动作电位的描述，正确的是

A．刺激强度小于阈值时，出现低幅度动作电位

B．刺激强度达到阈值后，再增加刺激强度能使动作电位幅度增大

C．动作电位一经产生，便可沿细胞膜做电紧张式扩布

D．传导距离较长时，动作电位的大小不发生改变

【答案与解析】 3．D。当刺激强度小于阈值时，动作电位因刺激过弱而不产生，只能引起局部电位，当刺激达到阈电位，动作电位产生幅值就达到最大，且动作电位的幅度与刺激强度无关。动作电位一旦产生后，即可以局部电流的形式沿整个细胞膜扩散，且在同一细胞上的传播是不衰减的，其幅度和波形始终保持不变。电紧张扩布是局部电位的特点。

4．（2013年A型题）神经冲动到达肌接头前膜时，引起开放的通道是

A．Na^+ 通道　　　　B．Ca^{2+} 通道　　　　C．K^+ 通道　　　　D．Cl^- 通道

【答案与解析】 4．B。当神经纤维动作电位到达突触前膜时，可使接头前膜去极化，激活前膜中的电压门控 Ca^{2+} 通道，导致 Ca^{2+} 内流而触发囊泡的出胞。

5．（2013年X型题）属于骨骼肌的兴奋－收缩耦联过程的有

A．电兴奋通过横管传向肌细胞的深处

B．三联管的信息传递，导致终池 Ca^{2+} 释放

C．肌浆中的 Ca^{2+} 与肌钙蛋白结合触发肌丝滑行

D．钙泵活动将 Ca^{2+} 泵到细胞外，降低肌浆中 Ca^{2+} 浓度

【答案与解析】 5．ABC。骨骼肌的兴奋－收缩耦联过程包括：①肌膜上的动作电位通过横管传播到骨骼肌深处。②三联管的信息传递，导致终池 Ca^{2+} 释放。③肌浆内 Ca^{2+} 浓度升高，与肌钙蛋白结合触发肌丝滑行而引起收缩。④Ca^{2+} 浓度升高的同时，激活肌质网上的钙泵，将肌浆中的 Ca^{2+} 回收入肌质网，降低胞质 Ca^{2+} 浓度，肌肉舒张。

6．（2014年A型题）下列情况下，能加大神经细胞动作电位幅度的是

A．增大刺激强度　　　　　　　　B．延长刺激持续时间

C．降低细胞膜阈电位　　　　　　D．增加细胞外液中 Na^+ 浓度

【答案与解析】 6．D。当某种离子跨膜扩散时，它受到来自浓度差和电位差的双重驱动力，两个驱动力的代数和称为该离子的电－化学驱动力。当电位差驱动力增加到与浓度差驱动力相等时，电－化学驱动力即为零，此时该离子的净扩散量为零，膜两侧的电位差便稳定下来。而这种离子净扩散量为零时的跨膜电位差称为该离子的平衡电位

（E_x）。故神经细胞兴奋时，Na^+内流和K^+外流的量取决于各自的平衡电位。根据Nernst公式：$E_x = 60lg [X^+]_0 / [X^+]_i（mV）$，增加细胞外液中的$Na^+$浓度，导致$Na^+$平衡电位增大，故$Na^+$内流的量增多，从而动作电位的幅度加大。刺激强度、刺激持续时间及阈电位水平可影响细胞的兴奋性，对于动作电位的幅度影响不大。

7．（2014年A型题）在心肌兴奋-收缩耦联中，由肌质网释放的Ca^{2+}占胞质Ca^{2+}增量的百分比是

A．30% ~ 40%　　B．50% ~ 60%　　C．80% ~ 90%　　D．100%

【答案与解析】 7．C。在兴奋-收缩耦联中，胞质内增加的Ca^{2+}绝大部分来自肌质网（SR）内Ca^{2+}的释放。在骨骼肌的一次单收缩中，胞质内增加的Ca^{2+}几乎100%来自SR释放；而在心肌，由SR释放的Ca^{2+}占80% ~ 90%，经L型钙通道内流的Ca^{2+}占10% ~ 20%。在心肌，当去极化使L型钙通道激活时，经通道内流的Ca^{2+}激活连接肌质网（JSR）上的钙释放通道（RYR），再引起JSR内Ca^{2+}的释放。经L型钙通道内流的Ca^{2+}触发SR释放Ca^{2+}的过程，称为钙致钙释放（CICR）。

8．（2015年A型题）下列情况下，明显延长神经细胞动作电位时程的是

A．部分阻断钠通道　　　　　　　B．部分阻断钾通道

C．升高细胞膜阈电位　　　　　　D．减小刺激的强度

【答案与解析】 8．B。在静息电位的基础上，给细胞一个适当的刺激，可触发其产生可传播的膜电位波动，称为动作电位（AP）。动作电位是一过性的极性倒转和复原的过程，包括升支和降支两部分。神经细胞动作电位的升支由Na^+内移决定，使用钠

通道阻滞药（如河豚毒）可致动作电位难以产生；其降支由 K^+ 外流决定，使用钾通道阻滞药（如四乙胺）可致动作电位时程延长。例如，临床上钾通道阻滞药（如胺碘酮等）可通过阻断心肌细胞钾通道使动作电位时程和不应期均延长，借此发挥抗心律失常作用。

9.（2015年A型题）电突触传递的一般特点是

A．单向，低电阻，快速   B．双向，高电阻，慢速

C．单向，高电阻，慢速   D．双向，低电阻，快速

【答案与解析】 9. D. 电突触传递主要存在于中枢神经系统和视网膜（主要发生在同类神经元之间），其结构基础是缝隙连接。它的特点有：①双向传递。②电阻低，因而传递速度快，几乎不存在潜伏期。③具有促进同步化活动的功能。

（10、11题共用选项）（2015年B型题）

A．肌球蛋白   B．肌动蛋白   C．肌钙蛋白   D．原肌球蛋白

10．具有ATP酶活性，属于分子马达的肌丝成分是

11．具有结合位点，能与横桥结合而引发肌丝滑行的肌丝成分是

【答案与解析】 10、11. A、B。肌丝由粗、细两组肌丝组成。其中，粗肌丝主要由肌球蛋白（也称肌凝蛋白）构成；细肌丝由3种蛋白构成，即肌动蛋白（也称肌纤蛋白）、原肌球蛋白（也称原肌凝蛋白）和肌钙蛋白。①肌球蛋白：呈杆状，一端有两个球形头，称为横桥。横桥具有ATP酶作用（属于分子马达），并能与细肌丝上的肌动蛋白结合。②肌动蛋白构成细肌丝的主干表面有与横桥结合的位点，能与横桥结合而引发

肌丝滑行。③原肌球蛋白能阻止肌动蛋白分子与横桥头部结合，在肌肉收缩过程中起负性调节作用。④每个原肌球蛋白分子上还结合有另一个调节蛋白，即肌钙蛋白，后者可与 Ca^{2+} 结合，也称为钙受体，并通过构象改变，引发横桥与肌动蛋白的结合和肌肉收缩。

12.（2016年A型题）神经细胞的静息电位为−70mV，Na^+ 平衡电位为＋60mV，则 Na^+ 的电−化学驱动力为

A．−130mV   B．−10mV   C．＋10mV   D．＋130mV

【答案与解析】 12．A。根据平衡电位的定义，当膜电位（E_m）等于某种离子的 E_x 时，这种离子受到的电−化学驱动力等于零。因此，离子的电−化学驱动力可用膜电位与离子平衡电位的差值（E_m-E_x）表示，差值愈大，离子受到的电−化学驱动力就愈大；数值前的正负号则表示离子跨膜流动的方向，正号为外向，负号为内向。如在神经细胞中，当细胞处于安静状态时，根据静息膜电位（E_m＝−70mV）以及 Na^+ 平衡电位（E_{Na}＝＋60mV）和 K^+ 平衡电位（E_K＝−90mV），可分别求得 Na^+ 和 K^+ 受到的电−化学驱动力，即 Na^+ 的电−化学驱动力＝E_m-E_x＝−70mV−（＋60mV）＝−130mV（内向）；K^+ 的电−化学驱动力＝E_m-E_x＝−70mV−（−90mV）＝＋20mV（外向）。

13.（2016年A型题）在突触传递中，与神经末梢释放递质的数量呈正相关的因素是

A．进入末梢的 Ca^{2+} 量   B．末梢内囊泡的大小

C．囊泡内递质的含量   D．活化区面积的大小

【答案与解析】 13．A。递质的释放量主要决定于进入末梢的Ca^{2+}量，因此，凡能影响末梢处Ca^{2+}量内流的因素都能改变递质的释放量。例如：①细胞外Ca^{2+}浓度升高和Mg^{2+}浓度降低能使递质释放增多；②到达突触前末梢动作电位的频率或幅度增加；③突触前膜上存在突触前受体。

（14、15题共用选项）（2016年B型题）

A．收缩速度加快 　　　　　　　　　　B．缩短长度增加

C．主动张力增大 　　　　　　　　　　D．缩短起始时间提前

14．在一定范围内增加骨骼肌收缩的前负荷，则骨骼肌收缩力学的改变是

15．在一定范围内增加骨骼肌收缩的后负荷，则骨骼肌收缩力学的改变是

【答案与解析】 14、15．C、C。①在一定范围内肌肉收缩张力（即主动张力）随初长度的增加而增大，但过度增加初长度则可使收缩张力下降，表明肌肉收缩存在一个最适初长度，即产生最大收缩张力的初长度。②随着后负荷的增大，收缩张力增加，但肌肉开始缩短的时间推迟，肌肉缩短的程度和速度也减小。

16．（2017年A型题）下列关于骨骼肌兴奋－收缩耦联的叙述，正确的是

A．纵管的作用是将电兴奋传向肌细胞深部

B．肌膜和横管膜L型钙通道激活

C．终池中的Ca^{2+}逆浓度差进入肌质

D．Ca^{2+}与肌动蛋白的钙结合亚单位结合

【答案与解析】 16．B。兴奋－收缩的基本步骤：①T管动作电位传导：由于T管

是由肌膜向内凹陷而成，所以T管膜是肌膜的延续部分，肌膜上的动作电位可沿T管膜传至肌细胞内部，并激活T管膜和肌膜中的L型钙通道。②JSR内Ca^{2+}的释放：肌膜的去极化可引起L型钙通道的电压敏感肽段发生构象改变，使终池中的钙释放通道开放，此时Ca^{2+}浓度迅速升高，顺浓度差释放到肌质中。③Ca^{2+}触发肌肉收缩：胞质中Ca^{2+}浓度升高促使Ca^{2+}与TnC结合触发肌肉收缩。横管的作用是将电兴奋传向肌细胞深部。

17.（2017年A型题）下列关于兴奋性突触后电位的叙述，正确的是

A．由突触前神经元释放抑制性递质而引起

B．性质上属于动作电位，但幅度较小

C．重复刺激可发生时间总和

D．通过突触后膜K^+通道开放而产生

【答案与解析】 17．C。突触后膜在某种神经递质作用下产生的局部去极化电位变化称为兴奋性突触后电位（EPSP）。它和骨骼肌终板电位一样，具有局部兴奋的性质，为局部电位，可以发生时间和空间的总和，EPSP的形成是兴奋性递质作用于突触后膜的相应受体，使某些离子通道开放，后膜对Na^+和K^+的通透性增大，且Na^+内流大于K^+外流，故发生净内向电流，导致后膜出现局部去极化。

18.（2017年X型题）影响突触前神经末梢递质释放量的主要因素有

A．神经冲动的传导速度　　　　B．动作电位的频率

C．进入神经末梢的Ca^{2+}　　　　D．突触囊泡的大小

【答案与解析】 18．BC。影响递质释放的因素：递质的释放量主要决定于进入末梢的 Ca^{2+} 量，因此，凡能影响末梢处 Ca^{2+} 内流的因素都能改变递质的释放量。①细胞外 Ca^{2+} 浓度升高和 Mg^{2+} 浓度降低能使递质释放增多；②到达突触前末梢动作电位的频率或幅度增加；③突触前膜上存在突触前受体，它们可在某些神经递质或调质的作用下改变进入末梢的 Ca^{2+}。突触囊泡大小与递质种类有关而与递质的释放量无关。神经冲动的传导速度与递质释放量无关。

19．（2018年A型题）神经细胞在静息时，电压门控钠通道对 Na^+ 通透的门控状态是

A．激活门和失活门都开放　　　　　B．激活门和失活门都关闭

C．激活门开放，失活门关闭　　　　D．激活门关闭，失活门开放

【答案与解析】 19．D。静息电位状态下，电压门控钠通道存在3种功能状态，即静息态、激活态和失活态。上述三种状态是通道分子内部两个闸门，即激活门和失活门活动的结果。当膜电位保持 -70mV，即静息时，激活门完全关闭，失活门则接近完全开放，此时钠通道关闭，处于"静息态"。当膜迅速去极化至 $+20\text{mV}$ 时，激活门迅速开放，失活门则逐渐关闭。由于两个闸门的运动速度不等，故当激活门迅速开放而失活门尚未关闭时通道出现瞬间导通，呈"激活态"。随后，尽管激活门仍开放，但随着失活门的完全关闭，通道不再导通而进入"失活态"。随着膜的复极化，失活门从通道口逐渐退出，回到开放状态；而激活门则回到通道中央，保持关闭状态。于是，通道又回到原先的"静息态"，这一过程称为通道的复活。

20．（2018年A型题）能阻碍突触前末梢释放递质而影响突触传递的物质是

A．α-银环蛇毒   B．有机磷酸酯

C．肉毒梭菌毒素   D．三环类抗抑郁药

【答案与解析】 20．C。①肉毒梭菌毒素可阻滞骨骼肌神经－肌接头处的递质释放，因而肉毒梭菌感染常引起柔软性麻痹。②有机磷酸酯可抑制递质的降解。③三环类抗抑郁药可抑制末梢轴浆内突触囊泡膜对NE的重摄取，使递质在末梢轴浆内滞留。④α-银环毒素可特异地阻断骨骼肌终板膜中的N型ACh受体阳离子通道，使神经－肌接头的传递受阻。

21．（2018年A型题）影响细胞静息电位的主要因素有

A．K^+平衡电位   B．膜两侧K^+差

C．Na^+平衡电位   D．膜对K^+和Na^+的相对通透性

【答案与解析】 21．ABD。静息电位的影响因素：①细胞膜两侧K^+浓度：如安静情况下，细胞外K^+浓度升高将使E_k的负值减小，导致静息电位相应减小。②细胞膜对K^+和Na^+的相对通透性：如果膜对K^+的通透性相对增大，静息电位将增大；反之，对Na^+的通透性相对增大，则静息电位将减小。③钠泵活动水平：钠泵活动增强时，其生电效应增强，膜发生一定程度的超极化。

22．（2019年A型题）动作电位引起骨骼肌收缩的关键因素是

A．肌球蛋白轻链的磷酸化

B．横管膜上T型钙通道激活

笔记

    C. 胞质内 Ca^{2+} 浓度的瞬时增高

    D. 肌质网膜上雷诺丁（ryanodine）受体激活

【答案与解析】 22．C。①骨骼肌细胞动作电位引起收缩的过程为：肌膜上的动作电位沿横管膜传至肌细胞内部，并激活横管膜和肌膜中的 L 型钙通道（不是 T 型）。肌膜的去极化，在骨骼肌可通过构象变化触发钙释放，胞质内的 Ca^{2+} 浓度迅速升高百倍以上。胞质内 Ca^{2+} 浓度的升高促使 Ca^{2+} 与肌钙蛋白 C 结合而触发肌肉收缩。②肌球蛋白轻链磷酸化可引起平滑肌收缩，肌质网膜 ryanodine 受体激活可调节 Ca^{2+} 浓度，但均不是引起骨骼肌收缩的关键因素。

23．（2019年 A 型题）增加细胞外液中 K^+ 浓度后，神经细胞跨膜电位的改变是

    A. 静息电位减小，动作电位幅度减小   B. 静息电位增大，动作电位幅度增大

    C. 静息电位减小，动作电位幅度增大   D. 静息电位增大，动作电位幅度减小

【答案与解析】 23．A。①在静息情况下，细胞膜对 K^+ 的通透性相对较大，改变细胞外 K^+ 浓度即可影响 K^+ 平衡电位和静息电位。当细胞外 K^+ 浓度升高时，K^+ 平衡电位减小，静息电位也相应减小。静息电位减小使得发生动作电位去极化时 Na^+ 的内流驱动力减小，进而动作电位的超射值减小。动作电位幅度等于静息电位绝对值与超射值之和，在静息电位绝对值与超射值均减小的情况下，动作电位的幅度亦减小。②增加细胞外液中 Na^+ 浓度后，发生动作电位去极化时 Na^+ 内流增加，动作电位幅度增大。增加细胞外液中 Na^+ 浓度后，钠泵活动将受抑制，其生电效应减弱，静息电位减小。

24.（2020年A型题）在细胞发生动作电位的过程中，一般不会发生变化的电生理参数是

A．Na^+电导

B．Na^+平衡电位

C．K^+电－化学驱动力

D．Na^+电－化学驱动力

【答案与解析】 24．B。①去极化刺激可引起膜电导即膜通透性的改变，细胞发生动作电位的过程中，钠离子通道开放，膜对Na^+的通透性增大，Na^+电导升高。②根据平衡电位的定义，当膜电位E_m等于某种离子的平衡电位E_x时，这种离子受到的电－化学驱动力等于零。因此，离子的电－化学驱动力可用膜电位与离子平衡电位的差值（E_m-E_x）表示，差值愈大，离子受到的电－化学驱动力就愈大。例如静息状态下，Na^+的电－化学驱动力＝E_m-E_{Na}＝$-70mV-$（$+60mV$）＝$-130mV$，K^+的电－化学驱动力＝$-70mV-$（$-90mV$）＝$+20mV$；当膜电位E_m在$+30mV$的超射值水平时，Na^+的电－化学驱动力＝$+30mV-$（$+60mV$）＝$-30mV$，K^+的电－化学驱动力＝$+30mV-$（$-90mV$）＝$+120mV$。可见，在动作电位期间，Na^+和K^+的电－化学驱动力随膜电位的变化而变化。③从Nernst公式可以看出，细胞发生动作电位的过程中，钠离子平衡电位一般不会发生变化。

25.（2020年A型题）骨骼肌细胞横管膜上L型钙通道激活后的生理效应是

A．大量Ca^{2+}内流，直接触发肌肉收缩

B．少量Ca^{2+}内流，触发终池释放Ca^{2+}

C．无Ca^{2+}跨细胞膜流动，通道变构使终池释放Ca^{2+}

D．大量Ca^{2+}外流，导致肌肉舒张

【答案与解析】 25．C。肌膜上的动作电位沿T管膜传至肌细胞内部，并激活T管膜和肌膜中的L型钙通道，此时骨骼肌肌膜无Ca^{2+}内流，但肌膜的去极化，可通过构象变化造成终池钙释放，从而引起肌丝滑行。

26．（2021年A型题）实际测量神经细胞静息电位略小于钾离子平衡电位的主要原因是

 A．在钾离子外流的背景下存在少量的钠离子内流

 B．在钾离子外流的背景下存在少量的钙离子内流

 C．在钾离子外流的背景下存在一定的氯离子内流

 D．在钾离子外流的背景下存在钠泵的生电作用

【答案与解析】 26．A。静息电位的实测值并不等于K^+平衡电位，而是略小于K^+平衡电位。静息电位略小于K^+平衡电位的原因是，安静时细胞膜对Na^+也有一定的通透性（为K^+通透性的$1/100 \sim 1/50$），少量进入细胞的Na^+可部分抵消由K^+外流所形成的膜内负电位。

27．（2021年A型题）骨骼肌终板电位以钠离子内流为主，主要是因为

 A．阳离子中钠离子的活动度高

 B．阳离子中钠离子的直径最小

 C．ACh受体通道对钠离子通透性最大

 D．静息时钠离子的内向驱动力大于钾离子的外向驱动力

【答案与解析】 27．D。离子通道型受体因其本身为离子通道，当配体与受体结合

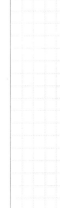

时，离子通道开放，细胞膜对特定离子的通透选择性增加，从而引起细胞膜电位的改变，如骨骼肌终板膜中的N_2型ACh受体阳离子通道，由运动神经末梢释放的ACh激活，产生Na^+内流为主的离子跨膜移动，导致膜电位变化，最终引起肌细胞的兴奋。

28.（2022年A型题）后负荷增加时，骨骼肌收缩的改变是

A．等长收缩时间缩短　　　　　　B．等张收缩时间延长

C．肌肉收缩长度减小　　　　　　D．肌肉收缩速度增加

【答案与解析】 28．C。影响横纹肌（骨骼肌）收缩效能的因素：前负荷、后负荷、肌肉收缩能力、收缩的总和。后负荷增大时肌肉收缩张力和速度呈反比关系。后负荷在理论上为零时肌肉缩短速度最大，表现为等张收缩；随着后负荷的增大，表现为先等长收缩后等张收缩；当后负荷增加到使肌肉不能缩短时，肌肉产生的张力达到最大，称为最大收缩张力，表现为等长收缩。

29.（2022年X型题）局部电位的特点有

A．非"全或无"功能　　　　　　B．沿电紧张电位扩布

C．无不应期　　　　　　　　　　D．可以总和

【答案与解析】 29．ABCD。局部电位的特点有：非"全或无"功能、沿电紧张电位扩布、无不应期、可以总和。

二、知识点总结

本周知识点考点频率统计见表2-1。

笔记

表2-1　细胞的电活动、肌细胞的收缩考点频率统计表（2012—2022年）

年份	细胞的电活动			肌细胞的收缩		
	静息电位	动作电位	局部电位	神经－肌接头处的传递	横纹肌的收缩机制	影响横纹肌收缩的因素
2022			√			√
2021	√	√				
2020		√			√	
2019	√	√				
2018	√			√		
2017			√	√	√	
2016	√			√	√	√
2015		√		√	√	
2014		√		√		
2013		√		√		
2012				√	√	

（一）细胞的电活动

　　细胞的膜电位主要有两种表现形式，即安静状态下相对平稳的静息电位和受刺激时迅速发生、并向远处传播的动作电位。机体所有的细胞都具有静息电位，而动作电位则仅见于神经细胞、肌细胞和部分腺细胞。

1. 静息电位及其产生机制

（1）基本概念：①极化：静息电位存在时细胞膜电位内负外正的状态。②反极化：膜内电位变为正值、膜两侧极性倒转的状态。③超极化：静息电位增大的过程。④去极化：静息电位减小的过程。⑤超射：膜电位高于零电位的部分。⑥复极化：去极化后再向极化状态恢复的过程。

（2）产生机制：①细胞内外Na^+和K^+的浓度差与平衡电位：细胞膜两侧离子的浓度差是引起离子跨膜扩散的直接动力。内K^+外Na^+，理论上K^+可以顺浓度梯度向外流，Na^+可以顺浓度梯度向内流（经通道的易化扩散），各自达电-化学平衡。高血钾时心脏的兴奋和收缩被强烈抑制，出现心搏骤停，与高血钾引起静息电位减小，膜发生去极化进而使电压门控钠通道失活有关。②膜对离子的通透性：在静息状态下，质膜对K^+的通透性较高，这使静息电位非常接近K^+平衡电位（接近不是等于，因为Na^+虽然通透性小，但是也会内流一部分，使静息电位变小）。膜两侧溶液中的离子还有Cl^-、Ca^{2+}和有机负离子等，但它们对静息电位的形成均无明显作用。③钠泵的生电作用对静息电位形成的作用有限。

2. 动作电位及其产生机制

（1）概念：细胞在静息电位基础上接受有效刺激后产生的一个迅速的可向远处传播的膜电位波动。

（2）组成：①升支（去极化过程）：由Na^+内流引起，受到外来刺激后Na^+通透性增加，Na^+内流浓度越高，动作电位的幅度越大。②降支（复极化过程）：由K^+外流引起。

（3）锋电位：升支和降支共同形成的一个短促、尖峰状的电位变化，是动作电位的主要组成部分，是动作电位的标志。锋电位在恢复至静息水平之前，会经历一个缓慢而小的电位波动，称为后电位，包括负后电位和正后电位。

（4）特点：①"全或无"现象：接受阈下刺激不能产生动作电位，刺激需达一定强度才能使细胞产生动作电位，产生的动作电位幅度不会随刺激强度继续增强而增大。②不衰减传播：动作电位产生后沿细胞膜迅速传播，幅度和波形在传播过程中保持不变。③脉冲式发放。

（5）产生机制：①电-化学驱动力 $=E_m-E_x$，差值愈大，离子受到的电-化学驱动力就愈大。离子跨膜流动方向：正号为外流，负号为内流。静息状态下，Na^+ 的电-化学驱动力 $=-70mV-（+60mV）=-130mV$。Na^+ 和 K^+ 的电-化学驱动力随膜电位的变化而变化。静息电位接近 K^+ 平衡电位，动作电位接近 Na^+ 平衡电位。②动作电位期间细胞膜通透性的变化：通道对离子的导通表现为开放和关闭两种状态。Na^+ 通道有静息态、激活态和失活态3种状态；K^+ 通道只有静息态和激活态。静息时，失活门开放，激活门关闭。

（6）动作电位的触发：①阈强度：能使组织发生兴奋的最小刺激强度。阈刺激：相当于阈强度的刺激称为阈刺激。阈强度或阈刺激一般可作为衡量细胞兴奋性大小的指标。②阈电位：能使钠通道大量开放而诱发动作电位的临界膜电位值。

（7）兴奋性及其变化：①兴奋：细胞对刺激发生反应的过程。②兴奋性：细胞对刺激发生反应的能力，细胞接受刺激后产生动作电位的能力。细胞兴奋性高低可以用刺激的阈值大小来衡量。③可兴奋细胞：神经细胞、肌细胞和腺细胞。

细胞在产生每个动作电位后，依次出现绝对不应期→相对不应期→超常期→低常期→恢复正常。①绝对不应期：兴奋性为零，无论给予多大刺激都不能产生动作电位，大部分钠（或钙）通道失活。②相对不应期：兴奋性部分恢复，相当于负后电位前半时段，阈上刺激可以产生动作电位，钠（或钙）通道部分恢复。③超常期：相当于负后电位后半时段，阈下刺激可以产生动作电位，钠（或钙）通道大部分恢复。④低常期：相当于正后电位，阈上刺激可以产生动作电位，钠泵活动增强。

3. 局部电位　细胞受到刺激后，由膜主动特性参与即部分离子通道开放形成的、不能向远距离传播的膜电位改变称为局部电位（表2-2）。

表2-2　动作电位和局部电位的比较

鉴别点	动作电位	局部电位（局部反应）
刺激	阈、阈上	阈下
结果	可导致该细胞去极化	出现一个较小的膜的去极化
动作电位	产生	不产生
电位变化幅度	大于阈电位；增加刺激强度，幅度不增加	小于阈电位；电位幅度随刺激强度增加而增加
传播特点	局部电流传导，能远距离无衰减传播	电紧张传播，不能远距离无衰减传播
总和	无	有（时间总和，空间总和）
不应期	有	无
Na^+通道开放	多，内流大	少，内流少

（二）肌细胞的收缩

1. **肌组织分类**　按结构和收缩特性，分为骨骼肌、心肌和平滑肌（分布于血管壁和许多内脏器官，如气管、胃、肠等），其中骨骼肌和心肌为横纹肌。

2. **骨骼肌神经-肌接头处兴奋的传递**

（1）神经-肌接头由"接头前膜→接头间隙→接头后膜（终板膜）"组成。

（2）终板膜上有ACh受体，即N_2型ACh受体阳离子通道，对Na^+、K^+和Ca^{2+}均有通透性，但主要是Na^+内流和K^+外流；在静息状态下，Na^+内向驱动力大于K^+外向驱动力，故以Na^+内流为主。Na^+的净内流使终板膜发生去极化反应，称为终板电位（EPP）。EPP属于局部电位，可以电紧张方式向周围扩布，刺激邻近的普通肌膜（非终板膜）中的电压门控钠通道开放，引起Na^+内流和普通肌膜的去极化，当去极化达到阈电位水平时即可爆发动作电位。

（3）在骨骼肌神经-肌接头的兴奋传递过程中，ACh的释放是一个关键性步骤。①接头前膜的ACh释放具有Ca^{2+}依赖性。接头前膜产生的动作电位通过激活前膜中的电压门控钙通道，导致Ca^{2+}内流而触发囊泡的出胞，故细胞外Ca^{2+}浓度的改变可以明显影响兴奋的传递。②运动神经末梢释放ACh是一种量子释放，即ACh的释放是以囊泡为基本单位进行的。一个囊泡被称为一个量子，释放时囊泡内的ACh倾囊而出。在静息状态下，因囊泡的随机运动也会发生单个囊泡的自发释放，并引起终板膜电位的微弱去极化，称作MEPP。接头前膜一次兴奋产生的EPP是由大量囊泡同步释放所引起的MEPP发生总和而形成的。

（4）药物和病理因素对兴奋传递的影响：如筒箭毒碱和α-银环蛇毒可特异性阻断

终板膜中的N_2型ACh受体阳离子通道而松弛肌肉；机体产生自身抗体破坏N_2型ACh受体阳离子通道可导致重症肌无力；新斯的明可抑制乙酰胆碱酯酶而改善肌无力患者的症状；有机磷农药中毒因胆碱酯酶被磷酸化丧失活性而引起中毒症状等。

3. 横纹肌细胞的结构特征　横纹肌细胞含有大量的肌原纤维和高度发达的肌管系统。肌原纤维由粗肌丝和细肌丝构成。肌管系统分为横管和纵管。①横管或T管：走行方向与肌原纤维垂直，它使沿肌膜传导的电信号能迅速传播至细胞内部的肌原纤维周围。②纵管或肌质网（SR）：走行方向与肌原纤维平行。肌质网包绕在肌原纤维周围，也称纵行肌质网（LSR），LSR膜上有钙泵，可逆浓度梯度将胞质中的Ca^{2+}转运至肌质网内。肌质网末端膨大，与T管膜或肌膜相接触（但不连接），这部分肌质网称为连接肌质网（JSR）或终池。JSR内的Ca^{2+}浓度比胞质中高数千倍，JSR膜上有钙释放通道或称为ryanodine受体。

骨骼肌中T管与两侧的终池相接触而形成三联管结构；心肌的T管与单独的终池相接触而形成二联管结构。在骨骼肌和心肌中，这些JSR与T管相接触的部位是发生兴奋收缩耦联的关键部位。

（1）肌丝的组成和特性（表2-3）

表2-3　肌丝的组成和特性

分类	组成	属性	结合方式和作用
粗肌丝	肌球蛋白	收缩蛋白	肌球蛋白头部形成横桥，具ATP酶作用
细肌丝	肌动蛋白	收缩蛋白	与肌球蛋白的横桥头部结合，分解ATP提供能量拉动细肌丝向粗肌丝滑动
	原肌球蛋白	调节蛋白	组织肌动蛋白与横桥结合
	肌钙蛋白	调节蛋白	与Ca^{2+}结合

（2）横纹肌兴奋－收缩耦联的基本步骤：肌膜上的动作电位转变为肌细胞的收缩需经历如下步骤。①T管膜的动作电位传导；②JSR内Ca^{2+}的释放；③Ca^{2+}触发肌肉收缩；④JSR回收Ca^{2+}。

影响横纹肌收缩效能的因素：①前负荷：肌肉收缩产生的张力与能和细肌丝接触的横桥数目成比例。②后负荷：随着后负荷的增加，收缩张力增加而缩短速度减小。③肌肉收缩能力：决定肌肉收缩效能的内在特性，受到许多神经递质、体液因子、病理因素和药物的调节和影响。④收缩的总和：如果刺激频率相对较低，总和过程发生于前一次收缩过程的舒张期，将出现不完全性强直收缩；如提高刺激频率，使总和过程发生在前一次收缩过程的收缩期，就会出现完全性强直收缩。

拓展练习及参考答案

 笔记

拓展练习

【填空题】

1. 细胞对刺激产生反应的能力称为（　），细胞兴奋的标志是产生（　　）。

2. 骨骼肌神经－肌接头由（　）、（　　）、（　　）组成。

3. 影响横纹肌收缩效能的因素有（　）、（　　）、（　　）、（　　）。

4. 静息电位是由（　）外流形成的，锋电位的上升支是由（　　）快速内流形成的。

5. 有机磷农药对（　）有选择性的抑制作用，阻止已释放的（　　）的清除，引起中毒症状。

【判断题】

1. 钠泵能顺着浓度差使细胞外的 K^+ 移入胞内。

2. 有髓纤维传导冲动的速度比无髓纤维快。

【名词解释】

1. 动作电位

2. 强直收缩

【选择题】

A型题

1. 可兴奋细胞包括

A. 神经细胞、肌细胞

B. 神经细胞、腺细胞

C. 神经细胞、肌细胞、腺细胞

D. 神经细胞、肌细胞、骨细胞

E. 神经细胞、肌细胞、脂肪细胞

2. 骨骼肌兴奋-收缩耦联中起关键作用的离子是

A. Na^+　　　　B. K^+　　　　C. Ca^{2+}　　　　D. Cl^-　　　　E. Mg^{2+}

3. 神经细胞在接受一次阈上刺激后，兴奋性周期变化的顺序是

A. 相对不应期-绝对不应期-超常期-低常期

B. 绝对不应期-相对不应期-低常期-超常期

C. 绝对不应期-低常期-相对不应期-超常期

D. 绝对不应期-相对不应期-超常期-低常期

E. 绝对不应期-超常期-低常期-相对不应期

4. 降低细胞外液中Na^+浓度时，发生的变化是

A. 静息电位增大，动作电位幅值不变

B. 静息电位增大，动作电位幅值增高

C. 静息电位不变，动作电位幅值降低

D. 静息电位不变，动作电位幅值增高

E. 静息电位减小，动作电位幅值增高

5. 衡量组织兴奋性的指标是

A. 动作电位　　　　　　B. 肌肉收缩或腺体分泌　　　　C. 阈电位

D. 刺激阈　　　　　　E. 以上均不是

B型题

（6～8题共用选项）

A. 极化　　　B. 去极化　　　C. 反极化　　　D. 复极化　　　E. 超极化

6. 阈下刺激引起膜的

7. 动作电位产生过程中，K^+外流引起

8. 产生动作电位时膜内电位由负变正，称为

X型题

9. 与 Na^+ 内流有关的是

A．静息电位 　　　B．动作电位 　　　C．突触后电位 　　　D．终板电位 　　　E．最大复极电位

【问答题】

1．试述骨骼肌神经－肌接头兴奋传递的过程。

2．局部电位和动作电位相比有何不同？

参考答案

【填空题】

1．兴奋性；动作电位

2．接头前膜；接头间隙；接头后膜

3．前负荷；后负荷；肌肉收缩能力；收缩的总和

4． K^+ ； Na^+

5．胆碱酯酶；ACh

【判断题】

1． × 　逆浓度差。

2． √

【名词解释】

1．动作电位　细胞受到刺激时产生的电位，包括升支（ Na^+ 内流引起）和降支（ K^+ 外流引起）。锋电位是动作电位的主要组成部分，是动作电位的标志。

2．强直收缩　当骨骼肌受到连续刺激时，若连续脉冲刺激频率较高，刺激间隔时间短于单个单收缩

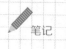

持续的时间，肌肉发生收缩的总和，称为强直收缩。

【选择题】

A型题　1．C　2．C　3．D　4．C　5．D

B型题　6．B　7．D　8．C

X型题　9．BCD

【问答题】

1．答案见知识点总结（二）2。

2．答案见表2-2。

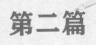

第二篇

血 液

第3周 血液生理、血细胞生理、生理性止血、血型与输血

一、考研真题解析

1.（2012年A型题）Rh血型的主要抗体是

A. IgA B. IgD C. IgG D. IgE

【答案与解析】 1. C。Rh血型系统的主要抗体是IgG，分子量小，容易透过胎盘，可引起新生儿溶血（一般发生在第二胎）。ABO血型的天然抗体多属于IgM，而免疫抗体为IgG。

2.（2012年A型题）凝块回缩的原因是

A. 血凝块纤维蛋白收缩 B. 红细胞叠连而压缩

C. 白细胞变形运动 D. 血小板的收缩蛋白收缩

【答案与解析】 2. D。血小板具有收缩能力，在血小板中存在着类似肌肉的收缩蛋白系统，包括肌动蛋白、肌球蛋白微管和各种相关蛋白。血小板活化后，胞质内Ca^{2+}

浓度增高可引起血小板的收缩反应。当血凝块中的血小板发生收缩时，可使血凝块回缩，即血小板的收缩与血小板的收缩蛋白有关。

3.（2012年A型题）血管外破坏红细胞的主要场所是

A．肝脏　　　　　　B．脾脏　　　　　　C．肾脏　　　　　　D．淋巴结

【答案与解析】　3．B。正常人红细胞的平均寿命为120天。每天约有0.8%的衰老红细胞被破坏。90%的衰老红细胞被巨噬细胞吞噬。由于衰老红细胞的变形能力减退，脆性增高，难以通过微小的孔隙，因此容易滞留于脾和骨髓中而被巨噬细胞所吞噬，称为血管外破坏。此外，还有10%的衰老红细胞在血管中受机械冲击而破损，称为血管内破坏。

4.（2013年A型题）ABO血型系统的主要抗体是

A．IgA　　　　　　B．IgM　　　　　　C．IgE　　　　　　D．IgG

【答案与解析】　4．B。参见考研真题解析第1题解析。

5.（2013年A型题）凝血酶的作用主要是

A．激活因子ⅩⅡ　　B．分解因子Ⅰ　　C．活化血小板　　D．激活因子Ⅷ

【答案与解析】　5．B。凝血酶的最主要功能是分解纤维蛋白原（即因子Ⅰ，FⅠ）为纤维蛋白。同时还可以激活FⅤ、FⅧ、FⅪ、FⅫ和血小板，正反馈促进凝血，与内皮细胞上的凝血酶调节蛋白结合而激活蛋白质C。

6.（2013年A型题）红细胞悬浮稳定性降低的原因是

A．血浆白蛋白增多　　　　　　　　　　B．血浆纤维蛋白原减少

C．红细胞叠连加速　　　　　　　　　　D．红细胞脆性增加

【答案与解析】　6．C。悬浮稳定性是指红细胞能相对稳定地悬浮于血浆中的特性，是由于红细胞与血浆之间的摩擦阻碍了红细胞的下沉。悬浮稳定性降低常用红细胞沉降率（ESR）来表示。ESR是红细胞在血浆中第一小时末下沉的距离。ESR越快，说明红细胞的悬浮稳定性越小。ESR快慢与红细胞本身无关，与血浆的成分变化有关。血浆中纤维蛋白原、球蛋白和胆固醇增多使ESR增快；白蛋白、卵磷脂增多使ESR减慢。渗透脆性指红细胞在低渗盐溶液中发生膨胀破裂的特性，与悬浮稳定性无关。

7．（2014年X型题）下列生物活性物质中，能促进红细胞生成的有
A．促红细胞生成素　B．雄激素　　　　C．雌激素　　　　　D．甲状腺素
【答案与解析】　7．ABD。红细胞生成的调节主要包括：①促红细胞生成素（EPO）为红细胞生成的主要调节因素，如贫血、缺氧或肾血量减少，均可促进EPO的合成与分泌，从而促进红细胞生成。②雄激素主要通过刺激EPO的产生而促进细胞生成，也可直接刺激骨髓造血；雌激素可以抑制红细胞的生成。③此外，甲状腺素、糖皮质激素和生长激素等可改变组织对O_2的需求而间接促进红细胞的生成，而转化生长因子β、干扰素γ和肿瘤坏死因子等可抑制红细胞生成。

8．（2014年A型题）下列凝血因子中，需要维生素K参与其合成的是
A．因子Ⅰ、因子Ⅲ、因子Ⅷ、因子Ⅻ　　　B．因子Ⅱ、因子Ⅶ、因子Ⅸ、因子Ⅹ
C．因子Ⅲ、因子Ⅶ、因子Ⅹ、因子Ⅺ　　　D．因子Ⅴ、因子Ⅷ、因子Ⅸ、因子Ⅺ
【答案与解析】　8．B。凝血因子的特点主要有：①除FⅢ在内皮细胞内合成、FⅤ在内皮细胞和血小板内合成外，大部分凝血因子在肝脏合成。②凝血因子除FⅣ（Ca^{2+}）

笔记

外，均为蛋白质。③除FⅢ外，其他凝血因子都存在于新鲜血浆中。④其中FⅡ、FⅦ、FⅨ、FⅩ的生成需要维生素（Vit）K的参与，故它们又称依赖VitK的凝血因子。⑤在凝血过程中被消耗掉的凝血因子中，最不稳定的是FⅤ（易变因子），其次是FⅧ。

9.（2014年A型题）红细胞在流经狭小毛细血管和血窦时不易被挤破，最主要的原因是

    A. 红细胞呈双凹圆碟形   B. 红细胞内的黏度较高

    C. 红细胞膜的弹性较好   D. 此处的血流速度缓慢

【答案与解析】9. A。可塑变形性是指正常红细胞在外力作用下具有变形的能力，红细胞可经过变形通过比自身直径小的毛细血管和血窦孔隙，可塑变形性是红细胞生存所需的最重要特性。红细胞的变形能力取决于红细胞的几何形态、红细胞内的黏度和红细胞膜的弹性，其中红细胞正常的双凹圆碟形的几何形态最为重要。

10.（2015年X型题）下列物质中，若缺乏可导致巨幼细胞贫血的有

    A. 泛酸   B. 叶酸   C. 生物素   D. 维生素B_{12}

【答案与解析】10. BD。维生素（$VitB_{12}$）和叶酸（FA）是合成核苷酸的辅助因子，缺乏FA或$VitB_{12}$时，DNA的合成障碍可引起细胞核发育异常、幼红细胞分裂减慢、核浆发育不平衡、红细胞体积增大，导致巨幼细胞贫血。若铁摄入不足可导致小细胞低色素性贫血（缺铁性贫血）。而泛酸、生物素与造血无直接联系。

11.（2015年A型题）凝血酶原酶复合物的组成是

  A. FⅨa-FⅥa-Ca^{2+}-PL   B. FM-FⅥa-Ca^{2+}-PL

C．F Ⅹa-F Ⅴa-Ca²⁺-PL　　　　　　　　　　D．F Ⅱa-F Ⅹa-Ca²⁺-PL

【答案与解析】 11．C。凝血酶原酶复合物可通过内源性凝血途径和外源性凝血途径生成。由内源性和外源性凝血途径所生成的F Ⅹa，在Ca²⁺存在的情况下可与FVa在磷脂膜表面形成F Ⅹa-F Ⅴa-Ca²⁺-磷脂（PL）复合物，即凝血酶原酶复合物，进而激活凝血酶原。

12．（2015年A型题）下列情况下，能使红细胞渗透脆性增高的是

A．血浆晶体渗透压升高　　　　　　　B．血浆胶体渗透压降低

C．红细胞表面积/体积比降低　　　　　D．红细胞膜内磷脂/胆固醇比升高

【答案与解析】 12．C。红细胞的生理特性有：①可塑变形性；②悬浮稳定性；③渗透脆性。渗透脆性是指红细胞在低渗盐溶液中发生膨胀破裂的特性，常以红细胞对低渗盐溶液的抵抗力作为脆性指标。当NaCl浓度降至0.35%时，则全部红细胞发生溶血。红细胞渗透脆性主要取决于红细胞的表面积与体积之比。表面积大而体积小者对低渗盐溶液的抵抗力较大，反之则抵抗力较小（脆性增加）。球形红细胞表面积/体积比值减少，对低渗溶液特别敏感，渗透脆性显著增加。

13．（2016年X型题）下列物质中，能使纤溶酶原激活为纤溶酶的有

A．蛋白质C　　　　B．尿激酶　　　　　C．凝血因子Ⅻa　　　D．激肽释放酶

【答案与解析】 13．BCD。①纤溶酶原激活物主要有组织型纤溶酶原激活物和尿激酶型纤溶酶原激活物。此外，F Ⅻa、激肽释放酶等也可激活纤溶酶原。②蛋白质C属于生理性抗凝物质，可灭活水解F Ⅷa和F Ⅴa，抑制F Ⅹ和凝血酶原的激活。

笔记

14.（2016年A型题）阿司匹林通过减少TXA_2合成而抗血小板聚集的作用环节是

A．抑制PLA_2

B．抑制COX

C．抑制TXA_2合成酶

D．抑制PGI_2合成酶

【答案与解析】 14. B。血小板释放的TXA_2，具有强烈的聚集血小板和缩血管作用。阿司匹林可抑制环加氧酶（COX）而减少TXA_2的生成，具有抗血小板聚集的作用。PGI_2为前列环素，PLA_2为脂蛋白相关磷脂酶A_2。

15.（2017年X型题）肝素抗凝血作用的机制有

A．抑制因子V的激活

B．促进纤溶酶原的激活

C．增强抗凝血酶活性

D．促进组织因子途径抑制物的释放

【答案与解析】 15. CD。蛋白质C系统的作用机制是灭活辅因子FⅤa和FⅧa；纤溶酶原的激活出现在纤维蛋白溶解的过程中；肝素的直接抗凝作用很弱，主要通过增强抗凝血酶的活性而间接发挥抗凝作用，肝素还可刺激血管内皮细胞释放TFPI（组织因子途径抑制物）。

16.（2017年A型题）生理止血过程中促进血小板发生不可逆聚集的主要原因是

A．血管内皮受损，PGI_2生成减少

B．血小板释放ADP和TXA_2

C．血管内皮受损，内皮下胶原暴露

D．血小板收缩蛋白收缩

【答案与解析】 16. B。局部受损红细胞释放的腺苷二磷酸（ADP）和局部凝血过程中生成的凝血酶均可使血小板活化而释放内源性ADP和TXA_2，进而激活血液中其他血小板，募集更多的血小板相互黏着而发生不可逆聚集。

17.（2018年X型题）血友病的产生原因有

A．缺乏维生素K

B．缺乏凝血因子Ⅴ

C．缺乏凝血因子Ⅷ

D．缺乏凝血因子Ⅸ

【答案与解析】 17. CD。血友病是一组由于缺乏FⅧ（血友病A）或FⅨ（血友病B）所引起的性联隐性遗传性出血性疾病。

18.（2018年A型题）在生理性止血过程中，与识别损伤部位有关的血小板生理特性是

A．血小板黏附　　B．血小板聚集　　C．血小板释放　　C．血小板吸附

【答案与解析】 18. A。①血管内皮细胞受损后内皮下胶原暴露，血管性血友病因子（vWF）首先与胶原纤维结合，引起vWF变构，然后血小板膜糖蛋白（GP）Ib与变构的vWF结合，从而使血小板黏附于内皮下胶原纤维上。②血小板释放是血小板受刺激后将储存在致密体、A颗粒或溶酶体内的物质排出的现象。③血小板聚集是血小板与血小板之间的相互黏着，血小板释放的TXA_2具有强烈的聚集血小板和缩血管作用。④血小板吸附是指血小板表面可吸附血浆中多种凝血因子。

19.（2019年A型题）临床上在体内和体外均可用于抗凝血的物质是

A．肝素　　　　　B．草酸钾　　　　　C．华法林　　　　　D．前列环素

【答案与解析】 19. A。①肝素在体内、体外均有强大的抗凝作用，主要通过增强抗凝血酶的活性而发挥间接抗凝作用。此外，肝素还可促进结合于血管内皮细胞表面的TFPI释放，使血浆TFPI水平升高，故肝素在体内的抗凝作用强于体外。②枸橼酸钠、草酸铵和草酸钾作为体外抗凝剂，可与Ca^{2+}结合而除去血浆中的Ca^{2+}，从而起到抗凝作

用。③华法林为维生素K拮抗剂，抑制FⅡ、FⅦ、FⅨ、FⅩ等维生素K依赖性凝血因子的合成，因此在体内具有抗凝作用。④前列环素由血管内皮细胞合成释放可抑制血小板的聚集。

20.（2020年A型题）肝硬化患者易发生凝血障碍的主要原因是

A．血小板功能减退　　　　　　　　　B．维生素K相对不足

C．凝血因子合成减少　　　　　　　　D．Ca^{2+}缺乏

【答案与解析】　20．C。①由于凝血因子大多数在肝脏中合成（除FⅢ在内皮细胞内合成，FⅤ在内皮细胞和血小板内合成外），因此肝脏病变会导致凝血因子合成障碍。②血小板功能减退与慢性肾衰竭有关。VitK与依赖VitK的凝血因子FⅡ、FⅦ、FⅠ、FⅩ的生成有关，依赖VitK的凝血因子分子中均含有γ-羧基谷氨酸，与Ca^{2+}结合后可发生变构，暴露出与磷脂结合的部位而参与凝血，但都不是肝硬化患者凝血功能障碍的主要原因。

21.（2020年A型题）患者在行远端回肠切除术后可发生的贫血是

A．恶性贫血　　　　B．溶血性贫血　　　　C．再生障碍性贫血　　D．巨幼细胞贫血

【答案与解析】　21．D。①FA或$VitB_{12}$缺乏可导致巨幼细胞贫血。患者行回肠切除术后，$VitB_{12}$吸收障碍，引起细胞核发育异常，可导致巨幼细胞贫血。②恶性贫血是因为患者血液中存在自身抗体，其中抗壁细胞抗体使壁细胞总数减少导致胃酸分泌减少或缺乏，抗内因子抗体使内因子缺乏，引起$VitB_{12}$吸收不良。③各种原因导致红细胞破坏过多可引起溶血性贫血。④骨髓是成年人生成红细胞的唯一场所，破坏骨髓后可导致红

细胞生成障碍，导致再生障碍性贫血。

22．（2021年A型题）血管性血友病的发病机制是

A．FⅦ缺乏　　　　B．PF_4缺乏　　　　C．vWF缺乏　　　　D．VitK缺乏

【答案与解析】 22．C。在正常情况下，血浆中FⅧ与vWF以非共价形式结合成复合物，该复合物可避免FⅧ被活化的蛋白C降解，提高其稳定性。vWF缺陷时血浆FⅧ水平降低。vWF的缺陷可引起血管性血友病。血小板因子4（PF4）是由血小板α-颗粒合成的一种特异蛋白质，易结合并中和肝素，并易结合于血管内皮细胞表面的硫酸乙酰肝素上，以减慢凝血酶灭活过程，从而促进血栓形成。

23．（2022年A型题）红细胞沉降率增快的原因是

A．红细胞数量增多　　　　　　　　B．血浆球蛋白减少
C．血浆白蛋白增多　　　　　　　　D．血浆纤维蛋白原增多

【答案与解析】 23．D。参见考研真题解析第6题解析。

24．（2022年A型题）ABO血型中，O型血红细胞表面具有的抗原是

A．A抗原　　　　B．B抗原　　　　C．D抗原　　　　D．H抗原

【答案与解析】 24．D。ABO血型中,O型血红细胞表面虽无A、B抗原,但有H抗原。

二、知识点总结

本周知识点考点频率统计见表3-1。

表3-1　血液考点频率统计表（2012—2022年）

年份	血液生理概述	血细胞生理		生理性止血			血型与输血	
		生理特性与功能	生成调节与破坏	基本过程	血液凝固与抗凝	纤维蛋白的溶解	ABO与Rh血型系统	输血原则
2022		√					√	
2021					√			
2020			√		√			
2019					√			
2018				√	√			
2017				√	√			
2016				√		√		
2015		√	√		√			
2014		√	√		√			
2013		√			√		√	
2012			√	√				√

（一）血液生理概述

1. 血液的组成

（1）血细胞比容：血细胞在血液中所占的容积百分比。正常成年男性的血细胞比容为40% ～ 50%，成年女性为37% ～ 48%。

（2）血细胞计数：我国成年男性红细胞计数为（4.0 ～ 5.5）×10^{12}/L，女性为（3.5 ～ 5.0）×10^{12}/L。红细胞内的蛋白质主要是血红蛋白（Hb）。我国成年男性血红蛋白浓度为120 ～ 160g/L，成年女性为110 ～ 150g/L。正常成年人血液中白细胞计数为（4 ～ 10）×10^9/L。正常成年人血液中的血小板计数为（100 ～ 300）×10^9/L。

（3）血浆蛋白的功能：①形成血浆胶体渗透压（白蛋白的作用）；②参与血液凝固、抗凝和纤溶等生理过程（纤维蛋白原的作用）；③抵御病原微生物的入侵（球蛋白的作用）；④运输功能；⑤营养功能；⑥与甲状腺激素、肾上腺皮质激素、性激素等结合，使之不会很快从肾脏排出。

2. 血液的理化特性

（1）血浆渗透压（表3-2）

表3-2　晶体渗透压和胶体渗透压

鉴别点	晶体渗透压	胶体渗透压
来源	80%来自Na$^+$和Cl$^-$	血浆蛋白等胶体物质（75% ～ 80%来自白蛋白）
正常值	大，约300mmol/L，即约300mOsm/（kg·H_2O）	小，1.3mOsm/（kg·H_2O）
意义	保持细胞内外水的平衡，维持红细胞的正常体积	调节血管内外水平衡，维持血浆容量

（2）等渗溶液和等张溶液：①等渗溶液指渗透压与血浆渗透压相等（如0.9%的NaCl、5%的葡萄糖、1.9%的尿素）；②等张溶液是能使悬浮于其中的红细胞保持正常

体积和形状的盐溶液；③等张＝等渗＋溶质不能自由通过红细胞膜，故等张必等渗，等渗不一定等张。

0.9% NaCl溶液既是等渗溶液又是等张溶液（NaCl不能自由通过细胞膜）；1.9%尿素溶液是等渗溶液但不是等张溶液（尿素能自由通过细胞膜进入细胞内，引起红细胞溶血）。

（3）低渗和高渗：将红细胞置于低渗溶液——溶血，置于高渗溶液——皱缩。

（二）血细胞生理

1. 红细胞

（1）红细胞的生理特性

1）可塑变形性：取决于红细胞的几何形状（双凹圆碟形最为重要）、红细胞内的黏度和红细胞膜的弹性。

2）悬浮稳定性：取决于双凹圆碟形→表面积与体积比（$140um^2/90um^3$）大→红细胞与血浆之间摩擦较大；红细胞膜带负电荷→红细胞之间相互排斥。

红细胞沉降率（ESR）：简称血沉，指红细胞在第1小时末下沉的距离。ESR正常值：成年男性0～15mm/h，女性0～20mm/h。血沉增快见于红细胞叠连（红细胞彼此能较快地以凹面相贴），叠连增加→血沉加快，即悬浮稳定性下降，决定红细胞叠连的因素是血浆成分变化（见于血浆中纤维蛋白原升高、球蛋白升高、胆固醇升高）；血沉减慢见于白蛋白升高、卵磷脂升高。

3）渗透脆性：红细胞在低渗盐溶液中发生膨胀破裂的特性。遗传性球形红细胞增多症患者的红细胞脆性变大。

（2）红细胞的功能：运输 O_2 和 CO_2；对血液中的酸、碱物质的缓冲及免疫复合物的清除。

（3）红细胞的造血原料及其辅助因子：①骨髓是成年人生成红细胞的唯一场所。②网织红细胞没有细胞核，成熟红细胞没有细胞器（线粒体、核糖体等）。③原料：铁和蛋白质是合成Hb的原料，缺铁时，血红蛋白合成减少，引起小细胞低色素性贫血，即缺铁性贫血；FA 和 $VitB_{12}$ 是成熟因子，缺乏时红细胞成熟受影响，导致大细胞性贫血（巨幼细胞贫血）。体内 FA 和 $VitB_{12}$ 贮存量大，缺乏时分别在 3～4 个月和 3～5 年后才发生贫血；胃大部切除→内因子缺乏→ $VitB_{12}$ 吸收障碍→巨幼细胞贫血。

（4）红细胞生成的调节：①EPO：肾是产生EPO的主要部位，但没有EPO的储存。②雄激素、甲状腺激素、肾上腺皮质激素和生长激素，促进红细胞生成（雄激素用于再障的治疗）；雌激素、转化生长因子β、干扰素γ、肿瘤坏死因子等可抑制红细胞的生成（慢性炎症时易发贫血）。③红细胞的破坏（平均寿命120天）。血管外：90%的衰老红细胞被脾、骨髓、肝的巨噬细胞吞噬。血管内：10%的衰老红细胞破损发生溶血（血红蛋白与触珠蛋白结合，被肝脏摄取），红细胞经血管内破坏，血浆中血红蛋白过高而超出触珠蛋白结合能力，经肾排出，形成血红蛋白尿。

2. 白细胞

（1）白细胞的功能：渗出、趋化、吞噬、分泌。

（2）白细胞分类：中性粒细胞、嗜酸性粒细胞、嗜碱性粒细胞、单核细胞和淋巴细胞。

3. 血小板

（1）血小板的功能：维护血管壁完整性（血小板减少导致皮肤出现出血点），参与生理性止血过程。

（2）血小板的生理特性：黏附、释放、聚集、收缩、吸附（表3-3）。

表3-3　血小板的生理特性和临床意义

生理特征	定义	意义	临床联系
黏附	血小板和非血小板表面的黏着	血管内皮损伤时，血小板黏附于内皮下组织	黏附需要GPⅠb/Ⅸ/Ⅴ复合物（缺乏时患巨大血小板综合征）。内皮下成分（主要是胶原纤维）、血浆中vWF。vWF是血小板黏附于胶原纤维的桥梁
释放	血小板受到刺激后释放物质	释放TXA_2、5-HT	进一步促进血小板活化、聚集，加速止血过程
聚集	血小板与血小板间的相互黏着	生理致聚剂：ADP、肾上腺素、5-HT、组胺、胶原、凝血酶、TXA_2	TXA_2降低血小板内部cAMP，对血小板聚集有正反馈。PGI_2增加血小板内的cAMP，抑制聚集。正常情况下两者保持平衡。NO增加cGMP，抑制聚集。阿司匹林能抑制环加氧酶，减少TXA_2，抑制聚集
收缩	血小板具有收缩功能	血小板活化后，胞质内Ca^{2+}浓度增高，血小板发生收缩	血小板收缩蛋白收缩，可使血块回缩。血小板减少或功能不良，则血块回缩不良
吸附	血小板表面吸附凝血因子	血管内皮破损，血小板黏附和聚集于局部，局部凝血因子增高	有利于血液凝固和生理性止血

注：vWF，血管性假血友病因子；TXA_2，血栓烷A_2；5-HT，5-羟色胺；ADP，腺苷二磷酸；cAMP，环磷酸腺苷；PGI_2，前列环素；cGMP，环磷酸鸟苷；NO，一氧化氮；Ca^{2+}，钙离子。

笔记

（三）生理性止血

1. 基本过程

（1）血管收缩机制：①损伤刺激引起血管反射性收缩；②局部血管肌源性血管收缩；③黏附于损伤处血小板释放5-HT、TXA_2等缩血管物质。

（2）血小板血栓形成（一期止血）：对于血小板血栓形成起重要作用的是ADP与TXA_2（强烈聚集血小板、缩血管，亦是血小板发生不可逆聚集的主因）。

（3）血液凝固（二期止血）：血管受损也可启动凝血系统，在局部迅速发生血液凝固，使血浆中可溶性的纤维蛋白原转变成不溶性的纤维蛋白，并交织成网，以加固止血栓，称二期止血。血小板聚集可形成松软的止血栓，纤维蛋白与血小板可形成牢固的止血栓。

2. 血液凝固

（1）凝血因子的特性：①除FⅢ（组织因子，TF）外，其余均存在于新鲜血浆中，且多数在肝内合成（除FⅢ由内皮细胞生成、FⅤ由内皮细胞和血小板生成）。②除FⅣ（Ca^{2+}）外，其余均为蛋白质，大多数在肝脏合成，肝病变时可出现凝血功能障碍。③最不稳定的因子为FⅤ（前加速易变因子），其次是FⅧ。④没有FⅥ因子。⑤FⅧ因子是抗血友病因子，缺乏FⅧ和FⅨ分别称为血友病A和血友病B。vWF缺陷可引起血管性血友病。⑥FⅡ、FⅧ、FⅨ、FⅩ的生成需要维生素K的参与，故它们又称维生素K依赖性凝血因子。⑦FⅡ、FⅦ、FⅨ、FⅩ、FⅪ、FⅫ和前激肽释放酶都是丝氨酸蛋白酶。⑧FⅢ、FⅤ、FⅧ和高分子激肽原在凝血反应中起辅因子的作用，使相应的丝氨酸蛋白酶凝血因子的催化速率增快成千上万倍。

（2）凝血过程：①凝血过程分三阶段：凝血酶原酶复合物的形成、凝血酶原的激活和纤维蛋白的生成。②外源性凝血途径和内源性凝血途径的目的都是激活FX，二者比较见表3-4。

表3-4　外源性凝血途径和内源性凝血途径的比较

鉴别点	外源性凝血	内源性凝血
启动因子	F Ⅲ（即TF）	F Ⅻ
参与因子来源	TF＋血液内的因子	全部来自血液
涉及因子种类	（Ⅲ＋Ⅶa）→F X	先后激活F Ⅻ、Ⅺ、Ⅸ、Ⅷ→F X
F X的激活	F X被F Ⅶa-组织因子复合物激活为F X a	F X被F Ⅸa-F Ⅷa-Ca^{2+}-PL复合物激活为F X a
产生凝血速度	较快（约十几秒）	较慢（约数分钟）
作用	生理性凝血的启动	凝血反应维持
两者联系	①需激活F X，F X以后的过程是相同的。②F Ⅶa-组织因子复合物可以联系内源性凝血途径和外源性凝血途径	

（3）体内生理性凝血机制：①外源性凝血途径在体内生理性凝血反应的启动中起关键性作用，TF是生理性凝血反应过程的启动物。②凝血酶原酶复合物可通过内源性凝血途径和外源性凝血途径生成。由内源性和外源性凝血途径所生成的F X a，在Ca^{2+}存在的情况下可与F Ⅴa在磷脂膜表面形成F X a-F Ⅴa-Ca^{2+}-PL复合物（凝血酶原酶复合物），进而将凝血酶原（F Ⅱ）激活成凝血酶（F Ⅱa）。③凝血酶的功能：分解纤维蛋白

原（F I）转变为纤维蛋白；激活F XIII生成F XIII a，在Ca^{2+}作用下F XIII a使纤维蛋白单体聚合成多聚体，完成凝血过程；激活F V、F VIII、F XI和血小板，正反馈促进凝血；与内皮细胞上的凝血酶调节蛋白结合而激活蛋白质C，负性调控凝血。

（4）血液凝固的调控：①血管内皮的抗凝作用。②纤维蛋白的吸附、血流的稀释和单核吞噬细胞的吞噬作用。③生理性抗凝物质（表3-5）。④其他影响凝血的因素：温度、接触面光滑程度、Ca^{2+}的存在。

表3-5　生理性抗凝物质

名称	对凝血的调控功能
丝氨酸蛋白酶抑制物	可灭活F II a、F IX a、F X a、F XI a和F XII a 抗凝血酶为最重要的抗凝物质，灭活60%～70%的凝血酶；其次是肝素辅因子II，负责灭活30%的凝血酶 缺乏肝素时（生理情况），抗凝作用慢而弱。与肝素结合后（病理情况），抗凝作用增加2000倍
蛋白质C系统	蛋白质C系统包括：蛋白质C、凝血酶调节蛋白、蛋白质S和蛋白质C的抑制物 蛋白质C：可水解灭活F VI a、F V a，抑制FX及凝血酶原的激活；活化的蛋白质C可促进纤维蛋白溶解 凝血酶调节蛋白是将凝血酶从促凝物转变为抗凝物的转换分子 蛋白质S：是蛋白质C的辅助因子；可使激活的蛋白质C的作用大大增强
TF途径抑制物	TFPI是外源性凝血途径的特异性抑制剂，是体内主要的生理性抗凝物质 TFPI并不阻断TF对外源性凝血途径的启动，而是生成一定数量的FXa后，负反馈抑制外源性凝血途径
肝素	肝素具有强的抗凝作用，但在缺乏抗凝血酶的条件下，肝素的抗凝作用很弱；主要通过增强抗凝血酶III的活性而发挥间接抗凝作用；在体内肝素还可刺激血管内皮细胞释放大量TFPI而抑制凝血过程，故肝素在体内的抗凝作用强于体外。肝素在体内、体外均能抗凝

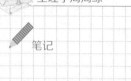

3. 纤维蛋白原溶解

（1）概念：纤维蛋白在水解酶的作用下溶解的过程称纤维蛋白溶解（简称纤溶）。

（2）纤溶系统的组成：纤维蛋白溶解酶原（纤溶酶原）、纤溶酶（表3-6）、纤溶酶原激活物、纤溶抑制物。

（3）纤溶过程：①纤溶酶原的激活：在纤溶酶原激活物作用下，纤溶酶原→纤溶酶［纤溶酶原激活物包括组织型纤溶酶原激活物（t-PA）、尿激酶型纤溶酶原激活物（u-PA）、FXIIa和激肽释放酶等］。②纤维蛋白和纤维蛋白原的降解：在纤溶酶作用下，纤维蛋白和纤维蛋白原→许多可溶性小肽（纤维蛋白降解产物FDP，FDP不再发生凝固，部分小分子多肽还具有抗凝作用）。

（4）纤溶抑制物：①纤溶酶原激活物抑制物-1（PAI-1）通过与t-PA、尿激酶结合而使之灭活。②α2-抗纤溶酶主要通过与纤溶酶结合成复合物而抑制后者的活性。

表3-6　纤溶酶与凝血酶的比较

项目		纤溶酶	凝血酶
鉴别点	性质	蛋白酶	蛋白酶
	作用对象	纤维蛋白	纤维蛋白原
	产物	纤维蛋白降解产物（FDP）	纤维蛋白
	产物作用	抗凝	凝血
相同点		凝血过程是纤维蛋白原→纤维蛋白，纤溶过程是纤维蛋白→FDP，两个过程类似。凝血需要凝血酶原变成凝血酶，纤溶需要纤溶酶原变成纤溶酶，都有酶原的激活过程	

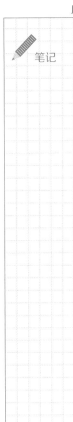

笔记

（四）血型与输血

1. ABO血型系统与Rh血型系统（表3-7）

表3-7　ABO血型和Rh血型比较

血型特点	ABO	Rh
抗原部位	可存在于红细胞、淋巴细胞、血小板、上皮细胞、内皮细胞的膜上	只存在于红细胞
是否天然存在	是，天然存在	否，后天获得
抗体类型	完全抗体IgM	不完全抗体IgG
是否透过胎盘	否	是
血型不合时	输血反应	新生儿溶血性贫血，输血反应

　　Rh^-血型者因为血清中没有天然的抗Rh抗体，只有在Rh^-血型者接受Rh^-血型血液后，才会产生抗体，因此，Rh^-妇女怀了Rh^+的胎儿，Rh^+胎儿的红细胞或D抗原会通过胎盘进入母体，母体会产生抗体。抗体又会通过胎盘进入胎儿，使胎儿产生溶血反应。一般第一胎很少出现，第二胎会出现胎儿溶血。

　　2. 输血原则　同型输血。

笔记

拓展练习及参考答案

拓展练习

【填空题】

1. 血浆蛋白中主要参与形成血浆胶体渗透压的是（　　）；主要担负免疫功能的是（　　）。

2. 当红细胞的表面积/容积之比增大时，红细胞的渗透脆性将（　　），其可塑性将（　　）。

3. 将血沉增快患者的红细胞置于血沉正常的人的血浆中，此时血沉的速度（　　）。这说明影响血沉快慢的主要因素是（　　）。

4. Rh血型阳性者其血红细胞上有（　　）抗原，Rh血型的主要特点是（　　）。

5. 交叉配血试验，主侧是指（　　），次侧是指（　　）。

【判断题】

1. 将红细胞置于某一溶液中，若红细胞出现皱缩，则表明该溶液为低渗溶液。

2. 促红细胞生成素主要作用于早期红系祖细胞的增殖分化，从而使红细胞数量增加。

【名词解释】

1. 血细胞比容

2. 血液凝固

【选择题】

A型题

1. 成熟红细胞在下列哪种溶液中易发生溶血

A. 0.65%NaCl

B. 5%葡萄糖

C. 1.9%尿素

D. 10%葡萄糖盐水

E. 0.9%NaCl

2. 易使红细胞发生叠连，导致血沉加快的因素是

A. 血浆白蛋白增加   B. 血浆纤维蛋白原减少   C. 血清卵磷脂增加

D. 血浆球蛋白增加   E. 红细胞膜表面负电荷增加

3. 血小板减少导致皮肤出现出血点的重要原因是

A. 血小板不易黏着   B. 血小板不易聚集   C. 毛细血管壁完整性受损

D. 血管收缩功能障碍   E. 凝血功能减弱

4. 内源性凝血和外源性凝血的根本区别是

A. 前者发生在体内，后者发生在体外

B. 前者发生在血管内，后者发生在血管外

C. 前者只需体内因子，后者只需体外因子

D. 前者由因子XII启动，后者由因子III启动

E. 前者速度慢，后者速度快

5. 在一般情况下 ABO 血型之间相互输血，主要考虑供血者的

A. 血清不被受血者的红细胞所凝集

B. 红细胞不被受血者的血清所凝集

C. 血清不被受血者的血清所凝集

D. 红细胞不被受血者的红细胞所凝集

E. 血清不被受血者的血浆所凝集

B 型题

（6、7 题共用题干）

A. 抗凝血酶 III   B. 蛋白质 C   C. TFPI   D. 肝素   E. 纤溶酶

6. 主要抑制凝血因子活性中心丝氨酸残基的物质是

7. 能灭活Ⅶa-Ⅲ复合物活性的是

X型题

8. 维生素K可促进肝脏合成凝血因子

A. Ⅱ   B. Ⅴ   C. Ⅶ   D. Ⅸ   E. Ⅹ

【问答题】

1. 简述血小板的生理特性及功能。

2. 简述纤维蛋白溶解的过程及生理意义。

✍ 参考答案

【填空题】

1. 白蛋白；球蛋白

2. 增加；下降

3. 正常；血浆成分

4. D；Rh阳性或阴性者体内均无天然抗Rh抗体

5. 供血者的红细胞与受血者的血清相混合；受血者的红细胞与供血者的血清相混合

【判断题】

1. × 表明该溶液为高渗溶液。

2. × 促红细胞生成素主要作用于晚期红系细胞的增殖分化。

【名词解释】

1. 血细胞比容 血细胞占全血容积的百分比值，称血细胞比容。血细胞比容正常值，男性约为 40%～50%，女性为37%～48%。由于血细胞中绝大多数是红细胞，故血细胞比容又称血细胞比容。

2. 血液凝固　血液由流动的液体状态变为不能流动的凝胶状态的过程称为血液凝固。血液凝固是由一系列凝血因子参与的、复杂的蛋白质酶解过程。

【选择题】

A型题　1. C　2. D　3. C　4. D　5. B

B型题　6. A　7. C

X型题　8. ACDE

【问答题】

1. 答案见知识点总结（二）3。

2. 答案见知识点总结（三）3。

笔记

第三篇

血 液 循 环

第4周　心脏泵血功能、心脏电生理学及生理特性

一、考研真题解析

1.（2012年A型题）生理情况下，能代表心室肌前负荷的指标是

A. 收缩末期容积或压力

B. 舒张末期容积或压力

C. 等容收缩期容积或压力

D. 等容舒张期容积或压力

【答案与解析】　1. B。心室肌前负荷（容量负荷）是指心肌开始收缩前受到的负荷。前负荷可使肌肉在收缩前处于一定的初长度，即心室舒张末期容积或压力相当于心室的前负荷。静脉回心血量愈多，心室舒张末期容量愈大，心肌纤维被拉长。根据富兰克－斯塔林（Frank-Starling）机制，心肌纤维的初长度越长，心肌收缩的力量越强，因而搏出量越多；相反，静脉回心血量少，搏出量也减少。心室肌后负荷（压力负荷）是指心肌收缩过程中受到的负荷，即大动脉血压。

2.（2012年A型题）衡量心肌自律性高低的主要指标是

A．动作电位的幅值　　　　　　　B．最大复极电位水平

C．4期膜电位自动去极化速率　　D．0期去极化速度

【答案与解析】2．C。心肌自律性是指心肌组织能在没有外来刺激的情况下，具有自动发生节律性兴奋的能力或特性。自律性的高低是指心肌细胞自动兴奋频率的高低，取决于4期自动去极化的速率、最大复极电位和阈电位水平，其中以4期自动去极化的速率最为重要。4期自动去极化是自律细胞产生自动节律性兴奋的基础，故自律细胞与非自律细胞跨膜电位的最大区别在于4期。

3．（2012年X型题）乙酰胆碱对心肌生物电活动的作用

A．窦房结细胞最大复极电位超极化好　　B．心房肌动作电位时程延长

C．窦房结细胞4期去极化速度减慢　　　D．减少内向 Ca^{2+} 流

【答案与解析】3．ACD。心迷走神经节后纤维释放的乙酰胆碱（ACh）作用于心肌细胞的M受体，可引起心率减慢、房室传导减慢、心房肌收缩能力减弱，即负性变时、变力和变传导作用。ACh激活M受体后，通过G蛋白通路，使细胞内环磷酸腺苷（cAMP）水平降低，蛋白激酶A（PKA）活性下降，进而表现负性作用。①负性变时作用机制：在窦房结P细胞，4期 Ca^{2+} 内流减少和通道介导的 Na^+ 内流减少，引起4期去极化速度减慢，自律性降低。此外，K^+ 通道的激活，引起 K^+ 外流，最大复极电位增大，也导致自律性降低。②负性变力作用机制：由钙通道被抑制、Ca^{2+} 内流减少所引起。通道的激活引起 K^+ 外流加速，动作电位时程缩短，也可导致收缩力减弱。③负性变传导作用机制：与慢反应细胞的0期 Ca^{2+} 内流减少、0期去极化速度和幅度降低有关。

笔记

4．（2013年A型题）心室肌收缩的后负荷是

　　A．等容收缩期初心室内压　　　　　B．大动脉血压

　　C．快速射血期心室内压　　　　　　D．减慢射血期心室内压

【答案与解析】　4．B。参见考研真题解析第1题解析。

5．（2013年A型题）窦房结能成为心脏正常起搏点的原因是

　　A．静息电位仅为$-70mv$　　　　　B．阈电位为$-40mv$

　　C．0期去极化速度快　　　　　　　D．4期去极化速度快

【答案与解析】　5．D。窦房结能够成为心脏的正常起搏点主要是因为其自律性高于其他潜在起搏点，并通过抢先占领和超驱动抑制的机制来抑制潜在起搏点的自律性。影响自律性的主要因素包括：①最大复极电位与阈电位之间的差距，包括阈电位水平和最大复极电位水平。②2、4期自动去极化速率。其中4期自动去极化速率是影响心肌自律性最主要的因素。

6．（2013年A型题）儿茶酚胺对心肌生物电活动的作用有

　　A．加强自律细胞4期内向电流I_f　　　B．复极2期Ca^{2+}内流加快

　　C．慢反应细胞0期Ca^{2+}内流减慢　　D．自律细胞4期自动去极化速度加快

【答案与解析】　6．ABD。肾上腺素和去甲肾上腺素（NE）都属于儿茶酚胺类物质，可以激活心脏上的肾上腺素受体，引起正性的变时、变力、变传导作用。受体激活通过G蛋白-AC-cAMP-PKA途径激活PKA，PKA可使心肌细胞的许多功能蛋白磷酸化，并改变它们的功能活动，包括：①激活细胞膜上的L型钙通道和L通道，使L型

钙电流和I_f电流增强。②激活肌质网上的雷诺丁（ryanodine）受体（RYR）和钙泵，分别促进肌质网钙离子的释放和回收。③降低肌钙蛋白G与钙离子的亲和力，促进舒张期肌钙蛋白G与钙离子的解离。④L型钙电流和I_f电流都是参与窦房结4期自动去极化的内向电流，它们的增强是正性变时作用的主要原因。⑤房室结细胞L型钙电流的增强，使其0期去极化的速率和幅度增大，房室传导加快，是正性变传导作用的主要机制；正性变力作用的机制则与心室肌细胞膜上的L型钙内流增强和RYR钙离子释放增加相关。

7.（2014年A型题）心率过快时，心输出量减少的主要原因是

A．心房收缩期缩短 　　　　　　B．等容收缩期缩短

C．等容舒张期缩短 　　　　　　D．心室充盈期缩短

【答案与解析】 7．D。心率在一定范围内变化时，每分输出量与心率成正比；但当心率超过160～180次/分时，将使心室舒张期明显缩短，心室舒张期充盈量明显减少，因此搏出量也明显减少，从而导致心输出量下降。

8.（2015年A型题）心室功能减退患者代偿期射血分数下降的原因是

A．每搏输出量减少 　　　　　　B．每分输出量减少

C．心室腔异常扩大 　　　　　　D．心肌细胞增生肥大

【答案与解析】 8．C。射血分数是指搏出量与心室舒张末期容积的百分比。健康安静时的射血分数约为55%～65%。射血分数与心肌的收缩能力有关，心肌收缩力越强，则每搏输出量越多，在心室内留下的血量将越少，射血分数也越大。心室功能减退患者

代偿期，其搏出量可能与正常人无明显差异，但心室舒张末期容积增大（心室腔异常扩大），因此射血分数明显降低。

9．（2016年A型题）心室肌细胞在相对不应期和超常期内产生动作电位的特点是

A．0期去极化幅度大   B．0期去极化速度快

C．动作电位时程短   D．兴奋传导速度快

【答案与解析】 9．C。在相对不应期和超常期，由于膜电位水平低于静息电位水平，而此时钠通道开放的速率和数量均低于静息电位水平，故新生的动作电位的0期去极化速度和幅度都低于正常，兴奋传导速度较慢，动作电位的时程和不应期都较短。由于不应期较短，就容易产生期前兴奋；又由于心脏各部分的兴奋性恢复程度不一，产生的兴奋较易形成折返而导致快速性心律失常。

10．（2017年A型题）与心室肌细胞相比，窦房结细胞生物电活动的特征是

A．0期去极化速度较快   B．静息电位绝对值较小

C．0期去极化可被河豚毒阻断 D．4期去极化速度较慢

【答案与解析】 10．B。快慢反应细胞体现了0期去极化离子的形式，窦房结细胞属于慢反应细胞，为L型钙通道，去极化速度慢。窦房结细胞的最大复极化电位仅为约−70mV，与心室肌细胞相比，窦房结细胞的静息电位绝对值较小，窦房结细胞4期自动去极化速度最快，自律性高，为起搏细胞。河豚毒是快钠通道的特异性阻滞药，窦房结细胞0期是慢钙通道。

11．（2017年A型题）一个心动周期中，主动脉瓣开始关闭的瞬间是

A．快速射血期初　　　　　　　　　B．快速充盈期初

C．等容收缩期初　　　　　　　　　D．等容舒张期初

【答案与解析】 11．D。快速射血期初为主动脉瓣开始开放的瞬间；快速充盈期初为房室瓣开始开放的瞬间；等容收缩期初为房室瓣开始关闭的瞬间；等容舒张期初为主动脉瓣开始关闭的瞬间。

12．（2018年A型题）引起窦房结P细胞动作电位0期去极化的主要离子流是

A．I_{Na}　　　　　B．I_K　　　　　C．I_{Ca-L}　　　　　D．I_{Ca-T}

【答案与解析】 12．C。①由于窦房结P细胞缺乏I_{Na}通道，其动作电位0期的产生依赖I_{Ca-L}。②I_K电流的进行性衰减是窦房结4期自动去极化的重要离子基础之一。③I_{Ca-T}是一种阈电位较低的快速衰减的内向电流，在窦房结P细胞4期自动去极化时起作用，使细胞去极化达到能使I_{Ca-L}通道激活的阈电位水平，从而引发新的动作电位出现升支。

13．（2019年X型题）一般情况下，小剂量静脉注射肾上腺素时可出现的心血管效应有

A．肾血管舒张　　　　　　　　　　B．心率加快

C．心肌收缩力增强　　　　　　　　D．骨骼肌血管舒张

【答案与解析】 13．BCD。在心脏，肾上腺素与β_1受体结合后可产生正性变时和正性变力作用，心输出量增多。在血管，肾上腺素的作用取决于血管平滑肌上α和β_2受体的分布情况。肾上腺素可引起α受体占优势的皮肤、肾和胃肠道血管平滑肌收缩；在β_2

笔记

受体占优势的骨骼肌和肝血管，小剂量的肾上腺素常以兴奋 β_2 受体的效应为主，引起这些部位的血管舒张，大剂量时由于 α 受体也兴奋，则引起血管收缩。肾上腺素可在不增加或降低外周阻力的情况下增加心输出量。

14.（2021年A型题）心室压力-容积曲线向左侧扩大，收缩末期压力-容积曲线斜率增大所反应的心室功能变化是

A．前负荷增加　　　　　　　　B．后负荷增大

C．心室顺应性下降　　　　　　D．心肌收缩能力增强

【答案与解析】 14．D。收缩末期压力-容积关系曲线可反映心室收缩能力。若心肌收缩能力增强，则心室压力-容积曲线向左侧扩大，收缩末期压力-容积曲线斜率增大。

15.（2022年A型题）心动周期中，主动脉瓣关闭的时间是

A．心房收缩期末　　　　　　　B．快速射血期初

C．减慢射血期初　　　　　　　D．等容舒张期初

【答案与解析】 15．D。参见考研真题解析第11题解析。

二、知识点总结

本周知识点考点频率统计见表4-1。

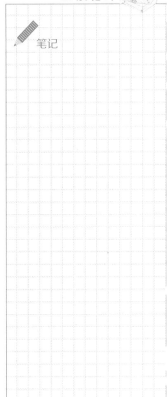

笔记

表4-1　心脏泵血功能、心脏电生理学及生理特性考点频率统计表（2012—2022年）

年份	心脏的泵血功能				心脏的电生理学及生理特性	
	心动周期	心输出量及其影响因素	射血分数	心室压力-容积曲线	跨膜电位及形成机制	生理特性
2022	√					
2021				√		
2020						
2019		√				
2018					√	
2017	√				√	√
2016					√	
2015			√			
2014		√				
2013		√			√	√
2012		√			√	√

（一）心脏的泵血功能

1. 心动周期　心动周期指心脏一次收缩和舒张构成的一个机械活动周期。

（1）心动周期的特点：①心动周期和心率成反变关系；②房室不同时收缩，心室收缩紧跟在心房收缩完毕后进行；③有一个全心舒张期；④舒张期长于收缩期，有利于心脏充盈和供血。

（2）心动周期的分期（表4-2）

表4-2　心动周期的分期和特点

项目	等容收缩期	快速射血期	减慢射血期	等容舒张期	快速充盈期	减慢充盈期	心房收缩期
所属时期	心室收缩期	心室收缩期	心室收缩期	心室舒张期	心室舒张期	心室舒张期	心室舒张期
房室瓣	关闭	关闭	关闭	关闭	开启	开启	开启
半月瓣	关闭	开启	开启	关闭	关闭	关闭	关闭
压力变化	$P_房 < P_室 < P_主$	$P_房 < P_室 > P_主$	$P_房 < P_室 < P_主$	$P_房 < P_室 < P_主$	$P_房 < P_室 < P_主$	$P_房 < P_室 < P_主$	$P_房 > P_室 < P_主$
左室容积	无变化	迅速减小	继续减小	无变化	迅速增大	继续增大	继续增大
血流方向	左心室→主动脉	左心室→主动脉	滞留左心房	左心房→左心室	左心房→左心室	左心房→左心室	左心房→左心室

2. 心输出量

（1）每搏输出量与射血分数：一侧心室一次心脏搏动射出的血液量，称为每搏输出量，简称搏出量，正常人约为70ml。搏出量与心室舒张末期容积的百分比称为射血分数，正常人约为55%～65%。射血分数比搏出量更能准确反映心脏功能。

（2）每分输出量与心指数：每分输出量又称心输出量，指一侧心室每分钟射出的血液量，等于心率与搏出量的乘积，健康成年男性静息状态下约为5L/min。心指数指以单位体表面积计算的心输出量。

3. 影响心输出量的因素

（1）前负荷和异长自身调节：前负荷指肌肉收缩前负载的负荷，决定肌肉的初长度，衡量的指标包括心室舒张末期容积和心室舒张末期压力。心肌异长自身调节指通过心肌细胞本身初长度的改变引起心肌收缩强度的变化，遵循Frank-Starling定律，即在一定范围内，前负荷增加，心室舒张末期压力增加，心肌纤维初长度增加，心室肌收缩力增加，心输出量增加。影响前负荷的因素有静脉回心血量和射血后心室内的剩余血量。影响静脉回心血量的因素：①心室充盈时间：心率增快，心室舒张期和充盈时间均缩短，回心血量减少。②静脉回流速度：静脉回流增快，回心血量增多。③心室舒张功能：心室舒张增强，抽吸作用增强，回心血量增加。④心室顺应性：心室顺应性增高，充盈的血量增加，回心血量增加。⑤心包内压：心包积液时，心包内压增高，回心血量减少。

（2）后负荷：后负荷指肌肉开始收缩时才遇到的负荷或者阻力。它不能增加肌肉初长度，但能阻碍收缩时肌肉的缩短。衡量心室后负荷的指标为动脉血压。动脉血压增高，后负荷增大，等容收缩期延长、射血期缩短、射血速度减慢，每搏输出量减少。

（3）心肌收缩能力与等长自身调节：心肌收缩能力指心肌不依赖于负荷改变其力学活动（包括收缩的强度和速度）的内在特性，又称为心肌的变力状态。等长自身调节指通过改变心肌收缩能力来调节泵血功能。影响心肌收缩能力的因素：①活化横桥数：由胞浆的Ca^{2+}浓度和Ca^{2+}与肌钙蛋白的亲和力决定；儿茶酚胺（NE和肾上腺素）在激动心肌细胞的β肾上腺素受体后，可通过cAMP信号通路，激活细胞膜上的L型钙通道，增加Ca^{2+}内流，促进胞质内Ca^{2+}浓度升高，从而增加活化横桥数，使心肌收缩能力增

笔记

强。钙增敏剂（如茶碱）可增加肌钙蛋白对Ca^{2+}的亲和力，使活化的横桥数目增多，心肌收缩能力增强。②横桥腺苷三磷酸（ATP）酶活性：甲状腺激素（TH）和体育锻炼能够提高ATP酶活性，增强心肌收缩力。

（4）心率：安静状态下，心率在40～180次/分范围内变化时，每分输出量与心率成正比。影响心率的因素：①神经调节：交感神经活动增强，心率加快；迷走神经活动增强，心率减慢。②体液调节：肾上腺素、NE和甲状腺素均可加快心率。③体温：体温升高1℃，心率增加12～18次。

4. 心功能评价 应用心室压力−容积环评价心功能：通过心导管术与超声心动图单独或联合应用可分别绘制出心室压力−时间曲线和心室容积−时间曲线，以每个相对应时间点的压力和容积值绘制压力−容积曲线，可产生一个心室压力−容积环。该环描述在心动周期间心室压力−容积的关系。收缩末期压力−容积关系曲线可反映心室收缩能力，心肌收缩能力增强，心室压力−容积曲线向左侧扩大，收缩末期压力−容积曲线斜率增大。心室压力−容积环变化也可用于反映前负荷和后负荷变化。舒张功能障碍的患者，压力−容积环向上和向左偏移；这种偏移表明左心室顺应性减少或僵硬度增加，即需要较高的压力，才能使一个顺应性下降的心室达到相同的充盈容积。

（二）心脏的电生理学及生理特性

1. 心肌细胞的跨膜电位及其形成机制 ①自律细胞：具有自动产生节律性兴奋能力的细胞，大部分构成心内特殊传导系统。②非自律细胞：只有受到刺激或在兴奋传来时才会出现去极化的过程的细胞，又称工作细胞。③快反应细胞：主要由钠通道激活，Na^+快速内流引发动作电位的心肌细胞称快反应细胞。④慢反应细胞：主要由钙通道激活，Ca^{2+}内流引发动作电位的心肌细胞称慢反应细胞。

根据上述特点可将心肌细胞分为4类：快反应非自律细胞、快反应自律细胞、慢反应自律细胞、慢反应非自律细胞。

（1）工作细胞的跨膜电位及其形成原理：①静息电位（RP）：K^+外流的平衡电位（I_{k1}）。②动作电位（AP）：复极化复杂，持续时间长。

0期（去极化）：Na^+内流接近电化学平衡电位，构成动作电位上升支（I_{Na}）。

1期（快速复极化初期）：K^+外流所致（I_{to}）。

2期（平台期）：Ca^{2+}与K^+外流处于平衡（I_{ca-L}、I_k对抗）。平台期是心室肌AP持续时间很长的主要原因，也是心肌细胞区别于神经细胞和骨骼肌细胞动作电位的主要特征。

3期（快速复极化末期）：Ca^{2+}内流停止，K^+外流继续所致（I_k、I_{K1}）。

4期（静息期）：工作细胞3期复极完毕膜电位基本上稳定在静息电位水平，细胞内外离子依靠Na^+-K^+泵、Na^+-Ca^{2+}交换体、Ca^{2+}泵转运回原处。

（2）自律细胞的跨膜电位及机制：窦房结P细胞的动作电位没有1期和2期，分为0、3、4共3个时期。0期：I_{ca-L}。3期：I_k。4期：I_k、I_f、I_{ca-L}。①由于窦房结P细胞缺乏I_{Na}通道，其动作电位0期的产生依赖I_{Ca-L}。②I_k电流的进行性衰减是窦房结4期自动去极化的重要离子基础之一。③I_{Ca-T}是一种阈电位较低的快速衰减的内向电流，在窦房结P细胞4期自动去极化时起作用，使细胞去极化达到能使I_{Ca-L}通道激活的阈电位水平，从而引发新的动作电位出现升支。

2. 心肌细胞的生理特性

（1）兴奋性：兴奋性的周期性变化包括有效不应期、相对不应期、超常期。影响兴奋性的因素包括：①静息电位或最大复极电位；②阈电位；③去极化时离子通道的状态。

期前收缩和代偿间隙：心室肌在有效不应期终结后，受到人工的或潜在起搏点的异常刺激，可产生一次期前收缩；由于期前兴奋有自己的不应期，因此期前收缩后出现较长的心室舒张期，这称为代偿间隙。

（2）传导性：心肌细胞之间通过缝隙连接连接整块心肌，相当于一个机能上的合胞体，AP以局部电流的方式在细胞间传导。兴奋在心内的传导途径为窦房结、心房肌、房室交界、房室束及左右束支、浦肯野纤维、心室肌。房室交界处传导速度慢，形成房室延搁，以保证心房心室顺序活动和心室有足够的充盈血液的时间。传导性的影响因素：①心肌细胞传导速度与细胞直径成正比，与AP的0期去极化速度和幅度呈正变关系；②膜电位水平；③与邻近部位的细胞膜兴奋性有关。

（3）自律性：自律性是指组织细胞在没有外来因素的作用下能够自动产生节律性兴奋的特性。心脏的起搏点——窦房结是正常的起搏点，其细胞自律性最高，称为起搏细胞。潜在起搏点的自律性由高到低依次为房室交界、房室束、浦肯野纤维。窦房结控制潜在起搏点的机制为抢先占领（为主）和超驱动压抑。影响自律性的因素：①4期自动去极化速度；②最大复极电位；③阈电位。

（4）收缩性：①同步收缩；②不发生完全强直收缩，原因是心肌细胞的有效不应期特别长，意义在于保证心肌收缩和舒张交替进行，有利于心室的充盈；③对细胞外液

Ca^{2+}的依赖性。影响心肌收缩性的因素：前、后负荷和心肌收缩能力以及细胞外Ca^{2+}的浓度等。运动、肾上腺素、洋地黄类药物及其他因素是常见的增加心肌收缩的因素；低氧和酸中毒时则导致心肌收缩力降低。

（5）心肌收缩与心力衰竭：在心力衰竭发展的过程中，血流动力学超负荷除了可发生心肌细胞的绝对数降低外，还可因个体细胞自身固有的收缩力的下降引起。另外，心力衰竭时引发收缩或舒张功能不全的原因还包括兴奋-收缩耦联功能失常、胚胎基因表达、钙应用蛋白改变和心肌细胞死亡等。

拓展练习及参考答案

✎ 拓展练习

【填空题】

1. 影响心肌自律性的因素有（　）、（　）、（　）。
2. 影响心肌收缩能力的主要环节包括（　）和（　）。
3. 舒张功能障碍的患者，压力-容积环会（　）和（　）偏移。
4. 影响心肌兴奋性的因素包括（　）、（　）、（　）。

【判断题】

1. 每搏输出量占等容舒张期容积的百分数称为射血分数。
2. 心肌不发生强直收缩的原因是心脏是功能上的合胞体。

【名词解释】

1. 心输出量
2. 慢反应细胞

【选择题】

A型题

1. 在一个心动周期中，房室瓣开放见于

A. 等容收缩期末   B. 心室收缩期初   C. 等容舒张期初

D. 等容收缩期初   E. 等容舒张期末

2. 可引起射血分数增大的因素是

A. 舒张末期容积增大   B. 动脉血压升高   C. 心率减慢

D. 心肌收缩能力增强   E. 快速射血相缩短

3. 心室肌有效不应期的长短主要取决于

A. 动作电位0期去极化的速度   B. 动作电位1期的长短   C. 动作电位2期的长短

D. 动作电位3期的长短   E. 阈电位水平的高低

4. 当血钾逐步升高时，心肌的兴奋性会

A. 逐步升高   B. 逐步降低   C. 先升高后降低

D. 先降低后升高   E. 不变

5. 下面关于窦房结细胞动作电位的描述，哪项是不正确的是

A. 最大复极电位为$-70mV$ B. 阈电位为$-40mV$

C. 无明显的复极1期和平台期   D. 除极幅度小于浦肯野细胞

E. 0期除极时程比浦肯野细胞短

B型题

（6、7题共用选项）

A. 最大复极电位增大   B. 阈电位下移   C. 4期自动去极化速度增快

D. 钠通道处于失活状态   E. 阈值增大

6. 可引起窦房结P细胞自律性降低的是

7. 可引起兴奋性增高的是

X型题

8. 用哇巴因抑制钠泵活动后，细胞功能发生的变化有

A. 静息电位绝对值变小　　　　B. 动作电位幅度降低　　　　C. Na^+-Ca^{2+}交换减弱

D. 胞质渗透压升高　　　　　　E. 胞质渗透压降低

【问答题】

1. 试述在每个心动周期中心室内压力、容积、瓣膜及血流方向的变化。

2. 心肌细胞的生理特性有哪些?

参考答案

【填空题】

1. 4期自动去极化速度；最大复极电位；阈电位

2. 活化横桥数；横桥ATP酶活性

3. 向上；向左

4. 静息电位或最大复极电位；阈电位；去极化时离子通道的状态

【判断题】

1. ×　　每搏输出量占心室舒张末期容积的百分数是射血分数。

2. ×　　心肌的有效不应期长。

【名词解释】

1. 心输出量　　每分输出量又称心输出量，指一侧心室每分钟射出的血液量，等于心率与搏出量的乘积，健康成年男性静息状态下约为5L/min。

笔记

2. 慢反应细胞　主要由钙通道激活，Ca^{2+}内流引发动作电位的心肌细胞。包括窦房结和房室结细胞，其动作电位的特点是去极化速度和幅度小，兴奋传导速度慢，复极过程缓慢而无明确的时相区分。

【选择题】

A型题　1．E　2．D　3．C　4．C　5．E

B型题　6．A　7．B

X型题　8．ABCD

【问答题】

1．答案见表4-2。

2．答案见知识点总结（二）2。

第5周　血管生理

一、考研真题解析

1. （2012年A型题）影响收缩压最主要的因素是

A. 心率的变化　　　　　　　　　B. 每搏输出量的变化

C. 外周阻力的变化　　　　　　　D. 大动脉管壁弹性的变化

【答案与解析】 1. B。对收缩压影响最大的因素是每搏输出量。心室舒张时血流主要受外周阻力的影响，动脉舒张压的高低主要反映外周阻力的大小。心率增快会使心室舒张期缩短，舒张期流向外周血减少，造成舒张压升高。大动脉弹性减退造成收缩压升高，舒张压下降，脉压差增大。

2. （2013年A型题）影响外周血流阻力的主要因素为

A. 血液黏滞性　　B. 大动脉弹性　　C. 血管长度　　　D. 小动脉口径

【答案与解析】 2. D。在层流状态下，根据泊肃叶定律，血流阻力 $R = 8\eta L/(\pi r^4)$，血流阻力与血管的长度（L）和血液的黏滞度（η）成正比，而与血管半径（r）的4次方成反比。由于在同一血管床内，L与η在一段时间内变化很小，因此血流阻力主要由血管口径决定。

3. （2014年A型题）在体循环中，血压下降幅度最为显著的血管部位是

A．中动脉　　　　B．小动脉　　　　C．毛细血管　　　　D．静脉

【答案与解析】 3．B。血压在各段血管中的下降幅度与该段血管对血流阻力的大小成正比。在主动脉和大动脉段，血压降幅小；而到小动脉时，血流阻力增大，血压降幅也变大。在体循环中，小动脉和微动脉段（特别是微动脉段）的血流阻力最大，故血压降幅最显著。血液流经微动脉时压力可下降约55mmHg。

4．（2014年X型题）下列情况下，能使全身或局部组织液生成增多的有

A．右心衰竭　　　B．局部炎症　　　C．Ⅰ型过敏反应　　D．代谢性酸中毒

【答案与解析】 4．ABC。组织液是血浆滤过毛细血管壁而生成的。液体通过毛细血管壁移动的方向取决于毛细血管血压、组织液静水压、血浆胶体渗透压和组织液胶体渗透压4个因素，即有效滤过压＝（毛细血管血压＋组织液胶体渗透压）-（血浆胶体渗透压＋组织液静水压）。有效滤过压的影响因素主要有：①毛细血管血压（如静脉回流受阻）；②血浆胶体渗透压（如低蛋白血症）；③毛细血管通透性（如炎症、过敏反应）；④淋巴液回流（如丝虫病肿瘤阻塞淋巴管）。右心衰竭可导致静脉回流受阻，从而使毛细血管血压增加，引起全身水肿。局部炎症烧伤及Ⅰ型过敏反应，可导致毛细血管壁的通透性增高，血浆蛋白随液体渗出毛细血管，组织液胶体渗透压升高，从而使组织液生成增多出现水肿。而代谢性酸中毒可导致毛细血管前括约肌发生舒张活动，毛细血管开放，容量不断扩大，故组织液生成减少。

5．（2015年A型题）影响血流阻力最重要的因素是

A．血管口径　　　B．血液黏度　　　C．血流形式　　　D．血流速度

【答案与解析】 5．A。参见考研真题解析第2题解析。

6.（2015年X型题）下列微循环结构中，主要受局部代谢产物调节的有

A．微动脉　　　　B．后微动脉　　　　C．毛细血管前括约肌　　D．微静脉

【答案与解析】　6．BC。血管舒缩活动是指后微动脉和毛细血管前括约肌不断发生每分钟5～10次的交替性、间歇性收缩和舒张，是由局部代谢产物积累的浓度决定的，如O_2、CO_2、H^+、腺苷、ATP、K^+的浓度。

7.（2016年A型题）在微循环中，进行物质交换的血液不流经的血管是

A．微动脉　　　　　B．后微动脉　　　　　C．通血毛细血管　　　D．微静脉

【答案与解析】　7．C。①营养通路又称迂回通路，是血液从微动脉流经后微动脉、毛细血管前括约肌、真毛细血管网至微静脉的通路，是血液和组织液直接进行交换的主要场所。②直捷通路是血液从微动脉经后微动脉和通血毛细血管进入微静脉的通路，经常处于开放状态，血流速度较快，在骨骼肌组织的微循环中较为多见，功能是使一部分血液能迅速通过微循环进入静脉（直捷通路也有少量物质交换）。

8.（2016年X型题）动脉血压形成的基本条件有

A．心脏射血　　　　B．外周血管阻力　　　　C．大动脉弹性　　　　D．血流速度

【答案与解析】　8．ABC。动脉血压形成的基本条件主要包括：①循环系统内足够的血液充盈是形成动脉血压的前提；②心脏射血是动脉血压形成的必要条件；③循环系统的外周阻力；④主动脉和大动脉的弹性储器作用。血流速度属于血流动力学范畴。

（9、10题共用选项）（2017年B型题）

A．毛细血管血压升高　　　　　　　　　B．血浆胶体渗透压降低

C．组织液胶体渗透压升高　　　　　　　D．毛细血管通透性增加

9．右心衰竭发生组织水肿的主要机制是

10．肾病综合征发生组织水肿的主要机制是

【答案与解析】　9．A。右心衰竭可引起体循环静脉压增高，静脉回流受阻，使全身毛细血管后阻力增大，导致毛细血管有效流体静压增高，引起全身性水肿。10．B。肾病综合征时，大量白蛋白从尿中丢失，使血浆胶体渗透压降低，液体从血管内渗入组织间隙，产生水肿。

（11、12题共用选项）（2019年B型题）

A．大、中动脉　　　B．小、微动脉　　　C．毛细血管　　　D．静脉系统

11．在体循环中，血压降落最为显著的血管是

12．在体循环中，容纳血量最多的血管是

【答案与解析】　11．B。参见考研真题解析第3题解析。12．D。容量血管即为静脉系统，与同级动脉相比，静脉数量多、管壁薄、口径大、可扩张性大，故其容量大。在安静状态下，静脉系统可容纳60%～70%的循环血量。

13．（2020年A型题）发生右心衰竭时，引起水肿的主要原因是

A．毛细血管血压升高　　　　　　　　B．组织液静水压降低

C．血浆胶体渗透压降低　　　　　　　D．毛细血管壁通透性增大

【答案与解析】　13．A。①在正常情况下，组织液的生成与回流保持动态平衡，因此组织液总量维持相对恒定。如果这种动态平衡遭到破坏，使组织液生成过多或重吸收

减少，则过多的液体潴留在组织间隙而形成水肿。右心衰竭可引起体循环静脉压升高，静脉回流受阻，使全身毛细血管后阻力增大，导致毛细血管有效流体静压增高，引起全身性水肿。②当营养不良或患某些肝肾疾病时，可因血浆胶体渗透压降低，随之有效胶体渗透压下降，有效滤过压增大而发生水肿。在感染、烧伤、过敏等情况下，毛细血管壁的通透性增高，血浆外渗造成组织液增多，出现水肿。

14．（2021年A型题）长期卧床者突然站起时感觉头晕、眼前发黑的主要原因是

A．循环血量减少　　　　　　　　B．静脉回流减少

C．心泵功能减弱　　　　　　　　D．降压反射敏感性下降

【答案与解析】　14．B。静脉回心血量在单位时间内等于心输出量，其多少取决于外周静脉压与中心静脉压之差，以及静脉血流阻力。当体位由平卧位转为直立位时，身体低垂部分的静脉因跨壁压增大而扩张，可容纳更多的血液，因而回心血量减少。如长期卧床的患者，由于静脉管壁的紧张性较低，可扩张性较大，同时腹壁和下肢肌肉的收缩力减弱，对静脉的挤压作用减小，因而由平卧突然站立时，可因大量的血液淤滞于下肢，回心血量过少而发生昏厥。

15．（2022年A型题）可以增加静脉回心血量的是

A．大失血　　　　　　　　　　　B．用力呼气

C．每搏输出量增加　　　　　　　D．由平卧位突然转为站立位

【答案与解析】　15．C。增加静脉回心血量的因素有体循环平均充盈压增加、心肌收缩力增强、立位改卧位、肌肉运动增强、吸气胸内负压增强。

（16、17题共用选项）（2022年B型题）

A. 收缩压增大，舒张压增大，脉压增大　　B. 收缩压减小，舒张压减小，脉压减小

C. 收缩压减小，舒张压增大，脉压减小　　D. 收缩压增大，舒张压减小，脉压增大

16. 每搏输出量增加，血压和脉压的变化

17. 大动脉硬化，血压和脉压的变化

【答案与解析】　16. A。每搏输出量主要影响收缩压，收缩压上升比舒张压明显，脉压增大。17. D。大动脉弹性主要影响脉压，大动脉弹性储存作用减弱，收缩压升高而舒张压降低，脉压增大。

二、知识点总结

本周知识点考点频率统计见表5-1。

表5-1　血管生理考点频率统计表（2012—2022年）

年份	各类血管的功能特点	血流动力学	动脉血压与动脉脉搏	静脉血压、静脉回心血量	微循环	组织液	淋巴液的生成和回流
2022			√	√			
2021				√			
2020						√	
2019	√						
2018							

续　表

年份	各类血管的功能特点	血流动力学	动脉血压与动脉脉搏	静脉血压、静脉回心血量	微循环	组织液	淋巴液的生成和回流
2017						√	
2016			√		√		
2015					√		
2014					√	√	
2013			√				
2012	√		√				

（一）各类血管的功能特点（表5-2）

表5-2　各类血管的功能特点

生理名称	解剖名称	特征	功能
弹性储器血管	主动脉、大动脉	管壁厚，富含弹性纤维；储备弹力势能	①使心室间断射血变为血管内连续血流；②减小动脉血压波动，减小脉压差
阻力血管	小动脉、微动脉	富含平滑肌，管径细；构成血流阻力的主要部位	①形成外周阻力，以维护大动脉压；②控制器官内部供血
交换血管	毛细血管	特别薄，管壁仅为单层内皮细胞；血流速度慢	为物质交换提供条件

续　表

生理名称	解剖名称	特征	功能
容量血管	静脉系统	管壁薄、管腔粗、容量大，但缺乏弹性；可扩张性大，血流慢	①储备血液；②调节回心血流量
短路血管	动静脉吻合支	血管短；连接微动脉与微静脉	①调节体温；②参与调节回心血量

（二）动脉血压

1．动脉血压的组成

（1）收缩压：心室收缩中期动脉压升到的最高值。

（2）舒张压：心室舒张末期动脉压降到的最低值。

（3）脉压：收缩压和舒张压的差值。

（4）平均动脉压：一个心动周期中动脉血压的平均值。平均动脉压＝舒张压＋脉压/3。

2．动脉血压的正常值

（1）收缩压：100 ～ 120mmHg（13.3 ～ 16.0kPa）。

（2）舒张压：60 ～ 80mmHg（8.0 ～ 10.7kPa）。

（3）脉压：30 ～ 40mmHg（4.0 ～ 5.3kPa）。

（4）平均动脉压：100mmHg（13.3kPa）。

3．动脉血压的影响因素　见表5-3。

表5-3　动脉血压的影响因素

影响因素	影响血压	作用机制
每搏输出量	主要影响收缩压	搏出量增大，动脉血压升高。收缩压升高比舒张压明显，脉压增大
心率	主要影响舒张压	心率加快，舒张压升高比收缩压明显，脉压减小
外周阻力	主要影响脉压	外周阻力加大，舒张压升高，收缩压升高不如舒张压明显，脉压减小
主动脉和大动脉的弹性	主要影响脉压	老年人动脉硬化，大动脉的弹性储存作用减弱，血压波动大，收缩压升高而舒张压降低，导致脉压增大
循环血量和血管容量的比例	既影响收缩压，也影响舒张压	循环血量减少、血管容量加大，均可引起血压下降

（三）静脉血压、静脉回心血量

1. 静脉血压

（1）外周静脉压：各器官或肢体静脉的血压。

（2）中心静脉压：右心房和胸腔内大静脉的血压，正常人多为5～10cmH$_2$O（0.49～0.98kPa），用于判断心功能和指导输液。影响中心静脉压的因素：心射血能力和静脉回心血量。当心射血能力下降或静脉回心血量上升时，中心静脉压上升。

2. 影响静脉回心血量的因素　见表5-4。

表5-4　静脉回心血量的影响因素

影响因素	变化	静脉回心血量	作用机制
体循环平均充盈压	↑	↑	外周静脉压与中心静脉压差增大
	↓	↓	外周静脉压与中心静脉压差减小
心肌收缩力	↑	↑	心脏舒张期抽吸力增大
	↓	↓	心脏舒张期抽吸力变小
体位改变	立位变卧位	↑	外周静脉压与中心静脉压差加大
	卧位变立位	↓	身体低垂部分血管扩张
骨骼肌的挤压作用	肌肉运动↑	↑	肌肉收缩期挤压和舒张期抽吸作用增强
	肌肉运动↓	↓	持续收缩则静脉回流减少
呼吸运动	胸内负压↑	↑	吸气时，胸内负压增大，腔静脉扩张，静脉回流增加
	胸内负压↓	↓	呼气时则静脉回流减少

注：↑升高，↓降低。

（四）微循环

1. **定义**　微动脉与微静脉之间的血液循环称微循环。

2. **微循环通路及其生理功能**　见表5-5。

表5-5　微循环通路及其生理功能

组成	特点	意义
迂回通路（营养通路）	经过毛细血管	物质交换
直捷通路	经过通血毛细血管	使一部分血液迅速通过微循环，保证回心血量
动−静脉短路	经过动−静脉吻合支直接回流	调节体温

（五）组织液

1. **组织液的生成与回流**　组织液在毛细血管动脉端生成，静脉端回流，生成与回流间维持动态平衡。

有效滤过压（EFP）＝（毛细血管压＋组织液胶体渗透压）−（血浆胶体渗透压＋组织液静水压）。

2. **影响组织液生成的因素**

（1）EFP：毛细血管血压升高（见于心衰导致的淤血），有效滤过压加大，组织液生成增多。肝炎、肾炎等导致血浆蛋白减少，血浆胶体渗透压下降，有效滤过压加大，组织液生成增多。

（2）毛细血管通透性：在烧伤、过敏等情况下，毛细血管通透性增加，组织液生成增多。

（3）淋巴回流：淋巴回流受阻时，组织液滞留，导致组织液增多。

笔记

拓展练习及参考答案

拓展练习

【填空题】

1. 微循环的通路主要有三条，即（　　）、（　　）和（　　）。

2. 影响动脉血压的因素主要有（　　）、（　　）、（　　）、主动脉和大动脉的弹性、外周阻力。

【判断题】

1. 弹性贮器血管是指小动脉和微动脉。

2. 肝功能障碍导致水肿、胸腔积液及腹水的原因是血浆胶体渗透压降低。

【名词解释】

1. 收缩压

2. 微循环

【选择题】

A型题

1. 下列因素中哪一项与组织液生成无直接关系

A. 组织液静水压   B. 毛细血管血压   C. 血浆晶体渗透压

D. 血浆胶体渗透压   E. 组织液胶体渗透压

2. 中心静脉压的高低取决于下列哪项因素

A. 血管容量和血量   B. 动脉血压和静脉血压之差

C. 心脏射血能力和静脉回心血量   D. 心脏射血能力和外周阻力   E. 外周静脉压

3. 血流速度最快是在

A. 微静脉   B. 腔静脉   C. 微动脉   D. 主动脉   E. 毛细血管

4. 阻力血管主要是指

A. 大动脉   B. 小动脉和微动脉

C. 毛细血管   D. 微静脉

E. 静脉

5. 男性，80岁。高血压病史30年。查体：血压180/50mmHg，心率70次/分。患者脉压异常的最可能原因是

A. 循环血量降低   B. 心脏每搏输出量增加   C. 心率加快

D. 外周阻力降低   E. 大动脉管壁硬化

6. 如果心输出量不变而外周阻力增大，则动脉血压的变化主要是

A. 收缩压降低，舒张压升高   B. 收缩压升高，舒张压降低

C. 收缩压和舒张压升高幅度相同 D. 收缩压降低   E. 舒张压升高

7. 下列关于微循环动静脉短路的描述，正确的是

A. 物质交换   B. 调节体温   C. 加速静脉血回流入心

D. 调节血压   E. 传导兴奋

8. 心动周期中主动脉血压的最低值称为

A. 收缩压   B. 舒张压   C. 脉压

D. 平均动脉压   E. 循环系统平均动脉压

B型题

（9～12题共用选项）

A. 大动脉   B. 小动脉和微动脉 C. 毛细血管   D. 微静脉   E. 静脉

9. 阻力血管主要是指

10. 容量血管主要是指

11. 弹性储器血管主要是指

12. 交换血管主要是指

X 型题

13. 下列关于大动脉管壁硬化所致改变的叙述，哪项是正确的

A. 动脉收缩压升高　　　　　B. 动脉舒张压降低　　　　　C. 大动脉弹性减小

D. 脉搏波传播速度加快　　　E. 动脉脉压减小

【问答题】

动脉血压是如何形成的？试述影响动脉血压的因素。

✍ 参考答案

【填空题】

1. 直捷通路；迂回通路；动静脉短路

2. 每搏输出量；心率；循环血量和血管容量的比例

【判断题】

1. ×　　弹性贮器血管是指大动脉。

2. √

【名词解释】

1. 收缩压　　心室收缩射血时，动脉血压快速上升，达到的最高值称为收缩压。

2. 微循环　　微动脉和微静脉之间的血液循环，基本功能是实现血液与组织之间的物质交换。

【选择题】

A 型题　　1. C　2. C　3. D　4. B　5. E　6. E　7. B　8. B

B型题　9．B　10．E　11．A　12．C

X型题　13．ABCD

【问答题】

答案见表5-3。

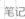

第6周 心血管活动的调节、器官循环

一、考研真题解析

（1、2题共用选项）（2012年B型题）

A. 神经调节   B. 体液调节

C. 自身调节   D. 神经－体液调节

1. 当平均动脉压在60～140mmHg波动时，维持脑血流量恒定的调节属于

2. 交感－肾上腺髓质系统兴奋引起血压升高的调节属于

【答案与解析】 1. C。自身调节是指组织细胞不依赖于神经或体液因素，自身对环境刺激发生的一种适应性反应，当平均动脉压在60～140mmHg波动时，脑血管可通过自身调节使脑血流量保持相对稳定。2. D。交感神经兴奋，引起肾上腺髓质分泌大量肾上腺素和去甲肾上腺素（NE），使血压升高，此生理活动既有神经调节，又有体液调节，因此属于神经－体液调节。

（3、4题共用选项）（2014年B型题）

A. 轴突反射   B. 压力感受性反射

C. 容量感受器反射   D. 化学感受性反射

3. 对快速波动的血压进行经常性调节的心血管反射是

4．在血压过低时，为保证心、脑血供而重新分配血量的心血管反射是

【答案与解析】 3、4．B、D。①压力感受性反射的生理意义是在短时间内对动脉血压进行快速调节，维持动脉血压的相对稳定。压力感受器对快速的血压变化较为敏感，而对缓慢的血压变化不敏感，其主要对急骤变化的血压起缓冲作用，故也称为缓冲神经。②化学感受性反射在平时对心血管活动调节并不起明显作用，只有在低氧、窒息、失血、血压过低和酸中毒等情况时才起调节作用。在血压过低时，化学感受性反射兴奋，循环血量得以重新分配，从而保证心、脑等重要器官优先获得血液供应。③容量感受器反射是典型的心肺感受器反射，主要调节循环血量和细胞外液量。④仅通过轴突外周部位完成的反应称为轴突反射，亦称假反射。在末梢神经的单一轴突的分支，一支产生的兴奋通过分支部位传导到另一支，有时从那里再移向其他神经元。轴突反射就是指这种由向中神经冲动转换成离中神经冲动所呈现的状似反射样的反应。由于来自皮肤的向中纤维分支分布于附近皮肤的血管上，所以刺激皮肤产生的局部发红即是轴突反射。

（5、6题共用选项）（2015年B型题）

A．血管紧张素　　　B．血管升压素　　　C．内皮素　　　D．去甲肾上腺素

5．可作为交感神经递质或内分泌激素，具有强烈升高动脉血压作用的活性物质是

6．一般不经常调节血压，仅在细胞外液明显减少时释放增多，起升压作用的体液因子是

【答案与解析】 5、6．D、B。①NE属于儿茶酚胺类激素，主要来自肾上腺髓质，它可作为交感节后神经纤维末梢释放的神经递质。静脉注射NE可使全身血管广泛收

缩，外周阻力增加，动脉血压明显升高，故 NE 在临床上被用作升压药。②血管升压素（VP）又称抗利尿激素（ADH），是已知最强的缩血管物质之一。但在生理情况下，血浆中 VP 浓度升高时首先出现抗利尿效应，仅当其浓度明显增加（或细胞外液明显减少）时才引起血压升高，这是因为 VP 能提高压力感受性反射的敏感性，故能缓冲升血压效应。VP 在维持细胞外液量的恒定和动脉血压的稳定中都起着重要的作用。③血管紧张素（Ang）Ⅱ、内皮素是机体血压调节过程中的重要激素，均有很强的升压能力，可持久作用于血管平滑肌。

7.（2015 年 X 型题）副交感神经系统活动的一般功能特点和意义有

A．功能活动相对局限　　　　　　　　B．对消化系统活动具有抑制作用

C．活动度大小与效应器功能状态有关　　D．有利于机体的休整恢复和能量蓄积

【答案与解析】 7. ACD。自主神经系统也称内脏神经系统，其主要功能是调节内脏活动。自主神经系统包括交感神经和副交感神经，它们分布于内脏、心血管和腺体，并调节这些器官的功能。副交感神经系统的活动相对比较局限，且活动度大小与效应器功能状态有关，其生理意义在于保护机体，促进机体休整恢复和积蓄能量，增加消化运动，以及加强排泄和生殖功能等，如心脏活动的抑制、促进胰岛素分泌、瞳孔缩小及消化道功能增强等，以促进营养物质吸收和能量补充，发挥保护机体的作用。

（8、9 题共用选项）（2016 年 B 型题）

A．血管紧张素 Ⅰ　　　　　　　　　　B．血管紧张素 Ⅱ

C．血管紧张素Ⅲ   D．血管紧张素Ⅳ

8．在RAAS中，促使全身微动脉收缩，升高血压作用最强的是

9．在RAAS中，促进肾上腺皮质合成与释放醛固酮作用最强的是

【答案与解析】　8、9．B、C。肾素－血管紧张素－醛固酮系统（RAAS）中，Ang Ⅱ的作用最为重要，主要表现在升压扩容：①使全身微动脉、静脉收缩，血压升高，回心血量增多；②增加交感缩血管纤维递质释放量；③使中枢对压力感受性反射的敏感性降低，使交感缩血管中枢紧张加强，促进神经垂体释放VP和缩宫素（OT）；④刺激肾上腺皮质合成和释放醛固酮。Ang Ⅰ不具有生理活性。Ang Ⅲ缩血管效应仅为Ang Ⅱ的10%～20%，而刺激肾上腺皮质合成和释放醛固酮作用较强。Ang Ⅳ产生的作用与Ang Ⅱ不同，甚至产生相反的生理作用。

10．（2017年X型题）促进肾素分泌的因素有

A．循环血量减少   B．肾小球滤过Na^+减少

C．动脉血压降低   D．肾交感神经活动减弱

【答案与解析】　10．ABC。各种原因引起肾血液减少或血浆中Na^+浓度降低时，肾素分泌增多。交感神经兴奋时能使肾素分泌增多。动脉血压升高可使体内RAAS系统的活动被抑制，肾素分泌减少。

11．（2018年X型题）在生理状态下，能使冠状动脉血流量增多的因素有

A．加快心率   B．增加外周阻力

C．降低动脉血压   D．增强心肌代谢活动

【答案与解析】 11. BD。①在安静状态下冠状动脉血流量占心输出量的4%～5%。一般情况下，左心室在收缩期的血流量仅有舒张期的20%～30%（主要由于压迫了左冠状动脉），当心肌收缩增强时，心室收缩期血流量所占比例减小。②当体循环外周阻力增大时，动脉舒张压升高，冠状动脉血流量就增加。③当心率加快时，由于心室舒张期明显缩短，因而冠状动脉血流量减少。④心肌代谢产物如腺苷等，可舒张冠状动脉，使冠状动脉血流量增多。

（12、13题共用选项）（2020年B型题）

　A. 脑血管　　　　B. 皮肤血管　　　　C. 内脏血管　　　　D. 骨骼肌血管

12. 交感缩血管神经纤维支配密度最高的血管是

13. 交感缩血管神经纤维支配密度最低的血管是

【答案与解析】 12、13. B、A。交感缩血管神经纤维在不同组织器官血管中的分布密度不同，分布密度最大的是皮肤血管，其次为骨骼肌和内脏血管，最小的是冠状血管和脑血管。

14.（2020年X型题）下列关于一氧化氮对循环系统作用的描述，正确的有

　A. 抑制血管平滑肌细胞增殖　　　　B. 使血管平滑肌细胞膜发生超极化

　C. 抑制血小板黏附，防止血栓形成　　D. 降低血管平滑肌胞质内游离Ca^{2+}浓度

【答案与解析】 14. ACD。NO具有高度的脂溶性，可扩散至血管平滑肌细胞并激活胞内可溶性鸟苷酸环化酶，使胞内环磷酸鸟苷（cGMP）水平增高，降低胞质内游离Ca^{2+}浓度（通过激活蛋白激酶使胞内Ca^{2+}外流），使血管舒张。内皮细胞在基础状态下

108

释放的NO参与维持血管的正常张力。NO还可抑制平滑肌细胞的增殖，对维持血管的正常结构与功能具有重要意义。另外，NO可抑制血小板黏附，有助于防止血栓形成。NO不能使平滑肌细胞膜电位超级化。

15.（2021年X型题）颈动脉窦和主动脉弓压力反射性调节的生理特点是

A．具有双向调节血压作用　　　　　B．对心率快慢有调节作用

C．主要对血压起短期调节作用　　　D．当血压升高时可发生重调定

【答案与解析】　15.ACD。颈动脉窦和主动脉弓压力感受器主要负责维持血压稳定。当血压升高时，激活迷走神经使心率降低，心输出量降低；当血压下降时，对迷走神经刺激减弱，心率加快，心输出量增加，起双向调节作用。压力感受器对血压起短期调节作用，在长期血压控制中不起作用。在血压持续升高时，压力感受性反射进行重调定，使调定点升高。

二、知识点总结

本周知识点考点频率统计见表6-1。

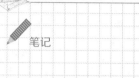

表6-1　心血管活动的调节、器官循环考点频率统计表（2012—2022年）

年份	心血管活动调节				器官循环		
	神经调节	体液调节	自身调节	动脉血压的长期调节	冠脉循环	肺循环	脑循环
2022							
2021	√						
2020	√						
2019	√（见第5周）	√（见第5周）					
2018					√		
2017		√					
2016		√					
2015		√					
2014	√	√					
2013							
2012		√					

（一）心血管活动调节

1. 神经调节

（1）心脏的神经支配：心交感神经和心迷走神经的比较（表6-2）。

表6-2　心交感神经和心迷走神经的比较

鉴别点	心交感神经	心迷走神经
中枢	T_{1-5}	延髓背核、疑核
神经递质	NE	乙酰胆碱（ACh）
受体	β_1	M
支配部位	窦房结、房室交界、房室束、心房肌、心室肌	窦房结、房室交界、房室束、心房肌，心室肌较少支配
作用	细胞膜对Ca^{2+}通透性增高，对K^+通透性降低	细胞膜对Ca^{2+}通透性降低，对K^+通透性增高
效应	正性变时、变力、变传导 心率加快、房室传导加快 心肌收缩力增强、心输出量增多 血压升高	负性变时、变力、变传导 心率减慢、房室传导减慢 心肌收缩力减弱、心输出量减少 血压降低

（2）血管的神经支配：几类血管神经纤维比较（表6-3）。

表6-3　几类血管神经纤维比较

比较点	交感缩血管神经纤维	交感舒血管神经纤维	副交感舒血管神经纤维
末梢递质	NE	ACh	ACh
受体	α	M受体、β_2（NE与β_2受体结合能力较弱）	M受体
效应器	绝大多数血管	骨骼肌血管，与骨骼肌血流增加有关	少数器官如脑膜、唾液腺、胃肠外分泌腺和外生殖器的血管（同时也受交感缩血管神经纤维支配）

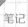
笔记

续 表

比较点	交感缩血管神经纤维	交感舒血管神经纤维	副交感舒血管神经纤维
效应	血管收缩；调节外周阻力及血压、血流量	血管舒张；情绪激动、剧烈运动、防御反应时发放冲动	血管舒张；调节局部血流

（3）心血管中枢：延髓心血管中枢是最基本的心血管中枢。分类如下。①缩血管区：延髓头端腹外侧部，引起交感缩血管紧张和心交感紧张。②舒血管区：延髓尾端腹外侧部，引起交感缩血管紧张降低，血管舒张。③传入神经接替站：延髓孤束核。④心抑制区：延髓迷走神经背核和疑核，引起心迷走紧张。

延髓以上的脑干部分、下丘脑、小脑和大脑都存在与心血管活动有关的神经元，较延髓的心血管中枢更加高级，起调节和整合的作用。

（4）心血管反射

1）颈动脉窦和主动脉弓压力感受性反射：又称减压反射，当动脉血压升高时，可引起压力感受性反射，其反射效应是心率下降、心缩力下降、血管扩张，导致血压下降。生理意义：负反馈调节，短时间内快速调节动脉血压，维持动脉血压相对稳定，在长期调节中不起作用。

2）颈动脉体、主动脉体化学感受性反射：在颈动脉分叉处和主动脉弓区域，存在有特殊的能感受血液中化学成分变化（如缺O_2、CO_2分压过高、H^+浓度过高）的感受装置。生理意义：调节呼吸，反射性影响心血管活动，平时调节作用不明显，缺血、缺氧时收缩骨骼肌及内脏血管，使的外周阻力增大，血压升高，保证心、脑等重要器官的血供。

2. 体液调节

（1）肾素－血管紧张素－醛固酮系统（RAAS）

1）心脏内局部的RAAS对心脏的作用主要包括：正性变力，导致心脏重构，调节冠状动脉阻力和抑制心肌细胞增长等。血管壁内的局部RAAS在体内大、小动脉和静脉均有分布，主要作用有：调节血管张力和内皮功能，参与血管重塑和促进血栓形成等。

2）Ang Ⅱ的生物学效应（缩血管效应最强）：①直接使全身微动脉收缩，血压升高；使静脉收缩，增加回心血量。②促进交感神经末梢释放NE。③使中枢对压力感受性反射的敏感性降低，使交感缩血管中枢紧张性加强；促进神经垂体释放VP和OT；增强促肾上腺皮质激素释放激素的作用。④使肾上腺皮质球状带释放醛固酮，从而促进肾小管对Na^+的重吸收，起到保钠保水作用，使细胞外液量增加。⑤引起或增强渴觉，并导致饮水行为。

3）RAAS其他成员的生物学效应：Ang Ⅰ不具有生理活性；Ang Ⅲ可产生与Ang Ⅱ相似的生物效应，但其缩血管效应仅为Ang Ⅱ的10%～20%，而刺激肾上腺皮质合成和释放醛固酮的作用较强；Ang Ⅳ可产生与经典Ang Ⅱ不同的甚至相反的生理作用。

（2）肾上腺素和NE

1）血液中的肾上腺素和NE主要由肾上腺髓质所分泌。

2）肾上腺素：①在心脏，肾上腺素与β_1受体结合后可产生正性变时和正性变力作用，使心输出量增多。②在血管，肾上腺素可引起α受体占优势的皮肤、肾和胃肠道血管平滑肌收缩；在β_2受体占优势的骨骼肌和肝血管，小剂量的肾上腺素常以兴奋β_2受

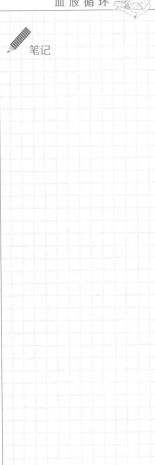

笔记

体的效应为主，引起这些部位的血管舒张，大剂量时由于α受体也兴奋，则引起血管收缩。生理剂量不引起血管收缩，因此肾上腺素可在改变外周阻力的情况下增加心输出量。

3）NE：NE主要与血管平滑肌α受体结合，也能与心肌β$_1$受体结合，而与血管平滑肌β$_2$受体结合的能力却较弱。静脉注射NE可使全身血管广泛收缩，外周阻力增加，动脉血压升高；而血压升高又使压力感受性反射活动增强，由于压力感受性反射对心脏的效应超过NE对心脏的直接效应，结果可导致心率减慢。

（3）VP

1）来源：下丘脑视上核、室旁核。

2）作用：又称ADH，主要调节尿量，在失血、休克等情况下收缩血管，升高血压。

（4）心房纳尿肽（ANP）

1）来源：心房肌细胞合成和释放的一类多肽。

2）作用：降低血压、利钠利尿和调节循环血量、调节细胞增殖（是血管内皮细胞、平滑肌细胞、心肌成纤维细胞等细胞增殖的负调控因子），对抗RAAS、内皮素和交感系统等的缩血管作用。

（5）NO：NO具有高度的脂溶性，可扩散至血管平滑肌细胞并激活胞内可溶性鸟苷酸环化酶，使胞内cGMP水平增高，降低胞质内游离Ca^{2+}浓度（通过激活蛋白激酶使胞内Ca^{2+}外流），使血管舒张。内皮细胞在基础状态下释放的NO参与维持血管的正常张力。NO还可抑制平滑肌细胞的增殖，对维持血管的正常结构与功能具有重要意义。另

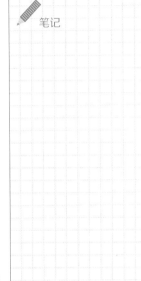

外，NO可抑制血小板黏附，有助于防止血栓形成。缓激肽、5-羟色胺、ATP、ACh、NE、内皮素和花生四烯酸等体液因素，以及血流对内皮产生的切应力增加等物理刺激，均可引起NO释放。雌激素可通过激活一氧化氮合酶，促进NO合成，从而发挥舒血管作用。

（二）器官循环

1. 冠脉循环

（1）解剖特点：血管口径易受心脏舒缩的影响；毛细血管网丰富，与心肌纤维之比为1:1；吻合支细小，突然阻塞易致心梗。

（2）冠脉循环的生理特点：①血压较高，血流量大，占安静时心输出量的4%～5%；②摄氧率高，耗氧量大；③血流量受心肌收缩影响显著。

（3）冠脉血流的调节（表6-4）

表6-4　冠脉血流的调节

影响因素	使冠脉舒张，血流量加大的调节	使冠脉收缩，血流量减少的调节
心肌代谢产物水平（最重要的调节因素）	心肌代谢产物水平增强，代谢产物堆积，引起冠脉舒张。调节因素包括腺苷（作用最强）、H^+、CO_2、乳酸、缓激肽、前列腺素E等	—
体液调节	肾上腺素、NE、甲状腺激素（TH）	Ang Ⅱ、大剂量VP
神经调节	不起主要作用	交感神经兴奋激活α受体

2. 肺循环

（1）血流特点：血流阻力小，血压低；血容量变动范围大；毛细血管有效滤过压为负值。

（2）肺循环的血流调节：①肺泡气氧分压：引起肺血管收缩的原因是肺泡气的 O_2 分压低。当一部分肺泡内气体的氧分压低时，这些肺泡周围的微动脉收缩。在肺泡气的 CO_2 分压升高时，低氧引起的肺部微动脉的收缩更显著。②神经调节：肺循环血管受交感神经和迷走神经支配，交感神经兴奋时体循环的血管收缩，将一部分血液挤入肺循环，使肺循环血量增加，刺激迷走神经可使肺血管扩张。③体液调节：肾上腺素、NE、Ang Ⅱ、血栓烷 A_2（TXA_2）等能使肺循环的血管收缩。组胺、5-羟色胺能使肺循环微静脉收缩。

3. 脑循环

（1）血流特点：血流量大且变化小、耗氧量大；存在血-脑屏障。

（2）脑循环的血流量调节：①自身调节：正当情况下脑循环的灌注压为 10.6～13.3kPa（80～100mmHg）。平均动脉压降低或颅内压升高都可以使脑的灌注压降低。但当平均动脉压在 8.0～18.6kPa（60～140mmHg）范围内变化时，脑血管可通过自身调节的机制使脑血流量保持恒定。当平均动脉压降低到 8.0kPa（60mmHg）以下时，脑血流量就会显著减少，引起脑的功能障碍。②CO_2 和 O_2 分压：血液 O_2 分压升高时，脑血管舒张，血流量增加。CO_2 过多时，通过使细胞外液 H^+ 浓度升高而使脑血管舒张。过度通气时，CO_2 呼出过多，动脉血 CO_2 分压过低，脑血流量减少，可引起头晕等症状。血液 O_2 分压降低时，也能使脑血管舒张。③神经调节：神经对脑血管活动的调节作用不是很明显。刺激或切除支配脑血管的交感或副交感神经，脑血流量没有明显变化。在多种心血管反射中，脑血流量一般变化都很小。

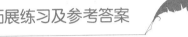

拓展练习及参考答案

✎ 拓展练习

【填空题】

1. 支配心脏的传出神经为（　　）和（　　）。

2. 引起冠状动脉血管舒张的最重要的心肌代谢产物是（　　）。

【判断题】

1. 冠状动脉虽受交感神经支配，但交感神经兴奋时对冠状动脉的收缩作用不明显。

2. 减压反射是维持动脉血压相对恒定调节机制中的最重要反射。

【名词解释】

1. 减压反射

2. 体液调节

【选择题】

A型题

1. 急性大失血时，机体调节心血管活动最先出现的代偿反应是

A. 组织液回流增加　　　　　　B. 血管的肌源性调节　　　　　　C. 交感神经兴奋

D. 血管升压素释放增加　　　　E. 血管紧张素Ⅲ生成增加

2. 肾上腺髓质激素大量分泌时

A. 血压升高、心率加快　　　　B. 血压降低、心率加快　　　　　C. 血压升高、心率减慢

D. 血压降低、心率减慢　　　　　E. 心率和血压无变化

3. 当心迷走神经兴奋时

A. 可使心率加快　　　　　　　B. 心房肌收缩力加强　　　　　C. 心房肌不应期缩短

D. 房室传导速度加快　　　　　E. 左心室收缩压升高

4. 刺激心迷走神经时，心肌的作用可被下列哪一种受体的拮抗药所阻断

A. α-肾上腺素受体　　　　　　B. β-肾上腺素受体　　　　　　C. 组胺受体

D. 胆碱M受体　　　　　　　　E. 胆碱N受体

5. 调节心血管活动的基本中枢位于

A. 大脑皮层　　　　　　　　　B. 脊髓　　　　　　　　　　　C. 下丘脑

D. 脑干　　　　　　　　　　　E. 延髓腹外侧部

B型题

（6～8题共用选项）

A. 血压升高、心率加快　　　　B. 血压降低、心率加快　　　　C. 血压升高、心率减慢

D. 血压降低、心率减慢　　　　E. 心率和血压无变化

6. 当颈动脉窦压力感受器的传入冲动增多时

7. 静脉注射去甲肾上腺素

8. 静脉注射肾上腺素

X型题

9. 动脉血压升高后，可能出现的反射活动是

A. 减压反射活动增强　　　　　B. 心交感神经传出冲动增多　　C. ADH分泌增多

D. 心迷走神经活动增强　　　　E. 颈动脉体化学感受器活动增强

10. 下列因素中可使冠状动脉流量增加的是

A．心肌活动增强   B．心肌中腺苷增加   C．心肌缺氧

D．心率加快   E．心室舒张期延长

【问答题】

1．简述心交感和迷走神经对心脏活动的调节作用。

2．试述RAAS系统对心血管的调节作用。

✍ 参考答案

【填空题】

1．心交感神经；心迷走神经

2．腺苷

【判断题】

1．√

2．√

【名词解释】

1．减压反射　由于血压升高，通过压力感受性反射使血压回降的活动过程称为减压反射。

2．体液调节　是指细胞产生某些化学物质（激素、组织胺、CO、H^+等），通过体液（血浆、组织液、淋巴等）的传送对机体的新陈代谢、生长、发育、生殖等生理功能进行调节。体液调节以激素调节为主，作用一般比较缓慢、广泛而持久。

【选择题】

A型题　1．C　2．A　3．C　4．D　5．E

B型题　6．D　7．C　8．A

X型题　9．AD　10．ABCE

笔记

【问答题】

1. 答案见表6-2。

2. 答案见知识点总结（一）2（1）。

第四篇

呼　　吸

第7周　肺通气、肺换气和组织换气、气体在血液中的运输、呼吸运动的调节

一、考研真题解析

1.（2012年A型题）假设肺通气量为7000ml/min，呼吸频率为20次/分，无效腔容量为100ml，每分心输出量为5000ml，则其通气/血流比值为

A．0.7　　　　　　　B．0.8　　　　　　　C．0.9　　　　　　　D．1.0

【答案与解析】　1. D。通气/血流比值（V_A/Q）是指每分钟肺泡通气量和每分钟肺血流量的比值。肺通气量是指每分钟吸入或呼出的气体总量，肺通气量＝潮气量×呼吸频率＝7000；肺泡通气量是指每分钟吸入肺泡的新鲜空气量，肺泡通气量＝（潮气量－无效腔容量）×呼吸频率＝肺通气量－无效腔容量×呼吸频率＝7000－100×20＝5000。故V_A/Q＝每分肺泡通气量/每分肺血流量＝5000ml/5000ml＝1.0（每分肺血流量≈

笔记

每分心输出量）。

2.（2012年A型题）关于Hb和O_2结合的叙述，错误的是

A．Hb的4个亚基间有协同作用

B．1个Hb分子最多结合4分子O_2

C．Hb和O_2的结合和解离曲线呈S形

D．100ml血中的Hb实际结合的O_2量称为Hb氧容量

【答案与解析】 2．D。1分子血红蛋白（Hb）可结合4分子O_2，Hb有4个亚基，Hb的4个亚基间有协同作用。Hb与氧结合解离曲线呈S形。在100ml血液中，Hb所能结合的最大O_2量称为Hb氧容量，而Hb实际结合的O_2量称为Hb氧含量。Hb氧含量与氧容量的百分比为Hb氧饱和度。

3.（2012年X型题）关于肺牵张反射的叙述，正确的是

A．正常人平静呼吸调节的基本反射　　B．其感受器位于肺泡壁内

C．迷走神经为其传入神经　　D．反射的效果是使呼吸变浅变快

【答案与解析】 3．CD。肺牵张反射包括肺扩张反射和肺萎陷反射，感受器位于从气管到细支气管的平滑肌内，是由迷走神经参与的反射性调节。肺牵张反射是一种负反馈调节机制，但它在平静呼吸时并不参与调节，仅在深吸气、深呼气时才参与调节呼吸运动。病理条件下，肺顺应性降低，肺扩张时对气道的牵张刺激较强，可引起肺牵张反射，使呼吸变快变浅。

4.（2013年X型题）引起气道阻力增加的调节因素有

A．迷走神经兴奋　　　　　　　B．交感神经兴奋

C．气流速度加快　　　　　　　D．肾上腺皮质激素分泌增多

【答案与解析】 4．AC。气道阻力受气流形式、气流速度、气体密度和气道口径的影响，其中气道口径是影响气道阻力的最主要因素。迷走神经兴奋可以使气道口径变小，阻力变大；交感神经兴奋则相反。气流速度越大阻力越大。肾上腺素能促进气管舒张，解除痉挛，降低阻力。糖皮质激素（GC）分泌增多会引起气管舒张。

5．（2013年A型题）下列情况中，能够使肺通气/血流比例增高最明显的是

A．肺纤维化形成　　B．肺水肿　　　　　C．支气管哮喘发作　D．肺栓塞

【答案与解析】 5．D。肺栓塞造成肺血流量明显减少，而肺泡通气量变化不大，引起V_A/Q比值剧增，故变化最为明显。其余选项主要使每分钟肺泡通气量减少，导致V_A/Q比值降低。

6．（2013年A型题）关于气体在血液中运输的叙述，错误的是

A．CO_2和Hb结合不需酶的催化　　B．CO_2主要以HCO_3^-的形式运输

C．O_2和Hb结合反应快并需酶的催化　　D．CO_2和O_2都有物理溶解形式

【答案与解析】 6．C。O_2和CO_2均有物理溶解和化学结合两种运输方式。血液中O_2主要以氧合血红蛋白（HbO_2）的形式运输。CO_2最主要的运输方式是和水在碳酸酐酶的作用下形成H_2CO_3，即以HCO_3^-方式进行运输，少量与血红蛋白结合成氨基甲酰血红蛋白运输。O_2和CO_2均可以和血红蛋白结合，这个过程都非常快且不需要酶的催化。

7．（2014年A型题）哮喘发作时，1秒用力呼气量（FEV_1）/用力肺活量（FVC）

笔记

的检查结果是

    A. FEV_1 减小，FVC基本不变，FEV_1/FVC减小

    B. FEV_1 基本不变，FVC减小，FEV_1/FVC增大

    C. FEV_1 和FVC均减小，FEV_1/FVC基本不变

    D. FEV_1 和FVC均增大，FEV_1/FVC基本不变

【答案与解析】 7. A。在哮喘等阻塞性肺疾病患者，FEV_1 的降低比FVC更明显（FVC基本不变或轻度降低），因而 FEV_1/FVC变小。

8.（2014年A型题）肺泡内 O_2 向肺毛细血管扩散，肺毛细血管内 CO_2 向肺泡扩散的决定因素是

    A. 气体的分子量   B. 气体的溶解度

    C. 气体的分压差   D. 气体的扩散系数

【答案与解析】 8. C。肺换气和组织换气都是以气体扩散方式进行的，气体分子总是从压力高处向压力低处发生净转移。气体的分压差是指两个区域之间某气体分压的差值，它不仅是影响气体扩散的因素之一，而且是气体扩散的动力和决定气体扩散方向的关键因素。

9.（2014年A型题）在给肺心病患者应用氧疗时，宜予吸入气体的氧浓度是

    A. 15%～20%   B. 25%～30%   C. 80%～85%   D. 95%～100%

【答案与解析】 9. B。严重的肺气肿肺心病患者，由于长时间的 CO_2 潴留能使中枢化学感受器对 CO_2 的刺激作用发生适应，而外周化学感受器对低氧刺激的适应则很

慢，在这种情况下，低O_2对外周化学感受器的刺激就成为驱动呼吸运动的主要刺激因素。因此，对于严重肺气肿肺心病患者应给予低浓度长时间给氧，以免高浓度氧解除了低氧的刺激作用而引起呼吸抑制，临床上一般氧浓度维持在25%～30%。如果氧浓度在15%～20%，已低于空气中氧浓度，则失去了吸氧的价值。

10.（2015年A型题）肺纤维化患者，1秒用力呼气量（FEV_1）/用力肺活量（FVC）的检查结果是

　　A．FEV_1减小，FVC基本不变，FEV_1/FVC减小

　　B．FEV_1基本不变，FVC减小，FEV_1/FVC增大

　　C．FEV_1和FVC均减小，FEV_1/FVC基本不变

　　D．FEV_1和FVC均增大，FEV_1/FVC基本不变

【答案与解析】　10．C。在肺纤维化等限制性肺疾病中，FEV_1、FVC均下降，但FEV_1/FVC仍可基本正常。

11.（2015年A型题）人在高原地区，当吸入气的氧分压大于60mmHg时，血红蛋白氧饱和度为

　　A．60%～69%　　　B．70%～79%　　　C．80%～89%　　　D．90%～99%

【答案与解析】　11．D。氧分压（PO_2）在60～100mmHg时的Hb氧饱和度，其特点是比较平坦，表明在此范围内PO_2对Hb氧饱和度或血氧含量影响不大。即使在高原、高空或某些肺通气或肺换气功能障碍性疾病患者，只要动脉血氧分压（PaO_2）不低于60mmHg，Hb氧饱和度仍能维持在90%以上，血液仍可携带足够量的O_2，不致引起明

显的低氧血症。

12．（2015年A型题）实验切断家兔双侧颈迷走神经后，呼吸运动的改变是

A．呼吸幅度减小，频率减慢　　　　　　B．呼吸幅度增大，频率加快

C．呼吸幅度减小，频率加快　　　　　　D．呼吸幅度增大，频率减慢

【答案与解析】 12．D。在脑桥的上、中部之间横断脑干，呼吸将变慢变深；如果再切断双侧迷走神经，吸气动作便大大延长，仅偶尔出现短暂的呼气，这种形式的呼吸称为长吸式呼吸。

13．（2016年A型题）下列呼吸系统疾病中，主要表现为呼气困难的是

A．肺炎　　　　　B．肺气肿　　　　　C．肺水肿　　　　　D．肺纤维化

【答案与解析】 13．B。在肺气肿时，肺弹性成分大量破坏，顺应性增大，表现为呼气困难。在肺充血、肺组织纤维化或肺表面活性物质减少时，肺的弹性阻力增加，顺应性降低，患者表现为吸气困难。

14．（2016年A型题）下列关于CO影响血氧运输的叙述，错误的是

A．CO中毒时血O_2含量下降　　　　　　B．CO中毒时血O_2分压下降

C．CO妨碍O_2与Hb的结合　　　　　　D．CO妨碍O_2与Hb的解离

【答案与解析】 14．B。①血PO_2与物理溶解的血O_2浓度有关，而CO影响的是与Hb结合的血O_2，故CO中毒时，PO_2可能是正常的。②CO中毒既可妨碍Hb与O_2的结合，又能妨碍Hb与O_2的解离。

15．（2016年A型题）下列关于颈动脉体化学感受器的描述，错误的是

A．血供非常丰富，单位时间内血流量为全身之冠

B．其流入流出血液中的PaO_2差接近零，通常处于动脉血环境中

C．PaO_2降低、$PaCO_2$和H^+浓度升高对其刺激有协同作用

D．感受器细胞上存在对O_2、CO_2、H^+敏感的不同受体

【答案与解析】　15．D。当灌流液PaO_2下降、动脉血二氧化碳分压（$PaCO_2$）升高或H^+浓度升高时，呼吸运动增强增快，肺通气量增加，上述3种因素对化学感受器的刺激作用有相互增强的现象，两种因素同时作用比单一因素的作用强。颈动脉体和主动脉体的血液供应非常丰富，每分钟血流量约为其重量的20倍，100g该组织的血流量约为2000ml/min（每100g脑组织血流量约为55ml/min）。通常情况下，其动静脉血液中的PO_2差几乎为零。

16．（2017年A型题）肺换气的过程是指

A．外界环境中的O_2入肺泡的过程　　　B．肺泡与外环境进行气体交换

C．肺泡与血液进行气体交换　　　　　D．肺泡内气体不断更新的过程

【答案与解析】　16．C。人和高等动物呼吸的全过程由3个相互衔接且同时进行的环节组成，即外呼吸、气体在血液中的运输和内呼吸。外呼吸即肺毛细血管血液与外界环境之间的气体交换，包括肺通气和肺换气，肺通气是指肺与外界环境之间的气体交换过程，肺换气指肺泡气体和血液之间的气体交换过程。气体在血液中的运输是指O_2和CO_2在血液中的运输。内呼吸是指血液与组织、细胞之间的气体交换。

17．（2017年X型题）关于CO_2在血液中运输的叙述，正确的有

A．化学结合形式的 CO_2 主要是碳酸氢盐

B．小部分 CO_2 直接溶解于血浆中

C．Hb 与 CO_2 结合生成氨基甲酰血红蛋白需酶催化

D．碳酸酐酶在 CO_2 运输中发挥重复作用

【答案与解析】 17．ABD。参见考研真题解析第6题解析。

18．（2018年A型题）能使功能余气量增多的呼吸系统疾病是

A．肺炎　　　　　B．矽肺　　　　　C．肺水肿　　　　　D．支气管哮喘

【答案与解析】 18．D。①在支气管哮喘等阻塞性肺疾病患者，肺泡内气体因气道变窄而排出减少，因而导致功能余气量增加。②肺炎时肺泡内大量渗出，同时可伴肺实变，肺总量及功能余气量均减少。③矽肺时肺泡大量破坏，肺总量及功能余气量均下降。④肺水肿时肺泡及肺间质液体增多，使肺泡内空间下降，功能余气量下降。

19．（2018年A型题）下列关于 CO_2 刺激呼吸运动的描述，正确的是

A．中枢化学感受器的反应较快

B．外周化学感受器较易发生适应

C．刺激中枢和外周化学感受器的效应等同

D．一定水平的 $PaCO_2$ 对维持正常呼吸是必需的

【答案与解析】 19．D。当动脉血 $PaCO_2$ 降到很低水平时，可出现呼吸暂停，因此一定水平的 $PaCO_2$ 对维持呼吸中枢的基本活动是必需的，过度通气可使呼吸运动受到抑制。CO_2 通过刺激中枢化学感受器和外周化学感受器两条途径刺激呼吸运动，中枢化学

笔记

感受器在CO_2引起的通气反应中起主导作用。当中枢化学感受器对CO_2的敏感性降低或产生适应后，外周化学感受器的作用就显得很重要。血液中的CO_2能通过血－脑屏障，升高化学感受器周围细胞细胞外液的中的H^+浓度，刺激中枢化学感受器，进而影响呼吸中枢的活动，但CO_2与水的水合反应需要碳酸酐酶的催化，由于脑脊液中碳酸酐酶含量很少，所以对CO_2的通气反应有一定的时间延迟。

20．（2019年X型题）在肺泡液－气界面存在适量的肺表面活性物质，其生理意义是

A．防止肺水肿的发生　　　　　B．防止肺气肿的发生

C．使吸气变得较省力　　　　　D．稳定肺泡内压力和容积

【答案与解析】 20．ACD。肺表面活性物质是由肺泡Ⅱ型细胞分泌的一种复杂的脂蛋白混合物，其主要成分是二棕榈酰卵磷脂（DPPC）和表面活性物质结合蛋白（SP）。其生理功能有：①降低肺泡液－气界面的表面张力，增大肺顺应性。②降低吸气阻力，减少吸气做功。③维持肺泡的稳定性，防止肺不张。④减少肺组织液生成，防止肺水肿。肺气肿是肺弹性成分发生破坏，与肺表面活性物质无关。

21．（2019年A型题）CO_2在肺部排出比率最高的血液运输形式是

A．氨基碳酰血浆蛋白　　　　　B．物理溶解的CO_2

C．氨基甲酰血红蛋白　　　　　D．氨基甲酰血浆蛋白

【答案与解析】 21．C。血液中物理溶解的CO_2约占CO_2总运输量的5%，而化学结合的约占95%。其中，化学结合的CO_2绝大部分扩散进入红细胞，在红细胞内以碳酸氢盐（88%）和氨基甲酰血红蛋白（7%）形式运输。由于霍尔丹效应，在肺部氨基甲

酰血红蛋白占肺部CO_2排出量的17.5%，其排出比率（17.5%/7%）高于物理溶解的CO_2（7.5%/5%）及碳酸氢盐（75%/88%）。

22.（2020年X型题）当发生气胸时，对机体功能活动的危害有

A．引发肺气肿 　　　　　　　　　B．吸气阻力增大

C．呼气阻力增大 　　　　　　　　D．阻碍静脉和淋巴回流

【答案与解析】 22. BD。一旦密闭的胸膜腔与大气相通，空气便进入胸膜腔而形成气胸。此时胸膜腔负压减小或消失，肺依其自身的弹性而回缩，造成肺不张，不仅使吸气阻力增大，也阻碍静脉血和淋巴液回流。由于胸膜腔负压减小或消失，呼气阻力减小。

23.（2020年A型题）在高原或高空，若血液$PaO_2 > 60mmHg$，此时的Hb氧饱和度至少是

A．60% 　　　　B．70% 　　　　C．80% 　　　　D．90%

【答案与解析】 23. D。参见考研真题解析第11题解析。

24.（2021年A型题）通气/血流比值异常表现为缺氧，与其发生原因无关的是

A．正常情况下CO_2的扩散速率比O_2快得多

B．动脉与静脉之间PO_2之差远高于PCO_2之差

C．氧解离曲线上段平坦，增加通气无助于摄氧

D．外周化学感受器对缺氧敏感，对二氧化碳潴留容易适应

【答案与解析】 24. D。当V_A/Q异常时，主要表现为缺氧的原因在于：①动、静脉血液之间PO_2差远大于二氧化碳分压（PCO_2）差，所以当发生动-静脉短路时，PO_2下降

的程度大于PCO_2升高的程度；②CO_2的扩散系数约为O_2的20倍，所以CO_2扩散比O_2快，不易潴留；③PaO_2下降和$PaCO_2$升高时，可刺激呼吸，增加肺泡通气量，有助于CO_2的排除，却几乎无助于O_2的摄取，这是由O_2解离曲线和CO_2解离曲线的特点所决定的。

25.（2022年A型题）呼吸过程中，肺内压最低值出现的时期是

A．吸气相起始期　　B．吸气相中期　　　C．呼气相起始期　　　D．呼气相中期

【答案与解析】 25．B。肺内压是指肺泡内的压力，吸气时随肺容积增大，肺内压进一步降低，因此不是吸气相起始期肺内压最低，而是吸气相中期，肺内压最低。

二、知识归纳总结

本周知识点考点频率统计见表7-1。

表7-1　呼吸考点频率统计表（2012—2022年）

年份	肺通气	肺换气与组织换气	气体在血液中的运输	呼吸运动的调节
2022	√			
2021	√		√	
2020			√	
2019				√
2018	√			√
2017		√		

续 表

年份	肺通气	肺换气与组织换气	气体在血液中的运输	呼吸运动的调节
2016	√		√	√
2015	√		√	√
2014	√	√		
2013	√		√	
2012	√		√	

（一）肺通气

1．肺通气动力

（1）呼吸运动：肺通气的直接动力是肺泡与外界环境之间的压力差；肺通气的原动力是呼吸肌的收缩和舒张所引起的胸廓节律性扩张和缩小。

（2）肺内压：是指肺泡内的压力。①吸气时→肺容积增大、肺内压降低→外界气体进入肺泡→肺内压升高→至吸气末，肺内压升高与大气压相等→气流暂停。②呼气时→肺容积减小、肺内压升高→肺泡内气体流出肺部→肺内压降低→至呼气末，肺内压升高与大气压相等→气流再次暂停。

（3）胸膜腔内压（胸内压）：在平静呼吸时，胸膜腔内压始终低于大气压，吸气时胸膜腔内负压更大；呼气时胸膜腔内负压减小。生理意义：①维持肺的扩张状态，使肺通气成为可能。②作用于壁薄而可扩张性大的腔静脉和胸导管，有利于静脉血和淋巴的回流。③维持肺的扩张状态→使肺能随胸廓的张缩而张缩→降低气道阻力。

2. 肺通气的阻力

（1）分类：弹性阻力和非弹性阻力（表7-2）。

表7-2　肺通气阻力的分类及成分

项目	弹性阻力	非弹性阻力
包括	肺弹性阻力和胸廓弹性阻力	气道阻力、惯性阻力、组织的黏滞阻力
占比	约占肺通气总阻力的70%	约占肺通气总阻力的30%
阻力分类	静态阻力（在气流停止状态下仍存在）	动态阻力（仅在气流流动时才发生）
主要成分	肺弹性阻力是弹性阻力的主要成分，来自肺组织本身的弹性回缩力（占1/3）和肺泡内液－气表面张力产生的回缩力（占2/3）	气道阻力是非弹性阻力的主要成分，影响气道阻力的因素见表7-3
次要成分	胸廓的弹性阻力	惯性阻力、组织的黏滞阻力，平静呼吸时都很小

表7-3　影响气道阻力的因素

影响因素	具体详情
气流速度	气流速度↑→气道阻力↓
气流形式	气流呈湍流（如气道内有黏液、渗出物，或肿瘤、异物等造成狭窄时）→气道阻力↑
气道口径	是影响气道阻力最重要的因素

续 表

影响因素	具体详情
跨壁压（指呼吸道内外的压力差）	①吸气时→胸膜腔负压↑→跨壁压↑→气道口径↑→气道阻力↓。②呼气时→胸膜腔负压↓→跨壁压↓→气道口径↓→气道阻力↑
自主神经系统	①副交感神经（迷走神经）兴奋→气道平滑肌收缩→气道口径↓→气道阻力↑。②交感神经兴奋→气道平滑肌舒张→气道口径↑→气道阻力↓
化学因素	①儿茶酚胺、前列腺素 E_2（PGE_2）可使支气管平滑肌舒张→气道口径↑→气道阻力↓。②前列腺素 F_{2a}（PGF_{2a}）、过敏反应时肥大细胞释放的组胺和白三烯、吸入气 CO_2 含量增加、内皮素等可使支气管平滑肌收缩→气道口径↓→气道阻力↑

（2）顺应性：指弹性体在外力作用下发生变形的难易程度。弹性阻力与顺应性成反变关系，即顺应性越大，弹性阻力就越小，在外力的作用下容易变形。肺和胸廓均为弹性组织，均具有弹性阻力，其弹性阻力均可用顺应性来表示。

（3）肺表面活性物质：主要由肺泡Ⅱ型上皮细胞合成和分泌。主要成分为脂质（约占90%）和蛋白质（约占10%）的混合物，脂质中主要是DPPC，蛋白质为SP。生理意义：①维持肺泡的稳定性（肺表面活性物质可降低肺泡表面张力）。肺泡扩大（或吸气）时→表面活性物质的密度减小→降低表面张力的作用减弱→表面张力增加→可防止肺泡过度膨胀；肺泡缩小（或呼气）时→表面活性物质的密度增大→降低表面张力的作用增强→表面张力减小→可防止肺泡萎陷。②减少肺组织液生成，防止肺水肿。③降低吸气阻力，减少吸气做功。早产儿因缺乏肺表面活性物质出现新生儿呼吸窘迫综合征；成人患肺炎、肺血栓等疾病时，可因肺表面活性物质减少而发生肺不张；肺充血、肺纤维

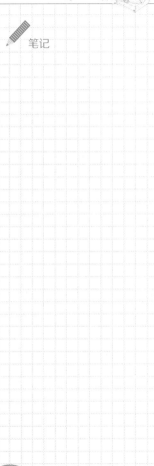

笔记

化或肺表面活性物质减少时，肺的顺应性降低，弹性阻力增加，出现吸气困难；肺气肿时，肺弹性成分大量破坏，肺回缩力减小，肺的顺应性增大，弹性阻力减小，出现呼气困难。

3. 肺通气功能评价

（1）肺容积和肺容量：肺容积（肺总量）＝潮气量＋补吸气量＋补呼气量＋余气量＝肺活量＋余气量。肺活量＝潮气量＋补吸气量＋补呼气量。功能余气量＝补呼气量＋余气量。

用力肺活量（FVC）：指一次最大吸气后，尽力尽快呼气所能呼出的最大气体量。

用力呼气量（FEV_1）：指一次最大吸气后，尽力尽快呼气，在1秒内所能呼出的气体量。

FEV_1/FVC：正常约83%，是临床上鉴别阻塞性肺疾病和限制性肺疾病最常用的指标。哮喘等阻塞性肺疾病患者，FEV_1降低比FVC更明显，故比值变小且余气量增大；而在肺纤维化等限制性肺疾病患者，二者均下降，故比值基本正常且余气量减少。

（2）肺泡通气量是评价肺功能最好的指标。肺泡通气量＝（潮气量－无效腔气量）×呼吸频率＝肺通气量－无效腔气量×呼吸频率。

（3）呼吸方式的影响：①深慢呼吸时潮气量加倍，呼吸频率减半，肺通气量不变，肺泡通气量增加。②浅快呼吸时潮气量减半，呼吸频率加倍，肺通气量不变，肺泡通气量减少。因此在一定的呼吸频率范围内，深慢呼吸时气体更新频率更高，呼吸更有效。

（二）肺换气

1. 气体的扩散　气体分子的溶解度与分子量的平方根之比称为扩散系数，CO_2的

扩散系数约为 O_2 的20倍，主要是因为虽然 CO_2 的分子量略大于 O_2 的分子量，但 CO_2 在血浆中的溶解度约为 O_2 的24倍。

2. 肺换气的过程及影响因素

（1）肺换气的过程：①肺换气是指肺泡与肺毛细血管血液之间的气体交换，O_2 和 CO_2 的交换都是以扩散方式通过细胞膜实现的。②气体总是顺分压差扩散；在肺泡，O_2 从分压高的肺泡通过呼吸膜扩散到血液，而 CO_2 则从分压高的毛细血管血液中扩散到分压低的肺泡中。③O_2 和 CO_2 在血液和肺泡间的扩散极为迅速，不到0.3秒即可达到平衡。通常，血液流经肺毛细血管的时间约0.7秒，所以当血液流经肺毛细血管全长约1/3时，肺换气过程已基本完成。可见，肺换气有很大的储备能力。

（2）影响肺换气的因素：①呼吸膜的厚度：肺泡与血液进行气体交换须通过呼吸膜（肺泡–毛细血管膜）才能进行；任何使呼吸膜增厚或扩散距离增加的疾病都会降低气体扩散速率，减少扩散量，如肺纤维化、肺水肿等。②呼吸膜的面积：气体扩散速率与扩散面积成正比；如肺不张、肺实变、肺气肿、肺叶切除或肺毛细血管关闭或阻塞等，均可使呼吸膜扩散面积减小，进而影响肺换气。③V_A/Q：是指每分钟肺泡通气量（V_A）和每分钟肺血流量（Q）之间的比值，是衡量肺换气功能的指标。正常成年人安静时，V_A/Q 约为0.84。无论 V_A/Q 比值增大或减小，都会妨碍肺换气。直立位时，由于重力作用，从肺底部到肺尖部，肺泡通气量和肺毛细血管血流量都逐渐减少，但血流量的减少更为显著，所以肺尖部的 V_A/Q 大，肺底部的 V_A/Q 小。

（三）气体在血液中的运输

1. O_2和CO_2在血液中的运输（表7-4）

表7-4　O_2和CO_2在血液中的运输

项目	O_2在血液中的运输	CO_2在血液中的运输
物理溶解	占血液总O_2含量的1.5%（所占比例小）	占总CO_2运输量的5%（所占比例小）
化学结合	占血液总O_2含量的98.5%（主要运输形式） 运输形式：HbO_2	占总CO_2运输量的95%（主要运输形式） 运输形式：①碳酸氢盐（占88%）；②氨基甲酰血红蛋白（占7%）
与Hb结合	①结合成HbO_2；②反应快、可逆，不需要酶的催化；③血红素中Fe^{2+}与O_2结合后仍是二价铁，因此Hb与O_2的结合反应是氧合而非氧化	①结合成氨基甲酰血红蛋白；②反应快、可逆，不需要酶的催化；③该反应主要受氧合作用的调节
解离曲线	①呈S形，与Hb的变构反应有关；②有饱和点	①接近线性关系，而不呈S形；②无饱和点
效应	波尔效应（血液酸度和PCO_2对Hb与O_2亲和力的影响）	霍尔丹效应（Hb与O_2结合对Hb与CO_2亲和力的影响）

　　1分子Hb可结合4分子O_2，Hb有4个亚基，Hb的4个亚基间有协同作用。在100ml血液中，Hb所能结合的最大O_2量称为Hb氧容量，而Hb实际结合的O_2量称为Hb氧含量。Hb氧含量与氧容量的百分比为Hb氧饱和度。

2. 氧解离曲线

　　（1）概念：氧解离曲线又称氧合血红蛋白解离曲线，是表示血液PO_2与Hb氧饱和度关系的曲线。

（2）特征（表7-5）

表7-5　氧解离曲线的特征

项目	氧解离曲线上段	氧解离曲线中段	氧解离曲线下段
PO_2	60～100mmHg	40～60mmHg	15～40mmHg
生理含义	反映Hb与O_2结合	反映HbO_2释放O_2	反映HbO_2与O_2解离
曲线特点	较平坦	较为陡峭	最为陡直
PO_2对Hb氧饱和度的影响	不大（在高原、高空，只要动脉血PO_2不低于60mmHg，Hb氧饱和度仍能维持在90%以上）	较大	PO_2较小的变化即可导致Hb氧饱和度明显改变
功能意义	有利于Hb与氧结合运输，反映机体对血氧含量具有缓冲作用	可以反映机体在安静状态下血液对组织供氧情况	反映机体血液供氧的储备能力

（3）影响因素（表7-6）

表7-6　氧解离曲线的影响因素

项目	P_{50}	氧解离曲线	生理意义
pH↓、$PaCO_2$↑	增大	曲线右移	波尔效应，在肺摄取O_2↑，在组织释放O_2↑
温度↑	增大	曲线右移	局部温度↑，HbO_2↑，供O_2↑
2,3-DPG↑	增大	曲线右移	慢性缺氧、贫血时，2,3-DPG↑，HbO_2解离↑，有利于供O_2
CO中毒	—	曲线左移	阻碍Hb与O_2结合，阻碍Hb与O_2解离，CO中毒时机体严重缺氧，但不出现发绀

注：P_{50}，使Hb氧饱和度达50%时的PO_2，正常为26.5mmHg，用来表示Hb对O_2的亲和力。P_{50}增大表示Hb对O_2的亲和力降低，需更高的PO_2才能使Hb氧饱和度达到50%，氧解离曲线右移；P_{50}降低，表示Hb对O_2的亲和力增加，曲线左移。

（4）波尔效应：①当血液pH降低或PCO_2升高时，Hb对O_2的亲和力降低，P_{50}增大，氧解离曲线右移；当pH升高或PCO_2降低时，则Hb对O_2的亲和力增加，P_{50}降低，氧解离曲线左移；血液酸度、PCO_2、对Hb与O_2的亲和力的影响，称为波尔效应。②机制：与pH改变时Hb的构象发生变化有关。③生理意义：既可促进肺毛细血管血液摄取O_2，又有利于组织毛细血管血液释放O_2。

（四）呼吸运动的调节

1. 呼吸中枢与呼吸节律的形成　呼吸节律产生于低位脑干（延髓和脑桥）。

动物脑干横切实验发现，在脑桥的上、中部之间横断脑干，呼吸将变慢变深；如果再切断双侧迷走神经，吸气动作便大大延长，仅偶尔出现短暂的呼气，这种形式的呼吸称为长吸式呼吸。

2. 呼吸的反射性调节

（1）化学感受器：外周化学感受器与中枢化学感受器的区别（表7-7）。

表7-7　外周化学感受器与中枢化学感受器的区别

鉴别点	外周化学感受器	中枢化学感受器
部位	颈动脉体（主要调节呼吸）、主动脉体（主要调节循环）	延髓腹外侧浅表部位的头区、尾区（中区无化学感受性）
感受器	颈动脉体Ⅰ型细胞	化学敏感神经元
特点	①适宜刺激物为H^+↑、$PaCO_2$↑、PaO_2↓，这三种因素有协同作用；②感受的是PaO_2，并不是O_2的含量；③对$PaCO_2$突然增高的调节反应快	①适宜刺激物为H^+、CO_2；②对缺O_2不敏感，但对H^+的敏感性很高；③对$PaCO_2$突然增高的调节反应慢
生理功能	在机体低O_2时，维持对呼吸的驱动	调节脑脊液的H^+浓度，稳定中枢神经系统的pH环境

（2）CO_2、H^+、低O_2对呼吸运动的调节：①CO_2是调节呼吸运动最重要的生理性化学因素，既可通过刺激中枢化学感受器，又可通过刺激外周化学感受器使呼吸运动加深加快，其中中枢化学感受器起主要作用。一定水平的$PaCO_2$对维持呼吸和呼吸中枢的兴奋性是必要的，但$PaCO_2$过高会起抑制作用。②H^+通过血－脑屏障的速度较慢，因此血液中的H^+主要通过刺激外周化学感受器而起作用，而脑脊液中的H^+才是中枢化学感受

器最有效的刺激物。③低O_2对呼吸运动的刺激作用完全通过外周化学感受器实现，仅在机体严重缺O_2时才有重要意义。外周感受器感受的是PaO_2，并不是O_2含量，在贫血或CO中毒时，血O_2含量降低，但PaO_2正常，因此并不能加强呼吸。

（3）肺牵张反射：①包括肺扩张反射和肺萎陷反射。肺扩张反射是肺扩张时抑制吸气活动的反射；肺萎陷反射是肺萎陷时增强吸气活动或促使呼气转为吸气的反射。②感受器位于从气管到细支气管的平滑肌内，是由迷走神经参与的反射性调节。③是一种负反馈调节机制，在平静呼吸时并不参与调节，仅在深吸气、深呼气时才参与调节呼吸运动。病理条件下，肺顺应性降低，肺扩张时对气道的牵张刺激较强，可引起肺牵张反射，使呼吸变快变浅。

拓展练习及参考答案

✍ 拓展练习

【填空题】

1. 影响气道阻力的主要原因是（　　）。

2. 低氧刺激呼吸活动增强，其作用机制是（　　）。

3. 测定肺换气效率的较好指标是（　　）。

【判断题】

1. O_2与血红蛋白结合快、可逆、需要酶催化。

2. 通气/血流比值无论增大或减小，都不利于肺换气。

3. 肺总量是肺活量与功能余气量之和。

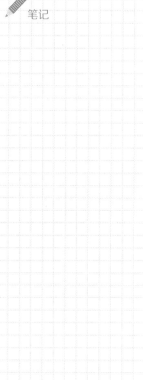

笔记

笔记

【名词解释】

1. 肺换气

2. 波尔效应

【选择题】

A型题

1. 动脉血 H^+ 浓度增加时引起呼吸加强的主要机制是

A. 刺激颈动脉体感受器　　　　　B. 刺激主动脉体感受器　　　　　C. 刺激中枢化学感受器

D. 直接刺激脑桥呼吸调整中枢　　E. 直接刺激延髓呼吸中枢

2. 下列哪一种情况下氧解离曲线发生右移

A. 肺通气阻力减小　　　　　　　B. 代谢性碱中毒　　　　　　　　C. 2,3-DPG增多

D. 血液温度降低　　　　　　　　E. 血 CO_2 分压下降

3. CO_2 在血液中运输的主要形式是

A. 物理溶解　　　　　　　　　　B. H_2CO_3　　　　　　　　　　C. HCO_3^-

D. 氨基甲酰血红蛋白　　　　　　E. $HbCO_2$

B型题

（4、5题共用选项）

A. 肺泡与外界环境之间的压力差　　　　　B. 肺内压的变化

C. 胸内压的变化　　　　　　　　　　　　D. 肺本身的舒缩活动

E. 呼吸肌的舒缩活动

4. 肺通气的直接动力是

5. 肺通气的原动力是

X型题

6. 肺泡表面活性物质的作用有

A. 防止液体渗入肺泡

B. 肺炎可因此物减少而发生肺不张

C. 保持肺泡大小的稳定性

D. 新生儿可因缺乏此物造成"呼吸窘迫综合征"

E. 肺血栓时可因此物减少而发生肺不张

【问答题】

1. 影响肺换气的因素有哪些?

2. 简述影响氧解离曲线的因素。

✎ 参考答案

【填空题】

1. 支气管口径

2. 兴奋外周化学感受器

3. 通气/血流比值

【判断题】

1. ×　Hb与O_2的结合反应无需酶催化。

2. √

3. ×　肺总量是肺活量与余气量之和。

【名词解释】

1. 肺换气　肺换气是指肺泡与肺毛细血管血液之间的气体交换。

2. 波尔效应　当血液pH降低或PCO_2升高时,Hb对O_2的亲和力降低,P_{50}增大,氧解离曲线右移;当pH升高或PCO_2降低时,则Hb对O_2的亲和力增加,P_{50}降低,氧解离曲线左移。血液酸度、

笔记

PCO_2 对 Hb 与 O_2 的亲和力的影响，称为波尔效应。

【选择题】

A 型题　1．A　2．C　3．C

B 型题　4．A　5．E

X 型题　6．ABCD

【问答题】

1．答案见知识点总结（二）2（2）。

2．答案见表7-6。

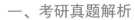

第五篇

消化和吸收

第8周　概述、口腔消化和吞咽、胃内消化、小肠内消化、大肠的功能、吸收

一、考研真题解析

1.（2012年A型题）在下列选项中，胃所具有的运动形式是

A．蠕动　　　　　B．容受性舒张　　　　C．分节运动　　　　D．袋状往返运动

【答案与解析】　1. B。胃的运动形式包括容受性舒张、紧张性收缩、蠕动；小肠的运动形式包括紧张性收缩、分节运动和蠕动。胃和小肠共有的运动形式包括紧张性收缩和蠕动。袋状往返运动是结肠的运动方式。

2.（2012年A型题）唾液中除含有唾液淀粉酶外，还含有的酶是

A．凝乳酶　　　　B．寡糖酶　　　　　C．溶菌酶　　　　　D．肽酶

【答案与解析】　2. C。唾液含有唾液淀粉酶、黏蛋白、球蛋白、溶菌酶等。唾液酸

碱度（pH）为6.6～7.1，无色无味近于中性液体（低渗液）。主细胞分泌的凝乳酶原可活化为凝乳酶，主要存在于胃液中；寡糖酶是胰液中分解寡糖的酶，包括麦芽糖酶、蔗糖酶、乳糖酶等；肽酶是胰液中能够水解多肽的酶。

（3、4题共用选项）（2012年B型题）

A. 促胃液素　　　　B. 促胰液素　　　　　C. 缩胆囊素　　　　D. 铃蟾素

3. 加强胃运动和胆囊收缩的激素是

4. 引起胰腺分泌大量水分和碳酸氢盐的激素是

【答案与解析】3、4. A、B。促胃液素又称胃泌素，有加强胃肠运动和胆囊收缩，促进胰液、胆汁分泌的作用。促胰液素主要作用于胰腺小导管上皮细胞，使其分泌大量的水和碳酸氢盐，而酶的含量则不高。缩胆囊素主要作用于胰腺腺泡细胞，分泌富含胰酶，但含水分和碳酸氢盐少的胰液。铃蟾素可作为中枢神经系统的神经递质，刺激各种胃肠激素的释放，调节胃肠运动，刺激消化道正常黏膜组织的生长。

5.（2013年A型题）胃和小肠都具有的运动方式为

A. 紧张性收缩　　　B. 容受性舒张　　　C. 分节运动　　　　D. 带状往返运动

【答案与解析】5. A。参见考研真题解析第1题解析。

6.（2013年A型题）唾液淀粉酶发挥作用的最适pH是

A. 2.0～3.0　　　　B. 4.0～5.0　　　　　C. 6.0～7.0　　　　D. 8.0～9.0

【答案与解析】6. C。参见考研真题解析第2题解析。

（7、8题共用选项）（2013年B型题）

A．脂肪酸　　　　B．磷酸盐　　　　C．维生素D　　　　D．维生素C

7．对钙吸收有阻碍作用的是

8．对铁吸收有促进作用的是

【答案与解析】 7．B。维生素（Vit）D是促进钙吸收的最重要因素，其他如食物中钙与磷的适当比例、肠内一定的酸度、脂肪、某些氨基酸等都可以促进钙的吸收；肠内容物中磷酸过多，将形成不溶解的磷酸钙，使Ca^{2+}不能被吸收；食物中的草酸和植酸均可以与钙形成不溶解的化合物，妨碍钙的吸收。8．D。VitC可以将Fe^{3+}还原为Fe^{2+}，促进铁的吸收。

9．（2014年A型题）迷走神经节后纤维兴奋引起胃幽门部促胃液素分泌的神经递质是

A．乙酰胆碱　　　　B．三磷酸腺苷　　　　C．铃蟾素　　　　D．一氧化氮

【答案与解析】 9．C。迷走神经中有传出纤维直接到达胃黏膜泌酸腺中的壁细胞，通过末梢释放乙酰胆碱（ACh）引起胃酸分泌；也有神经支配胃泌酸区黏膜内的肠嗜铬样（ECL）细胞和幽门部G细胞，使它们分别释放组胺和促胃液素，间接引起壁细胞分泌胃酸。其中，支配ECL细胞的纤维末梢释放ACh，而支具配G细胞的纤维释放促胃液素释放肽（GRP，又称铃蟾素或蛙皮素）。

10．（2014年A型题）胆汁在小肠内促进脂肪消化与吸收的主要作用机制是

A．胆盐对脂肪的乳化作用　　　　B．所含脂肪酶的脂肪分解作用

C．碳酸氢盐对胃酸的中和作用　　　　D．直接刺激肠上皮细胞吸收作用

【答案与解析】 10．A。胆汁的主要作用是促进脂肪的消化和吸收。胆汁中虽不含

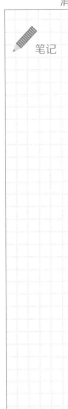

笔记

有脂肪酶，但是胆汁中的胆盐、卵磷脂和胆固醇均可作为乳化剂，降低脂肪的表面张力，使脂肪乳化成微滴分散在水性的肠液中，因而可增加胰脂肪酶的作用面积，促进脂肪的分解消化。

11．（2014年A型题）下列食物消化产物中经小肠黏膜绒毛中毛细淋巴管吸收的是
A．葡萄糖及其他单糖　　　　　　　B．各种氨基酸及寡肽
C．短链脂肪酸和甘油一酯　　　　　D．长链脂肪酸和甘油一酯
【答案与解析】　11．D。长链脂肪酸及甘油一酯进入上皮细胞后，在内质网中大部分被重新合成为甘油三酯，并与细胞中生成的载脂蛋白合成乳糜微粒（CM），再以出胞的方式进入细胞外组织间隙，然后扩散至小肠上皮细胞绒毛中淋巴管，通过淋巴系统吸收。而中、短链脂肪酸和甘油一酯在小肠上皮细胞中不再变化，它们是水溶性的，可直接进入血液而不进入淋巴管。葡萄糖及其他单糖以继发性主动转运方式吸收；氨基酸及寡肽也以继发性主动转运方式吸收。

12．（2015年A型题）进食引起胃容受性舒张的支配神经是
A．交感神经胆碱能纤维　　　　　　B．交感神经肾上腺素能纤维
C．迷走神经胆碱能纤维　　　　　　D．迷走神经肽能纤维
【答案与解析】　12．D。容受性舒张由迷走反射引起，但参与该反射的迷走神经传出纤维属于抑制性纤维，其节后纤维释放的递质为某种肽类物质，如血管活性肠肽（VIP）。

13．（2015年A型题）在胰脂肪酶消化脂肪的过程中，辅脂酶起的作用是
A．将胰脂肪酶原转变为胰脂肪酶　　B．提高胰脂肪酶对脂肪的酶解速率

C．防止胰脂肪酶从脂滴表面被清除　　　D．促进胰腺细胞分泌大量胰脂肪酶

【答案与解析】 13．C。胰脂肪酶只有在辅脂酶存在的条件下才能发挥作用。辅脂酶是胰腺分泌的另一种小分子蛋白质。由于胆盐具有去垢剂特性，可将附着于胆盐微胶粒（即乳化的脂滴）表面的蛋白质（胰脂肪酶）清除下去，而辅脂酶对胆盐微胶粒却有较高的亲和力，当胰脂肪酶、辅脂酶和胆盐形成三元络合物时，便可防止胆盐将脂肪酶从脂滴表面清除下去。因此，辅脂酶的作用可比喻为附着在脂滴表面的"锚"。

14．（2015年A型题）下列物质中，主要在回肠被吸收的是

A．Fe^{2+}　　　　　B．Ca^{2+}　　　　　C．胆固醇　　　　　D．维生素B_{12}

【答案与解析】 14．D。①大部分维生素在小肠上段被吸收，只有$VitB_{12}$是在回肠被吸收的。大多数水溶性维生素是通过依赖于Na^+的同向转运体被吸收的。$VitB_{12}$须先与内因子结合成复合物后，再到回肠被主动吸收。脂溶性维生素A、D、E、K的吸收与脂类消化产物相同。②Fe^{2+}在小肠上部（十二指肠和空肠）被吸收。③Ca^{2+}在小肠各段均可被吸收（以空肠和回肠更为主要）。④游离胆固醇通过形成混合微胶粒，在小肠上部被吸收。

15．（2016年A型题）胃和小肠蠕动频率的决定性因素是

A．胃肠平滑肌慢波节律　　　　　B．胃肠平滑肌动作电位频率
C．胃肠平滑肌本身节律活动　　　D．胃肠肌间神经丛活动水平

【答案与解析】 15．A。消化道平滑肌在静息膜电位基础上，可自发地周期性地产生去极化和复极化，形成缓慢的节律性电位波动，称为慢波。慢波可决定消化道平滑肌

的收缩节律，故又称基本电节律。收缩主要继动作电位之后产生，而动作电位则在慢波去极化的基础上发生。因此，慢波是平滑肌收缩的起步电位，是平滑肌收缩节律的控制波，它决定消化道运动的方向、节律和速度。

16.（2016年A型题）在胃黏膜壁细胞完全缺乏时，患者不会出现的表现是
A．食物蛋白质消化不良　　　　　　　B．维生素 B_{12} 吸收障碍
C．肠道内细菌加速生长　　　　　　　D．胰腺分泌 HCO_3^- 减少

【答案与解析】 16．A。胃黏膜壁细胞可以分泌盐酸和内因子。盐酸的作用：①激活胃蛋白酶原成为胃蛋白酶，并为胃蛋白酶提供适宜的酸性环境。②使食物中的蛋白质变性，易于被消化。③杀菌，对维持胃及小肠内的无菌状态具有重要意义。④胃酸进入小肠可促进促胰液素及缩胆囊素的释放，进而促进胰液、胆汁和小肠液的分泌。⑤创造酸性环境有利于铁和钙的吸收。内因子能与 $VitB_{12}$ 结合形成复合物，而使后者易于在回肠被主动吸收，因此壁细胞完全缺乏时 $VitB_{12}$ 吸收障碍。胃蛋白酶与胰蛋白酶功能重叠，当胃酸缺乏使胃蛋白酶原无法激活时，其功能可由胰蛋白酶替代。

17.（2016年A型题）促进胰腺分泌消化酶最主要的胃肠激素是
A．促胃液素　　　B．胰多肽　　　C．促胰液素　　　D．缩胆囊素

【答案与解析】 17．D。①缩胆囊素的一个重要作用是促进胰液中各种酶的分泌，故也称促胰酶素；它的另一重要作用是促进胆囊强烈收缩，排出胆汁。缩胆囊素对胰腺组织还有营养作用，可促进胰腺组织蛋白质和核糖核酸的合成。②胰多肽可抑制缩胆囊素和胰酶的分泌。③促胰液素可促进胰腺分泌水和 HCO_3^-。④促胃液素可促进胃酸的分泌。

18．（2017年A型题）下列关于肠吸收脂肪的叙述，正确的是

A．脂肪吸收后须与胆盐形成混合微胶粒

B．长链脂肪酸须在上皮细胞内重新合成甘油三酯

C．胆盐随胆固醇进入肠上皮细胞

D．中、短链脂肪酸经淋巴管吸收

【答案与解析】 18．B。在小肠内，脂类的消化产物脂肪酸、一酰甘油、胆固醇等很快与胆汁中的胆盐形成混合微胶粒。由于胆盐的双嗜特性，能携带脂肪消化产物通过覆盖于小肠黏膜上皮细胞表面的静水层到达上皮细胞表面。此时，一酰甘油、脂肪酸和胆固醇等从混合胶粒释出，透过上皮细胞脂质膜而进入细胞。长链脂肪酸及一酰甘油被吸收后，在肠上皮细胞的内质网中大部分重新合成为甘油三酯，并与细胞中生成的载脂蛋白合成CM。中、短链甘油三酯水解产生的脂肪酸和一酰甘油，在小肠上皮细胞中不再变化，可直接进入血液而不经淋巴吸收。

19．（2018年A型题）促胃液素延缓胃排空的原因是

A．抑制迷走－迷走反射　　　　　　B．抑制壁内神经丛反射

C．增强幽门括约肌收缩　　　　　　D．增强肠－胃反射

【答案与解析】 19．C。食物对胃的扩张刺激可通过迷走－迷走反射和壁内神经丛局部反射引起胃运动的加强，促进胃排空；促胃液素既能促进胃的运动，也能通过增强幽门括约肌的收缩抑制胃排空，总的效应是抑制延缓胃排空。食物对十二指肠的扩张刺激则可通过肠－胃反射抑制胃的运动，使排空减慢。

20.（2018年A型题）大肠内细菌利用简单物质合成的维生素是

A．维生素A和D

B．维生素B族和K

C．维生素C和E

D．维生素PP和叶酸

【答案与解析】 20．B。①大肠内的细菌能利用肠内较为简单的物质来合成维生素B复合物和维生素K，这些维生素可被人体吸收利用。②维生素C、维生素PP、叶酸（FA）为水溶性维生素，体内不能合成，主要依赖食物提供。③维生素D主要靠人体自身合成，或通过食用一些富含维生素D的食物来获得。

21.（2019年A型题）下列关于食管下括约肌的叙述，错误的是

A．存在明显的解剖学结构

B．使静息时食管下段腔内压高于胃内压

C．食管蠕动波到达时张力下降

D．食物通过后张力增高

【答案与解析】 21．A。在食管下端和胃连接处并不存在明显的括约肌，但在此有一段高压区，其内压比胃内压高5～10mmHg，成为阻止胃内容物逆流入食管的一道屏障，起到生理性括约肌的作用，称为食管下括约肌。当食物进入食管后，刺激食管壁上的机械感受器，可反射性地引起食管下括约肌舒张，允许食物进入胃内。食团进入胃后，食管下括约肌收缩，恢复其静息时的张力，可防止胃内容物反流入食管。

22.（2019年A型题）胆汁促进脂肪消化和吸收的主要原因是

A．含有丰富的脂肪酶

B．含有大量的HCO_3^-

C．胆盐的肠-肝循环

D．胆盐对脂肪的乳化作用

【答案与解析】 22．D。参见考研真题解析第10题解析。

23．（2020年A型题）能运载脂肪分解产物通过肠上皮表面静水层以利其吸收的物质是

A．混合微胶粒 B．载脂蛋白 C．乳糜微粒 D．脂溶性维生素

【答案与解析】 23．A。参见考研真题解析第18题解析。

24．（2021年A型题）胆石症患者切除胆囊后最可能发生的情况是

A．不再发生胆道结石 B．胆汁排除量明显减少

C．增加消化性溃疡风险 D．影响脂肪性食物消化

【答案与解析】 24．D。在非消化期，肝脏分泌的胆汁主要储存于胆囊内，进食后，食物及消化液可刺激胆囊收缩，将储存于胆囊内的胆汁排入十二指肠。胆汁中最重要的成分是胆盐，其主要作用是促进脂肪的消化和吸收。胆石症患者切除胆囊后影响了进食后胆汁的排出，从而影响脂肪性食物的消化。

25．（2022年A型题）辅脂酶在甘油三酯消化过程中的作用是

A．分解甘油三酯 B．乳化甘油三酯

C．激活胰脂肪酶 D．防止胰脂肪酶从脂滴表面清除

【答案与解析】 25．D。参见考研真题解析第13题解析。

26．（2022年X型题）胃的运动形式是

A．紧张性收缩 B．蠕动 C．分节 D．容受性舒张

【答案与解析】 26．ABD。参见考研真题解析第1题解析。

二、知识点总结

本周知识点考点频率统计见表8-1。

表8-1　消化和吸收考点频率统计表（2012—2022年）

年份	概述	口腔消化和吞咽	胃内消化	小肠内消化	大肠的功能	吸收
2022			√	√		
2021				√		
2020				√		
2019		√		√		
2018	√		√		√	
2017				√		
2016			√	√		
2015			√	√	√	
2014			√	√		
2013	√	√	√	√		√
2012		√	√			

（一）概述

1. 消化道平滑肌的一般生理特性　消化道平滑肌兴奋性较低，收缩缓慢；具有自律性、紧张性、伸展性，对电刺激较不敏感，而对机械牵拉、温度和化学刺激较敏感。

2. 消化道平滑肌的电生理特性　消化道平滑肌的细胞电位变化包括静息电位、慢波电位、动作电位等形式。

慢波电位：消化道平滑肌细胞在静息电位的基础上，自发地产生周期性的轻度去极化和复极化，由于其频率较慢，故称为慢波，又称基本电节律，是平滑肌收缩的起步电位，是平滑肌收缩节律的控制波，它决定消化道运动的方向、节律和速度。

3. 消化道的神经支配　消化道平滑肌的神经支配包括外来神经和内在神经。前者包括交感神经和副交感神经；后者包括黏膜下神经丛、肌间神经丛。在整体情况下，外来神经对内在神经丛具有调节作用，但去除外来神经后，内在神经丛仍可独立地调节胃肠运动、分泌、血流量以及水、电解质的转运。

4. 胃肠激素（表8-2）

表8-2　5种主要的胃肠激素

激素名称	主要生理作用	引起释放的刺激物
促胃液素（胃泌素）	促进胃酸和胃蛋白酶原分泌，使胃窦和幽门括约肌收缩，延缓胃排空，促进胃肠运动和胃肠上皮生长	蛋白质消化产物、迷走神经递质
缩胆囊素	刺激胰液中消化酶的分泌和胆囊收缩，增强小肠和大肠运动，抑制胃排空，增强幽门括约肌收缩，松弛壶腹括约肌，促进胰腺外分泌部的生长	蛋白质消化产物、脂肪酸
促胰液素	刺激胰液及胆汁中的HCO_3分泌，抑制胃酸分泌和胃肠运动，收缩幽门括约肌，抑制胃排空，促进胰腺外分泌部生长	盐酸、脂肪酸

续 表

激素名称	主要生理作用	引起释放的刺激物
抑胃肽	刺激胰岛素分泌，抑制胃酸和胃蛋白酶原分泌，抑制胃排空	葡萄糖、脂肪酸、氨基酸
胃动素	在消化间期刺激胃和小肠的运动	迷走神经、盐酸、脂肪

（二）口腔消化和吞咽

1. 唾液的分泌

（1）唾液的性质和成分（表8-3）

表8-3　唾液的性质和成分

项目	具体情况
分泌部位、分泌量	3对唾液腺（腮腺、颌下腺、舌下腺）；1.0～1.5L/d
pH	6.6～7.1
水分	占99%
无机物	Na^+、K^+、Cl^-、Ca^{2+}、硫氰酸盐（SCN^-）
有机物	黏蛋白（主要成分）、唾液淀粉酶、溶菌酶、免疫球蛋白、尿素、尿酸、氨基酸
气体	一定量的O_2、N_2、NH_3、CO_2等

（2）作用：①湿润和溶解食物，使之便于吞咽，有助于引起味觉；②唾液淀粉酶可

笔记

水解淀粉为麦芽糖，该酶最适pH为中性，随食物入胃后不久便失去作用；③清除口腔内食物残渣，稀释与中和有毒物质，溶菌酶和免疫球蛋白具有杀菌和杀病毒作用；④进入体内的重金属（铅、汞）、氰化物、狂犬病毒等可通过唾液而被排泄。

（3）分泌的调节：在安静情况下基础分泌，其主要功能是湿润口腔；进食时唾液分泌明显增加，完全属于神经调节（最依赖副交感神经）。

2. 食管下括约肌的概念

（1）定义：食管下端近胃贲门处，虽然在解剖上并不存在括约肌，但此处有一段长3～5cm的高压区，此处的压力比胃内压高5～10mmHg。在正常情况下，这段高压区能阻止胃内容物逆流入食管，起类似括约肌的作用，故称为食管下括约肌（LES）。

（2）调节因素（表8-4）

表8-4　食管下括约肌的调节因素

调节因素	生理机制	生理效应
迷走神经	释放ACh	可使食管下括约肌收缩
	释放VIP、NO	可使食管下括约肌舒张
体液因素	食物入胃后释放促胃液素、胃动素	可使食管下括约肌收缩
	食物入胃后释放促胰液素、缩胆囊素、前列腺素A	可使食管下括约肌舒张

（三）胃内消化

1. 胃液的性质、成分和作用（表8-5）

表8-5　胃液的性质、成分和作用

成分	分泌细胞	功能
胃酸（盐酸）	壁细胞	①激活胃蛋白酶原；②使食物中的蛋白质变性，有利于蛋白质的水解；③杀灭随食物进入胃内的细菌；④有助于小肠对铁和钙的吸收；⑤促进促胰液素、缩胆囊素的释放，引起胰液胆汁和小肠液分泌
胃蛋白酶原	主细胞为主，颈黏液细胞，贲门腺、幽门腺黏液细胞	被盐酸激活成胃蛋白酶后，消化水解蛋白质。已被激活的胃蛋白酶可自我激活胃蛋白酶原（正反馈）
黏液和碳酸氢盐	胃黏膜上皮细胞，泌酸腺、贲门腺、幽门腺黏液细胞	形成黏液-碳酸氢盐屏障，在黏膜表面起润滑作用，减少粗糙食物对胃黏膜的机械损伤；有效保护胃黏膜免受胃内盐酸和胃蛋白酶的损伤
内因子	壁细胞	内因子可与$VitB_{12}$结合，促进$VitB_{12}$吸收。若内因子缺乏，可引起巨幼细胞贫血

2. 胃液分泌的调节

（1）促进因素：①迷走神经：迷走神经兴奋后，神经末梢释放ACh，ACh直接作用于壁细胞，促进胃酸分泌；ACh作用于胃泌酸区黏膜内的ECL细胞，引起后者释放组胺，间接引起壁细胞分泌胃酸；ACh抑制胃和小肠黏膜细胞释放生长抑素，消除它对G细胞释放促胃液素的抑制作用，即增强促胃液素的作用；神经末梢释放GRP作用于幽门部G细胞，后者分泌促胃液素，刺激壁细胞分泌胃酸。②组胺：具有极强的促胃酸分泌的作用。它由ECL细胞分泌，以旁分泌的方式作用于邻旁壁细胞的H_2受体，引起壁细胞分泌胃酸。③促胃液素：由胃窦、十二指肠、空肠上段黏膜中的G细胞分泌，可强烈刺激壁细胞分泌胃酸；刺激ECL细胞分泌组胺，间接促进壁细胞分泌胃酸。

（2）抑制因素：盐酸、脂肪、高张溶液。

3. 胃运动、胃排空及其调节

（1）胃的运动形式（表8-6）

表8-6　胃的运动形式

项目	容受性舒张	紧张性收缩	蠕动
定义	进食时食物刺激口腔、咽、食管等处的感受器，可反射性引起胃底和胃体的舒张	胃壁平滑肌经常处于一定程度的缓慢持续收缩状态	由胃平滑肌顺序舒缩引起的一种向前推进的波形运动
运动部位	头区为主（胃底和胃体的上1/3）	全胃	尾区为主（胃体的下2/3和胃窦）
开始部位	胃头区	胃头区	胃中部
开始时间	食物刺激口腔、咽、食管等处时	在空腹时即已存在，胃充盈后逐渐加强	食物入胃后约5分钟
收缩性	很少发生收缩	是消化道平滑肌共有的运动形式，是其他运动形式的基础	节律性蠕动，每分钟3次，每个蠕动波约1分钟到达幽门
方向性	因无收缩，故无方向性	协助胃内容物向幽门方向移动	始于胃中部，向幽门方向推进

笔记

续 表

项目	容受性舒张	紧张性收缩	蠕动
生理功能	能使胃容量大大增加以接纳大量食物入胃，而胃内压却无显著升高	使胃保持一定的形状和位置，防止胃下垂；使胃内保持一定压力，以利于胃液渗入食团中；协助胃内容物向幽门方向移动	磨碎进入胃内的食团，使之与胃液充分混合形成糊状食糜；并将食糜逐步推入十二指肠

　　胃容受性舒张主要的反射机制：①迷走－迷走反射：传出、传入神经都是迷走神经，属于抑制性纤维，其节后纤维释放的递质不是ACh，而是VIP和NO。②食物对胃壁的机械刺激以及食糜对十二指肠的机械、化学刺激均能通过迷走－迷走反射和内脏神经丛反射引起胃底和胃体平滑肌的舒张。

　　（2）胃排空及其调节（表8-7）

表8-7　胃排空及其调节

项目	胃内促进胃排空的因素	十二指肠内抑制胃排空的因素
影响因素	①食物对胃的扩张刺激通过迷走－迷走反射、壁内神经丛局部反射加强胃运动，促进胃排空；②食物对胃的扩张刺激和化学刺激引起促胃液素释放，它既可促进胃的运动，也能增强幽门括约肌收缩，其总效应是延缓胃排空	①食糜中的酸、脂肪、高渗溶液以及对肠壁的机械扩张，刺激十二指肠的多种感受器，通过肠－胃反射抑制胃的运动减慢胃排空；②食糜中的酸脂肪可刺激小肠黏膜释放促胰液素、抑胃肽等抑制胃的运动，延缓胃排空

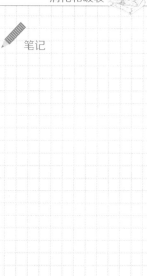

续　表

项目	胃内促进胃排空的因素	十二指肠内抑制胃排空的因素
反射方式	迷走－迷走反射，胃壁的内在神经丛局部反射	肠－胃反射
生理作用	加强胃的运动，促进胃排空	抑制胃的运动，延缓胃排空

（四）小肠内消化

1. 胰液的分泌和调节　胰腺是兼有外分泌和内分泌功能的腺体。胰腺的内分泌功能主要与糖代谢调节有关。胰腺的外分泌物为胰液，是由胰腺的腺泡细胞和小导管管壁细胞分泌的，具有很强的消化能力。

（1）胰液的性质和成分（表8-8）

表8-8　胰液的性质和成分

项目	具体情况
外分泌	①胰腺腺泡细胞主要分泌胰酶；②胰腺小导管细胞主要分泌HCO_3^-和水分
性质	胰液是无色无臭的碱性液体，pH为7.8～8.4，渗透压与血浆大致相等，每日分泌1～2L
主要成分	主要是蛋白质，随分泌速度不同而异。胰液中的蛋白质主要是多种消化酶
生理作用	①消化酶具有很强的消化能力，影响脂肪、蛋白质及脂溶性维生素A、D、E、K等吸收（糖不受影响）；②胰液中的HCO_3^-可中和进入十二指肠的胃酸，使肠黏膜免受强酸的侵蚀；③胰液中的HCO_3^-造成的弱碱环境可为小肠内多种消化酶提供最适宜的pH环境（pH 7～8）

（2）胰液分泌的调节（表8-9）

表8-9　胰液分泌的调节

项目	迷走神经兴奋	促胰液素	缩胆囊素（胆囊收缩素）
刺激物	食物的性状、气味以及食物对口腔、食管、胃、小肠的刺激兴奋迷走神经	盐酸（最强）＞蛋白质分解产物＞脂酸钠＞糖类	蛋白质分解产物＞脂酸钠＞盐酸＞脂肪＞糖类（几乎无作用）
作用部位	胰腺腺泡细胞	胰腺小导管上皮细胞	胰腺腺泡细胞
胰液特点	量少酶多	量多酶少	量少酶多

2. 胆汁的分泌和调节

（1）分泌：肝细胞能持续分泌胆汁。在非消化期，肝脏分泌的胆汁主要储存于胆囊内。进食后，食物及消化液可刺激胆囊收缩，将储存于胆囊内的胆汁排入十二指肠。

（2）成分：胆汁是唯一不含消化酶的消化液。胆盐是胆汁中最重要的成分，主要作用是促进脂肪的消化和吸收。

（3）胆汁的生理功能：①促进脂肪消化；②促进脂肪和脂溶性维生素的吸收；③中和胃酸；④促进胆汁自身分泌。

（4）胆汁分泌与排出的调节：①食物中的高蛋白食物刺激胆汁分泌作用最强。②体液调节为主：促胃液素、促胰液素、缩胆囊素、胆盐均可刺激胆汁分泌，前三者还可刺激胆囊收缩胆汁排放，但胆盐无此作用。

3. 小肠的运动及其调节

（1）小肠的运动形式（表8-10）

表8-10　小肠的运动形式

项目	紧张性收缩	分节运动	蠕动	蠕动冲
运动时期	消化间期＋消化期	消化期	消化期	肠道病变时
发生部位	整个小肠平滑肌	被食糜充盈的小肠段	任何部位的小肠	梗阻或发生感染的小肠
运动特点	是小肠其他运动形式的基础，即使空腹时也存在，进食后显著增强	小肠分节段进行交替性收缩和舒张，为小肠特有的运动形式	蠕动慢（0.5～2.0cm/s），传播近（数厘米），食糜移动慢（1cm/min）	强烈快速蠕动，数分钟内将食糜从小肠始段一直推送到末端或直达大肠
主要功能	使小肠保持一定的形状和位置，可使肠内容物的混合与运送速度增快	混合食糜和消化液，有利于消化和吸收，对食糜的推进作用很小	将食糜向小肠远端推进一段后，在新的肠段进行分节运动	快速推进肠内容物（2～25cm/s），传播很快很远

（2）小肠运动的调节：小肠运动主要受肌间神经丛的调节。①神经调节：副交感神经兴奋时肠壁紧张性增高，肠蠕动加强；交感神经的作用与此相反。②体液调节：促胃液素、P物质、脑啡肽、5-羟色胺等可促进小肠的运动；促胰液素、生长抑素、肾上腺素等可抑制小肠运动。

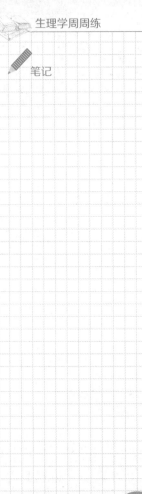

（五）大肠的功能

1. 大肠液的分泌　大肠液是由大肠黏膜表面的柱状上皮细胞及杯状细胞分泌的，分泌物富含黏液和HCO_3^-，还含有少量二肽酶、淀粉酶，pH 8.3～8.4。黏液蛋白能保护肠黏膜和润滑粪便，二肽酶、淀粉酶对物质的分解作用不大。分泌的调节主要由食物残渣对肠壁的机械性刺激而引起，尚未发现体液调节因素；生理调节刺激结肠的交感神经可使大肠液分泌减少，刺激副交感神经可使分泌增多。

2. 大肠内细菌的作用　大肠内的细菌可以合成维生素 B 复合物和 VitK。

3. 大肠的运动

（1）大肠运动的形式：袋状往返运动、分节推进和多袋推进运动、蠕动。

（2）排便：正常人的直肠内通常没有粪便。当肠蠕动将粪便推入直肠时，可扩张刺激直肠壁内的感受器，冲动沿盆神经和腹下神经传至腰、骶段脊髓的初级排便中枢，同时上传到大脑皮层引起便意。若条件许可，即可发生排便反射。

（六）吸收

1. 吸收的部位　小肠是吸收的主要部位，糖类、蛋白质和脂肪的消化产物大部分在十二指肠和空肠被吸收，回肠能主动吸收胆盐和$VitB_{12}$。大肠可吸收的主要是水和盐类。

2. 无机盐的吸收

（1）钙：①以小肠细胞旁途径被动吸收为主。②影响因素：VitD、钙磷比值、钙盐的水溶液状态、一定酸度、脂肪、乳酸、色氨酸、赖氨酸和亮氨酸促进吸收；草酸、植酸、磷酸抑制吸收。

（2）铁：①小肠上部主动转运吸收。②影响因素：VitC、胃酸促进吸收。

3. 脂肪的吸收

（1）脂肪先消化后吸收。在小肠内，脂类的消化产物脂肪酸、一酰甘油、胆固醇等与胆汁中的胆盐形成混合微胶粒，由于胆盐的双嗜特性，它能携带脂肪消化产物通过覆盖于小肠黏膜上皮细胞表面的静水层到达上皮细胞表面。在这里，一酰甘油脂肪酸和胆固醇等从混合胶粒释出，透过上皮细胞脂质膜而进入细胞（胆盐是不进入上皮细胞的）。

（2）长链脂肪酸在上皮细胞重新合成甘油三酯，并与细胞中生成的载脂蛋白合成CM，出胞释放后经淋巴管吸收。

（3）中、短链脂肪酸在小肠上皮细胞中不再变化，它们是水溶性的，可直接进入血液而不进入淋巴。

拓展练习及参考答案

拓展练习

【填空题】

1. 胃液的主要成分为（　　）、（　　）、（　　）、（　　）。

2. 胃运动形式有（　　）、（　　）、（　　）3种。

3. 小肠运动的形式主要有（　　）、（　　）、（　　）。

4. 胰液分泌的调节受到（　　）、（　　）、（　　）的调控。

5. 胃容受性舒张的传出、传入神经都是（　　），故称为（　　）。

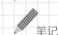

【判断题】

1. 蛋白质食物具有强烈的刺激胃液分泌的作用。

2. 三大营养物质在胃内排空的速度由快到慢的顺序是脂肪、糖类、蛋白质。

【名词解释】

1. 食管下括约肌

2. 紧张性收缩

【选择题】

A 型题

1. 引起胰腺分泌大量胰酶的是

A. 促胃液素　　　B. 去甲肾上腺素　　C. 缩胆囊素　　　　D. 胰多肽　　　　E. 乙酰胆碱

2. 分泌促胃液素的主要是

A. 壁细胞　　　　　　　　　B. 主细胞　　　　　　　　　　C. 黏液细胞

D. 胃幽门黏膜 G 细胞　　　　E. 胃黏膜上皮细胞

3. 可抑制胃酸分泌的物质是

A. 促胃液素　　　B. 促胰液素　　C. 组胺　　　　D. 乙酰胆碱　　　E. 去甲肾上腺素

4. 胆盐的主要吸收部位是

A. 口腔　　　　　B. 胃　　　　　C. 十二指肠　　　D. 食管　　　　E. 回肠

5. 引起胃容受性舒张的神经递质是

A. 促胃液素　　　B. 去甲肾上腺素　　C. 缩胆囊素　　　D. 胰多肽　　　　E. 乙酰胆碱

B 型题

（6、7 题共用选项）

A. 盐酸　　　　　B. 肠激酶　　　　C. 胰蛋白酶　　　D. 糜蛋白酶　　　E. 组织液

6. 激活胃蛋白酶原的最主要物质是

7. 激活胰蛋白酶原的最主要物质是

X型题

8. 有吸收功能的部位是

A. 口腔　　　　　B. 胃　　　　　C. 十二指肠　　　D. 食管　　　　E. 回肠

【问答题】

1. 消化道平滑肌的一般生理特性有哪些?

2. 为何说小肠是最重要的吸收部位?

✎ 参考答案

【填空题】

1. 盐酸；胃蛋白酶原；黏蛋白；内因子

2. 容受性舒张；紧张性收缩；蠕动

3. 紧张性收缩；分节运动；蠕动

4. 迷走神经兴奋；促胰液素；缩胆囊素（胆囊收缩素）

5. 迷走神经；迷走－迷走反射

【判断题】

1. √

2. √

【名词解释】

1. 食管下括约肌　食管下端近胃贲门处，虽然在解剖上并不存在括约肌，但此处有一段长 3～5cm 的高压区，此处的压力比胃内压高 5～10mmHg。在正常情况下，这段高压区能阻止胃内容物逆

笔记

流入食管，起类似括约肌的作用。

2．紧张性收缩　是指胃壁平滑肌经常处于一定程度的缓慢持续收缩状态，是消化道平滑肌共有的运动形式，是其他运动形式的基础。

【选择题】

A型题　1．C　2．D　3．B　4．E　5．E

B型题　6．A　7．B

X型题　8．ABCE

【问答题】

1．答案见知识点总结（一）1。

2．答案见知识点总结（六）。

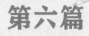

第六篇

能量代谢和体温

第9周　能量代谢、体温及其调节

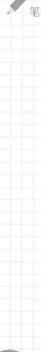
笔记

一、考研真题解析

（1、2题共用选项）（2012年B型题）

A. 脑组织　　　　B. 肝组织　　　　C. 肌肉组织　　　　D. 脂肪组织

1. 运动状态下机体产热的主要组织是

2. 安静状态下机体产热的主要组织是

【答案与解析】　1、2. C、B。从影响整体体温的角度看，人体主要的产热器官是肝脏和骨骼肌。在新生儿，还有棕色脂肪组织参与非寒战产热。在安静时肝脏是主要的产热器官，在运动时骨骼肌是主要的产热器官。

（3、4题共用选项）（2013年B型题）

A. 传导散热　　　B. 辐射散热　　　C. 对流散热　　　D. 蒸发散热

3. 环境温度等于皮肤温度时的主要散热方式是

4．环境温度25℃时，机体的主要散热方式是

【答案与解析】 3、4．D、B。机体散热的方式包括辐射、传导、对流和蒸发4种。当环境温度低于皮肤温度时，大部分体热通过辐射、传导、对流方式发散，其中辐射散热是主要散热方式。当环境温度等于或高于皮肤温度时，蒸发散热是唯一的散热方式。

5．（2014年A型题）下列情况下，呼吸商测定值接近于0.7的是

A．酸中毒　　　　　　　　　　　　B．糖尿病

C．多食而肥胖　　　　　　　　　　D．长期饥饿而明显消瘦

【答案与解析】 5．B。一定时间内机体呼出的CO_2量和吸入的O_2量的比值，称为呼吸商。糖氧化时的呼吸商等于1.0，蛋白质和脂肪氧化时的呼吸商分别为0.8和0.71。正常人进食混合食物时，呼吸商一般在0.85左右。在肺过度通气或酸中毒等情况下，机体CO_2的排出量就会增多，使呼吸商变大，甚至可超过1.0；反之，肺通气不足或碱中毒时，呼吸商可变小。长期饥饿时，机体主要靠蛋白质分解供能，故呼吸商接近于蛋白质的呼吸商，较混合性食物的呼吸商低。多食而肥胖应该认为是进食混合性食物，故呼吸商在0.85左右。糖尿病患者，由于糖的利用障碍，机体主要依靠脂肪代谢供能，故呼吸商偏低，接近0.7。

6．（2014年X型题）下列疾病中，基础代谢率呈升高趋势的有

A．糖尿病　　　　　　　　　　　　B．急性白血病

C．真性红细胞增多症　　　　　　　D．甲状腺功能亢进症

【答案与解析】 6．ABCD。当甲状腺功能低下时，基础代谢率（BMR）可比正常

值低20% ～ 40%；而甲状腺功能亢进时，BMR可比正常值高25% ～ 80%。因此，BMR的测定是临床诊断甲状腺疾病的重要辅助方法。当人体发热时，BMR也将升高。一般说来，体温每升高1℃，BMR将升高13%左右。糖尿病、红细胞增多症、白血病以及伴有呼吸困难的心脏病等，也伴有BMR升高。但是，如肾上腺皮质功能低下、肾病综合征、病理性饥饿及垂体性肥胖症等，常伴有BMR降低。

7.（2015年A型题）下列关于体温正常变动的叙述，正确的是

A．体温的昼夜变化可超过1℃

B．通常成年人体温高于儿童

C．成年女性的体温平均高于男性0.3℃

D．育龄期女性基础体温以排卵期为最高

【答案与解析】 7．C。体温生理性波动的影响因素有：①昼夜变化：清晨13 ～ 18时最低，午后13 ～ 18时最高，但昼夜变化不超过1℃。体温的日节律是由一种内在的生物节律所决定的，受下丘脑视交叉上核的控制。②性别：在相同状态下，男性和女性体温略有差别，成年女性的体温平均高于男性0.3℃。女性的基础体温随月经周期而变动，在卵泡期体温较低，排卵日最低，排卵后由于黄体分泌孕激素可导致体温上升0.3 ～ 0.6℃。③年龄：儿童和青少年的体温较高；而老年人因基础代谢率低，故体温偏低；新生儿体温调节发育不完善，体温易受环境温度影响。④肌肉活动：肌肉活动时代谢增强、产热量增加，可使体温升高。

8．（2015年A型题）能促使机体产热活动明显增强的体液因子有

A．生长激素　　　B．肾上腺素　　　C．甲状腺激素　　　D．糖皮质激素

【答案与解析】8．ABC。甲状腺激素（TH）是调节非战栗产热活动最重要的体液因素。TH作用的特点是起效缓慢，但持续时间较长；肾上腺素、去甲肾上腺素（NE）和生长激素（GH）等也可刺激产热，它们的特点是起效较快，但维持时间较短。糖皮质激素（GC）与产热活动无明显相关性。

9．（2016年A型题）人体发热初期出现畏寒、寒战的原因是

A．产热过程过强　　　　　　　　　　B．散热过程受阻
C．体温调定点上调　　　　　　　　　D．体温调节中枢功能异常

【答案与解析】9．C。①体温调定点学说认为，体温的调节类似于恒温器的调节，视前区－下丘脑前部（PO/AH）神经元的活动可决定体温调定点水平，如37℃。如某种原因使调定点向高温侧移动，则出现发热。细菌感染所致的发热，是由致热原使体温调定点重新设置引起的，称调节性体温升高。由于在发热初期体温低于新的调定点水平，机体先表现为皮肤血管收缩减少散热，随即出现战栗等产热反应，直到体温升高到39℃，产热和散热活动在新的调定点水平达到平衡。②环境温度过高引起中暑时，体温亦可升高，这并非因为调定点的上移，而是由于体温调节中枢本身的功能障碍所致，称非调节性体温升高。

10．（2016年X型题）下列情况下，能使机体能量代谢显著提高的有

A．天气寒冷　　　B．天气炎热　　　C．焦虑烦恼　　　D．病理性饥饿

【答案与解析】10．ABC。影响能量代谢的主要因素有肌肉活动、精神活动、食

物特殊动力作用和环境温度。病理性饥饿主要影响基础代谢。①当人处于精神紧张状态时，如烦恼、恐惧或情绪激动时，能量代谢率可显著增高。这是由于机体随之出现的无意识肌紧张以及交感神经兴奋，TH、肾上腺素等刺激代谢的激素释放增多，使机体代谢活动增强所致。②当环境温度低于20℃时，代谢率便开始增加；在10℃以下则显著增加。环境温度较低时代谢率增高的主要原因是寒冷刺激反射性地引起机体出现战栗以及肌紧张增强。当环境温度超过30℃时，代谢率也逐渐增加，这与体内化学反应加快、发汗功能旺盛以及呼吸、循环功能增强等有关。

11.（2017年A型题）关于食物氧热价的叙述，正确的是

A．食物氧热价分为生物热价和物理热价　　B．蛋白质的氧热价随耗氧量改变而改变

C．指食物氧化时消耗1L氧所产生的热量　　D．指1g食物氧化时所释放的能量

【答案与解析】 11．C。食物的热价分为生物热价和物理热价。某种食物氧化时消耗1L氧所产生的热量，称为这种食物的氧热价。由概念可知，氧热价消耗的氧气是固定值。1g食物氧化时所释放的能量是食物热价的概念。

12.（2018年A型题）测得某人在基础状态下的耗氧量为14L/h，体表面积为1.6m²，其基础代谢率（BMR）约是

A．150kJ/（m²·h）　　　　　　　　B．167kJ/（m²·h）

C．177kJ/（m²·h）　　　　　　　　D．186kJ/（m²·h）

【答案与解析】 12．C。将食用混合膳食时的非蛋白呼吸商视为0.82，与之相对应的热价为20.20kJ/L。已知受试者在基础状态下一定时间内的耗氧量和体表面积，计算

BMR 为：$20.20kJ/L \times 14L/h \div 1.6m^2 = 176.75kJ/（m^2 \cdot h）$，最接近 $177kJ/（m^2 \cdot h）$。

13.（2018年A型题）支持体温调定点学说的现象和依据有

A. 高热高湿环境下中暑的发生

B. 发热初期出现寒战等产热反应

C. 发热恢复期发生出汗等散热反应

D. 体温改变时下丘脑温度敏感神经元电活动改变

【答案与解析】 13. BCD。参见考研真题解析第9题解析。

14.（2019年A型题）机体各种功能活动所消耗的能量中，最终不能转化为体热的是

A. 兴奋在神经纤维上传导　　　　B. 肌肉收缩对外界物体做功

C. 细胞合成各种功能蛋白质　　　D. 内、外分泌腺体的分泌活动

【答案与解析】 14. B。各种能源物质在体内氧化过程中释放的能量，50%以上转化为热能，其余部分是以化学能的形式储存于ATP等高能化合物的高能磷酸键中，供机体完成各种生理功能，如肌肉的收缩和舒张，细胞组分及生物活性物质的合成，产生生物电活动的某些离子转运，神经传导，小肠和肾小管细胞对某些物质的主动转运，腺体的分泌和递质的释放等。除骨骼肌收缩对外界物体做一定量的机械功外，其他用于进行各种功能活动所做的功，最终都转化为热能。热能是最低形式的能量，主要用于维持体温，而不能转化为其他形式的能，因此不能用来做功。

15.（2020年A型题）非战栗产热作用最强的组织是

A．脑组织　　　　　B．肝组织　　　　　C．白色脂肪组织　　　D．褐色脂肪组织

【答案与解析】 15．D。非战栗产热又称为代谢性产热，是一种通过提高组织代谢率来增加产热的形式。非战栗产热作用最强的组织是分布在肩胛下区、颈部大血管周围、腹股沟等处的褐色脂肪组织。

16．（2021年A型题）物理热价与生物热价不同的营养物质是

A．糖类　　　　　　B．蛋白质　　　　　C．植物性脂肪　　　　D．动物性脂肪

【答案与解析】 16．B。食物的热价分为生物热价和物理热价，分别指食物在体内氧化和体外燃烧时释放的能量。糖和脂肪的生物热价和物理热价相同，蛋白质则不同，这是由于蛋白质在体内不能完全被氧化，部分代谢产物以尿素、尿酸和肌酐等形式从尿中排出，还有少量含氮产物在粪便中排出，因而其生物热价小于物理热价。

17．（2021年X型题）参与人体产热调节的内分泌激素有

A．胰岛素　　　　　B．生长激素　　　　C．甲状腺激素　　　　D．糖皮质激素

【答案与解析】 17．BC。参见考研真题解析第8题解析。

18．（2022年X型题）寒战产热的特点是

A．屈肌和伸肌同时收缩　　　　　　　B．肌肉收缩转化为外功

C．常见于新生儿　　　　　　　　　　D．寒战产热前出现肌紧张

【答案与解析】 18．AD。寒战是骨骼肌不随意的节律性收缩，不做外功，能量全部转化为热量。新生儿体温调节功能不完善，不能发生战栗，故寒冷条件下主要依赖代谢性产热维持体温。

二、知识点总结

本周知识点考点频率统计见表9-1。

表9-1　能量代谢、体温及调节考点频率统计表（2012—2022 年）

年份	机体能量的来源和利用	能量代谢的测定及影响因素	基础代谢及其测定	体温及其调节
2022				√
2021		√		√
2020				√
2019	√			
2018			√	√
2017		√		
2016		√		√
2015				√
2014		√	√	
2013				√
2012				√

（一）机体能量的来源和利用

1. **能量的来源**　食物中糖、脂肪和蛋白质被氧化分解时，碳氢键断裂，释放出能量。ATP的合成与分解是体内能量转化和利用的关键环节。糖可供给人体所需能量的50%～70%；脂肪可储存和供能（约30%～50%）；蛋白质主要功能是构成细胞成分，合成酶、激素等，供能是次要功能。

2. 能量的利用 各种能源物质代谢过程中，能量50%以上转化为热能，其余部分储存于ATP等中，供机体完成各种生理功能，最终都转化为热能（除了肌肉对外界做的功）。热能是最低形式的能，不能转换成其他能，主要用于维持体温。

（二）能量代谢的测定及影响因素

1. 能量代谢测定的相关概念

（1）食物的热价：1g某种食物氧化时所释放的能量。分为①生物热价：1g某种食物在体内氧化所释放的能量。②物理热价：1g某种食物在体外燃烧时所释放的能量。

（2）食物的氧热价：某种食物氧化时消耗1L氧气所产生的热量。

（3）呼吸商（RQ）：一定时间内机体呼出CO_2的量与吸入O_2量的比值。由于各种营养物质中O_2的含量不同，呼吸商也有差异：糖、蛋白质和脂肪分别为1.00、0.80和0.71。据呼吸商的大小可推测出能量的主要来源，机体不同情况下呼吸商也不一样（表9-2）。

表9-2　不同情况下的呼吸商

情况	呼吸商
正常进食	混合性食物的呼吸商一般在0.85左右
肌肉剧烈活动	氧债→糖酵解↑→乳酸↑→与体内缓冲系统作用→肺排出CO_2↑→呼吸商↑
糖尿病患者	因葡萄糖利用障碍，机体主要靠脂肪代谢供能，因此呼吸商偏低，接近于0.71

笔记

续　表

情况	呼吸商
长期饥饿者	人体的能量主要来自蛋白质的分解，故呼吸商接近于0.8
肺过度通气、酸中毒时	CO_2大量排出，可导致呼吸商↑，甚至 >1
肺通气不足、碱中毒时	呼吸商↓

2. 能量代谢的测定方法　简化计算：将食用混合膳食时的非蛋白呼吸商视为0.82，与之相对应的热价为 20.20kJ/L。产热量＝氧热价×耗氧量＝20.20kJ/L×耗氧量。

3. 影响能量代谢的主要因素

（1）整体水平影响能量代谢的主要因素：①肌肉活动提高代谢率，能量代谢率是评估肌肉活动强度的指标。②精神活动：当人处于精神紧张状态（如烦恼、怒惧、情绪激动）时，能量代谢率可显著增加。③食物的特殊动力效应：进食能刺激机体额外消耗能量的作用，称为食物的特殊动力效应。其中蛋白质的特殊动力效应最显著，为30%；糖为6%，脂肪为4%；混合性食物为10%。食物的特殊动力效应与食物在消化道内的消化和吸收无关，可能主要与肝脏处理氨基酸或合成糖原等过程有关。④环境温度：在20～30℃时，代谢率较为稳定；低于20℃时，代谢率便开始增加；在10℃以下，代谢率则显著增加；超过30℃时，代谢率也将逐渐增加。

（2）影响能量代谢的神经和体液因素：下丘脑对摄食行为的调控能维持能量平衡。TH对能量代谢的影响最为显著。

（三）基础代谢及其测定

1. 基础代谢率的相关概念（表9-3）

表9-3　基础代谢率的相关概念

概念	具体内容
基础代谢	基础状态下的能量代谢
BMR	基础状态下单位时间内的能量代谢
基础状态	指人体处在清醒而又非常安静，不受肌肉活动、精神紧张、食物及环境温度等因素影响时的状态。因此，测定基础代谢需要在清醒、静卧、肌肉放松、至少2小时以上无剧烈运动，无精神紧张，进食后12～14小时、20～25℃的条件下进行
BMR测定	取混合饮食RQ为0.82，其氧热价为20.20kJ，则BMR＝20.20×每小时耗氧量÷体表面积
BMR特征	是人体在清醒时的最低能量代谢水平（比安静时低），但熟睡时更低（做梦时会增高），BMR与体表面积成正比，与体重不成比例关系
BMR正常范围	年龄组正常值的±10%～15%均为正常；＞±20%为病理变化

2. 影响BMR的因素

（1）生理性因素：性别（男＞女）、年龄（儿童＞成年）、安静＞熟睡。

（2）病理性因素：①BMR升高：甲状腺功能亢进（高于正常值的25%～80%）、肾上腺皮质功能亢进、发热、糖尿病、红细胞增多症、白血病、患有呼吸困难的心脏病等。②BMR降低：甲状腺功能减退（比正常值低20%～40%）、肾上腺皮质功能低下、垂体性肥胖、垂体功能低下、肾病综合征、病理性饥饿等。

（四）体温及其调节

1. 体温及其正常变动 体温的波动幅度一般不超过1℃（表9-4）。

表9-4 体温的影响因素及机制

因素	体温变化情况	机制
日节律	清晨2～6时体温最低，午后13～18时体温最高	取决于生物体的内在因素，与机体的精神或肌肉活动状态无关。生物节律主要受下丘脑视交叉上核的控制
性别	成年女子的体温平均比男子高0.3℃。育龄女子基础体温：卵泡期内较低，排卵日最低，排卵后升高0.3～0.6℃	激素水平的周期性变化，排卵后体温升高是黄体分泌的孕激素的作用
年龄	青少年>成年人>老年人	小儿体温调节能力差；老年人代谢率偏低
其他	肌肉活动、情绪激动、精神紧张、进食等时体温升高	机体产热增加，而散热不及时

2. 机体产热

（1）产热器官和产热形式（表9-5）

表9-5 产热器官和产热形式

项目	详情
产热器官	①安静状态：内脏器官（肝脏）56%。②运动/劳动：骨骼肌，90%。③新生儿：褐色脂肪组织参与非战栗产热
产热形式	一般的环境温度下：基础代谢、骨骼肌运动、食物的特殊动力效应产热。寒冷环境下：额外增加战栗和非战栗产热
战栗产热	骨骼肌不随意的节律性收缩，不做外功，能量全部转化为热量
非战栗产热	即代谢产热，以分布于肩胛下区、颈部大血管周围、腹股沟等处的褐色脂肪组织的代谢产热为主。新生儿体温调节功能不完善，不能发生战栗，故寒冷条件下主要依赖代谢性产热维持体温

（2）产热的调节

1）神经调节：寒冷刺激下丘脑后部的战栗中枢，经传出通路到达脊髓前角运动神经元，引起战栗。

2）神经-体液调节：①寒冷刺激下丘脑释放促甲状腺激素释放激素→TH↑→产热量↑。②寒冷刺激→交感-肾上腺髓质→肾上腺素、NE↑→产热量↑。

3）体液调节：TH是调节非战栗产热最重要的激素，可增加线粒体Na^+,K^+-ATP酶活性等。肾上腺素、NE和GH等也能促进代谢性产热。孕激素也可促进产热。胰岛素、GC与产热无关。

3. 机体散热

（1）散热部位：主要部位是皮肤（因其面积大、与外界接触、血流丰富、有汗腺），然后是肺（呼气）、尿、粪。

（2）散热方式：机体散热的方式主要有辐射、传导、对流和蒸发4种。①辐射是机体安静状态下的主要散热方式。②蒸发是高温环境中唯一有效的散热方式，分为不感蒸发和出汗（可感蒸发）。出汗是一种反射性活动，可分为温热性出汗和精神性出汗两种。此外，除了温热性出汗和精神性出汗，还有味觉性出汗：进食辛辣食物，口腔内的痛觉神经末梢受到刺激，可反射性地引起头面部和颈部出汗。

（3）散热反应的调节：①皮肤血流量改变影响辐射、传导和对流的散热；交感神经紧张性↓→皮肤小动脉舒张→动－静脉吻合支开放→皮肤血流量↑→皮肤温度↑→温度差↑→散热↑。②影响蒸发散热的因素：环境温度达到30℃左右时便开始出汗；湿度大且衣着较多，气温在25℃时便可出汗；劳动或运动时，气温虽在20℃以下也可出汗。

（4）临床上降温措施的理论依据（表9-6）

表9-6　临床上降温措施的理论依据

降温措施	理论依据	降温措施	理论依据
冰袋、冰帽	增强传导散热	酒精擦浴	增加蒸发散热
电扇、通风	增强对流散热	用阿司匹林	下调调定点
降低室温/减衣	增强辐射散热	用抗菌药物	消除致热原

4. 体温调节

（1）体温调节的基本方式：①自主性体温调节：指在体温调节中枢的控制下，通过增减皮肤的血流量、出汗、战栗和调控代谢水平等生理性调节反应，使体温保持在相对稳定的水平。②行为性体温调节：指有意识地进行的有利于建立体热平衡的行为活动，如改变姿势、增减衣物、人工改善气候条件等，是变温动物体温调节的重要方式，恒温动物也有。

（2）自主性体温调节：是人或其他恒温动物区别于变温动物的主要特征，其主要是通过反馈控制系统和前馈系统来实现体温稳定。①温度感受器分外周温度感受器和中枢温度感受器。②体温调节中枢位于下丘脑，下丘脑的PO/AH是机体最重要的体温调节中枢。

由细菌所致的发热，是由于在致热原作用下体温调节的调定点上移；中暑时体温升高是体温调节中枢本身的功能障碍所致，并不是调定点上移。

拓展练习及参考答案

✍ 拓展练习

【填空题】

1. 常温下，安静机体的主要散热方式是（　　）。当环境温度等于或高于皮肤温度时，机体的主要散热方式是（　　）。

2. 人体安静状态下的主要产热器官是（　　）和（　　）；人体的主要散热器官是（　　）。

3. 出汗是反射性活动，其基本中枢位于（　　）；体温调节中枢位于（　　）。

4. 致热原能使下丘脑的"调定点"水平（　　）。

5. 女子体温在排卵后期（　　），这种变动可能与血中（　　）水平的变化有关。

【判断题】

1. 基础代谢率是人体正常情况下的最低代谢率。

2. 当环境温度高于皮肤温度时，蒸发散热就成了散热的唯一方式。

【名词解释】

1. 温热性出汗

2. 食物的氧热价

【选择题】

A型题

1. 影响能量代谢最重要的因素是

A. 环境温度　　　　B. 进食　　　　　C. 精神、情绪　　D. 肌肉活动　　　E. 以上均不是

2. 给高热患者使用乙醇擦浴是为了

A. 增加辐射散热　　　　　　B. 增加传导散热　　　　　　C. 增加蒸发散热

D. 增加对流散热　　　　　　E. 以上均不是

3. 决定体温调定点的部位在

A. 下丘脑　　　　　　　　B. 大脑皮层　　　　　　　C. 下丘脑后部

D. 视前区－下丘脑前部　　　E. 以上均不是

4. 测定基础代谢率要求的基础条件不包括下列哪一项

A. 空腹　　　　　　　　B. 无体力活动和精神紧张　　C. 环境温度20～25℃

D. 深睡状态　　　　　　E. 以上均不是

5. 关于三大营养物质在体内的代谢，下述哪项是错误的

A. 只有将能量转移至ATP，才能为组织活动所利用

B. 人体在不做外功的情况下，所消耗的能量全部转化为热能

C. 蛋白质在体内氧化和体外燃烧时所产生的能量相等

D. 人体所需总能量的70%以上来自糖的分解

E. 以上均不是

B 型题

（6～9题共用选项）

A. 食物的氧热价   B. 呼吸商   C. 非蛋白呼吸商

D. 食物的物理热价   E. 食物的生物热价

6. 1g食物在体内氧化时所释放出来的能量，称为

7. 营养物质氧化时消耗1L氧气所产生的热量，称为

8. 一定时间内机体氧化脂肪和糖，产生的二氧化碳量与耗氧量的比值，称为

9. 1g食物在体外燃烧时所释放的热量，称为

X 型题

10. 影响能量代谢的因素有

A. 肌肉活动   B. 环境温度   C. 食物特殊动力效应

D. 精神活动   E. 体温

【问答题】

1. 什么是食物特殊动力效应？正常情况下3种营养物质的特殊动力效应各为多少？

2. 为什么发热患者常伴有寒战反应？

参考答案

【填空题】

1. 辐射；蒸发

2. 肝脏；脑；皮肤

3. 下丘脑；下丘脑

4. 上移

5. 升高；孕激素

【判断题】

1. ×　指基础状态下单位时间内的能量代谢。

2. √

【名词解释】

1. 温热性出汗　由温热性刺激引起的汗腺分泌。

2. 食物的氧热价　氧化某营养物消耗1L氧所释放的热量。

【选择题】

A型题　1. D　2. C　3. D　4. D　5. C

B型题　6. E　7. A　8. C　9. D

X型题　10. ABCDE

【问答题】

1. 答案如下：进食后机体产热量比正常情况下有所增加，称食物特殊动力效应。其中蛋白质为30%，而糖和脂肪则为4% ～ 6%。

2. 答案如下：某些疾病引起发热时，由于细菌生长和组织破坏所产生的致热原，可以使视前区－下丘脑前部与调定点有关的热敏神经元的阈值升高，使调定点上移，而机体的温度通常需要一段时间才能达到调定点水平，在此期间体温低于调定点温度。由于调定点上移，下丘脑后部产热中枢兴奋性加强，骨骼肌出现不随意收缩，并伴有寒冷感觉，称为寒战。寒战开始后，产热过程明显加强，加上散热减弱，体温逐渐上升，直到体温升高到新的调定点水平后，产热和散热出现新的平衡，寒战终止。

第七篇

尿的生成和排出

第10周　肾的功能解剖和肾血流量、肾小球的滤过功能、肾小管和集合管的物质转运功能

一、考研真题解析

1.（2012年A型题）在近球小管中滤出的HCO_3^-被重吸收的主要形式是

A. H_2CO_3　　　　B.（NH_2）$_2CO$　　　C. CO_2　　　　D. HCO_3^-

【答案与解析】 1. C。滤过的HCO_3^-几乎全部被肾小管和集合管重吸收，其中80%由近端小管重吸收。进入小管液的H^+与HCO_3^-结合生成H_2CO_3，很快生成CO_2和H_2O，这一反应由上皮细胞顶端膜表面的碳酸酐酶催化。CO_2为高度脂溶性，很快以单纯扩散方式进入上皮细胞内，在细胞内CO_2和水又在碳酸酐酶的催化下形成H_2CO_3，后者很快解离成H^+和HCO_3^-。H^+则通过顶端膜上的Na^+-H^+逆向转运进入小管液，再次与HCO_3^-结合形成H_2CO_3。由此可见，近端小管重吸收HCO_3^-是以CO_2的形式进行的，故HCO_3^-的重

笔记

笔记

吸收优先于Cl^-的重吸收。碳酸酐酶在HCO_3^-重吸收过程中起重要作用，用碳酸酐酶抑制药，如乙酰唑胺可抑制H^+的分泌，进而影响HCO_3^-的重吸收。

2.（2013年A型题）血液流经肾小球时，促进原尿生成的直接动力是

A．全身平均动脉压　　　　　　　　B．血浆胶体渗透压

C．肾动脉压　　　　　　　　　　　D．肾小球毛细血管压

【答案与解析】 2．D。肾小球毛细血管上任何一点的滤过动力可用有效滤过压来表示。有效滤过压是指促进超滤的动力与对抗超滤的阻力之间的差值，即有效滤过压＝（肾小球毛细血管压＋囊内液胶体渗透压）－（血浆胶体渗透压＋肾小囊内压）。其中肾小球毛细血管压是促进原尿生成的直接动力。当肾动脉灌注压在70 ～ 180mmHg范围变动时，肾脏通过自身调节可保持肾血流量的相对稳定，因此动脉压对肾小球滤过的影响较小。

3.（2013年A型题）关于肾脏重吸收和分泌K^+的叙述，正确的是

A．近端肾小管重吸收约25% ～ 30%的K^+

B．髓袢重吸收约65% ～ 70%的K^+

C．远端肾小管分泌K^+，但不重吸收K^+

D．远曲小管分泌K^+受醛固酮调节

【答案与解析】 3．D。小管液中的K^+有65% ～ 70%在近端小管重吸收，25% ～ 30%在髓袢重吸收，远端小管和集合管既能重吸收K^+，也能分泌K^+，并可接受多种因素的调节。醛固酮可以促进远曲小管通过Na^+-K^+交换的形式促进K^+的分泌。

4.（2014年A型题）下列情况下，可使肾小球滤过平衡点向出球小动脉端移动的是

A．静脉注射肾上腺素　　　　　　B．发生中毒性休克

C．发生肾盂或输尿管结石　　　　D．快速静脉注射大量生理盐水

【答案与解析】　4．D。①肾血浆流量对肾小球滤过率的影响并非通过改变有效滤过压，而是通过改变滤过平衡点实现的。当肾血浆流量增大（如快速静脉注射大量生理盐水）时，肾小球毛细血管中血浆胶体渗透压上升的速度减缓，滤过平衡点向出球小动脉端移动，即有效滤过面积增大，故肾小球滤过率增加；反之亦然。②当肾交感神经强烈兴奋引起入球小动脉阻力明显增加时（如剧烈运动、大失血、静脉注射肾上腺素、缺氧和中毒性休克等），肾血流量和肾血浆流量明显减少，滤过平衡点向入球小动脉端移动，肾小球滤过率也显著降低。③肾盂或输尿管结石可引起输尿管阻塞，小管液或终尿不能排出，引起逆行性压力升高，最终导致囊内压升高，从而有效滤过压降低。由此可见，它对肾小球滤过率的影响是通过改变有效滤过压而实现的。

5.（2014年A型题）下列关于肾近端小管重吸收HCO_3^-的描述，正确的是

A．重吸收量约占超滤液总量的1/3　　B．通过Cl^--HCO_3^-交换进入上皮细胞

C．与管腔膜上Na^+-H^+交换密切相关　　D．与小管上皮细胞分泌NH_3无关

【答案与解析】　5．C。从肾小球滤过的HCO_3^-几乎全部被肾小管和集合管重吸收，其中80%由近端小管重吸收。①近端小管上皮细胞通过Na^+-H^+交换分泌H^+，进入小管液的H^+与HCO_3^-结合生成H_2CO_3，很快生成CO_2和H_2O，这一反应由上皮细胞顶端膜表面的碳酸酐酶催化。CO_2为高度脂溶性，很快以单纯扩散方式进入上皮细胞内，在细胞内CO_2和水又在碳酸酐酶的催化下形成H_2CO_3，后者很快离解成H^+和HCO_3^-。H^+则通

过顶端膜上的 Na^+-H^+ 逆向转运进入小管液，再次与 HCO_3^- 结合形成 H_2CO_3。细胞内大部分 HCO_3^- 与其他离子以同向转运的方式进入细胞间液；只有小部分通过 Cl^--HCO_3^- 交换的方式进入细胞间液。②近端小管上皮细胞内的谷氨酰胺可脱氨脱氢生成 α-酮戊二酸和 NH_4^+，α-酮戊二酸代谢可生成2分子 HCO_3^-。其中谷氨酰胺酶是生成 NH_3 的限速酶。在细胞内 NH_3 和 NH_4^+ 处于动态平衡。NH_3 是脂溶性分子，可通过单纯扩散进入小管腔或细胞间隙。NH_4^+ 通过上皮细胞顶端膜逆向转运体进入小管液。1分子谷氨酰胺被代谢时，生成2分子 NH_4^+ 进入小管液，机体获得2分子 HCO_3^-，故肾近端小管重吸收 HCO_3^- 与小管上皮细胞分泌 NH_3 有关。

6.（2015年A型题）在肾小球滤过膜中起机械屏障作用的主要结构是

A. 毛细血管内皮细胞　　　　　　　　B. 毛细血管内皮下基膜

C. 肾小囊脏层上皮细胞　　　　　　　D. 肾小囊脏层足细胞足突裂隙膜

【答案与解析】　6. B。肾小球滤过膜由毛细血管内皮细胞、毛细血管基膜和肾小囊脏层足细胞的足突构成。①滤过膜的内层是毛细血管内皮细胞，细胞上有许多直径为70～90nm的小孔，小分子溶质以及小分子量的蛋白质可自由通过，但血细胞不能通过。②基膜层为非细胞性结构，由基质和一些带负电荷的蛋白质构成。膜上有直径为2～8nm的多角形网孔，网孔的大小决定分子大小不同的溶质是否可以通过，是阻碍血浆蛋白滤过的一个重要屏障。③滤过膜的外层是肾小囊上皮细胞，上皮细胞有很长突起，相互交错对插在突起之间形成滤过裂隙膜，膜上有直径4～11nm的小孔，是滤过膜的最后一道屏障。

7.（2015年A型题）下列关于肾近端小管分泌H^+的描述，正确的是

A．主要依靠管腔膜上的质子泵转运　　　B．与上皮细胞分泌NH_3相互抑制

C．与上皮细胞重吸收Na^+无关　　　　D．碳酸酐酶在泌H^+中起重要作用

【答案与解析】　7．D。①在近端小管的前半段，Na^+进入上皮细胞的过程与H^+的分泌相耦联。由于上皮细胞基底侧膜中钠泵的作用，造成细胞内低Na^+小管液中的Na^+和细胞内的H^+由顶端膜的Na^+-H^+交换体进行逆向转运，H^+被分泌到小管液中，而小管液中的Na^+则顺浓度梯度进入上皮细胞内。②进入小管液的H^+与HCO_3^-结合生成H_2CO_3，很快生成CO_2和H_2O，这一反应由上皮细胞顶端膜表面的碳酸酐酶催化。用碳酸酐酶抑制药，如乙酰唑胺可抑制H^+的分泌，进而影响HCO_3^-的重吸收。③肾小管和集合管分泌NH_3既可促进H^+的排泄，又可促进HCO_3^-的重吸收。可见，肾近端小管分泌H^+与上皮细胞分泌NH_3相互促进。

8.（2015年A型题）静脉推注少量高浓度葡萄糖时出现尿量增多的原因是

A．肾小球滤过率升高　　　　　　　　　B．肾小管液溶质浓度升高

C．血浆胶体渗透压下降　　　　　　　　D．肾血流量增多

【答案与解析】　8．B。肾小管和集合管重吸收水的动力是小管液和上皮细胞之间的渗透浓度梯度。当小管液中某些溶质因未被重吸收而留在小管液中时，可使小管液溶质浓度升高，由于渗透作用，也使一部分水保留在小管内，导致小管液中的Na^+被稀释而浓度降低，于是小管液和上皮细胞之间的Na^+浓度梯度降低，从而使Na^+的重吸收减少而小管液中有较多的Na^+，进而又使小管液中保留较多的水，结果使水的重吸收减少，尿量和$NaCl$排出量增多。这种现象称为渗透性利尿。糖尿病患者或正常人静脉推注高

浓度葡萄糖后，肾小球滤过的葡萄糖量可超过近端小管对糖的最大转运率，造成小管液渗透压升高（溶质浓度升高），结果将阻碍水和NaCl的重吸收，不仅尿中出现葡萄糖，而且尿量也增加。

9.（2016年A型题）肾小管重吸收Na^+与水的量与肾小球滤过率成定比关系的部位是

A．近端小管　　　B．髓袢细段　　　C．髓袢升支粗段　　　D．远曲小管

【答案与解析】　9．A。近端小管中Na^+和水的重吸收率总是占肾小球滤过率的65% ～ 70%，这称为近端小管的定比重吸收，这种定比重吸收的现象称为球－管平衡。

10.（2017年A型题）正常人摄入K^+较多时，肾排K^+也增多的原因是

A．远曲小管和集合管分泌K^+增多　　　B．近球小管重吸收K^+减少

C．醛固酮分泌减少　　　　　　　　　　D．肾小球滤过率增加

【答案与解析】　10．A。肾脏对K^+的排泄量取决于K^+的肾小球滤过量、肾小管和集合管的重吸收量和分泌量3个因素。肾脏对K^+的排出量主要取决于远端小管和集合管主细胞K^+的分泌量。由于近球小管对K^+的重吸收固定在65% ～ 70%，所以摄入K^+越多，近球小管吸收的K^+越多。正常人摄入K^+增多时，血K^+浓度升高，可刺激醛固酮分泌增多。肾小球滤过率的大小取决于有效滤过压和滤过系数，与K^+浓度无关。

11.（2018年A型题）实验中发现，较难通过肾小球滤过膜的物质是

A．带正电荷的右旋糖酐分子　　　　　B．带负电荷的右旋糖酐分子

C．电中性的右旋糖酐分子　　　　　　D．带负电荷的无机离子

【答案与解析】　11．B。肾小球滤过膜由毛细血管内皮细胞、毛细血管下基膜和肾

小囊脏层足细胞的足突构成，3层结构的孔径分别为 70～90nm、2～8nm 和 4～11nm，小分子溶质和小分子量蛋白质可自由通过，但血细胞不能通过。滤过膜带负电荷，对带负电荷的蛋白质分子有阻碍作用。故肾小球滤过膜可阻碍带负电荷的右旋糖酐分子的通过，对带正电荷和电中性的右旋糖酐分子无电荷屏障作用。

12．（2019年A型题）下列使肾小球滤过率增高的因素是

A．血浆胶体渗透压升高　　　　　　B．血浆晶体渗透压升高

C．肾小囊内静水压降低　　　　　　D．滤过平衡移向入球端

【答案与解析】 12．C。①肾小球滤过率与肾小球毛细血管滤过系数、有效滤过压和肾血浆流量有关。有效滤过压＝（肾小球毛细血管静水压＋肾小囊内液胶体渗透压）－（血浆胶体渗透压＋肾小囊内静水压），故肾小囊内静水压降低，使有效滤过压升高，从而肾小球滤过率增加。②血浆内的晶体物质能够自由通透肾小球的滤过膜，不影响肾小球滤过率。③血浆胶体渗透压升高，有效滤过压和肾小球滤过率均降低。④当滤过阻力等于滤过动力时，有效滤过压降为零，称为滤过平衡。当滤过平衡移向入球端，造成有效滤过面积减小，从而肾小球滤过率降低。

13．（2019年A型题）对NaCl不易通透而对水易通透的肾小管段是

A．髓袢降支细段　　B．髓袢升支细段　　C．髓袢升支粗段　　D．远曲小管

【答案与解析】 13．A。①髓袢降支细段对溶质的通透性很低。这段小管上皮细胞的顶端膜和基底外侧膜存在大量水孔蛋白1（AQP1），促进水的重吸收，使水能迅速地进入组织液，小管液渗透浓度压不断地增加。②髓袢升支细段、髓袢升支粗段对水不易

通透，对NaCl易通透。③远曲小管对水不通透，对Na^+的重吸收受醛固酮的调节。

14．（2020年A型题）能调节滤过膜有效滤过面积和有效通透系数的肾小球功能活动是

A．血管内皮细胞间隙的收放   B．基膜的更新和网孔改建

C．球内系膜细胞的舒缩   D．足细胞足突的伸缩

【答案与解析】 14．C。肾小球毛细血管间的系膜细胞具有伸缩能力，可调节滤过膜的面积和有效通透指数，系膜细胞的收缩与舒张则受到体内一些缩血管或舒血管物质的调节。毛细血管内皮细胞、基膜和足细胞是肾小球的3层滤过膜，但其改变只影响通透系数，不改变滤过膜面积。

15．（2020年X型题）下列关于肾脏分泌NH_3和NH_4^+的描述，正确的有

A．近端小管主要泌NH_4^+ B．集合管主要泌NH_3

C．与泌H^+密切相关   D．与重吸收HCO_3^-密切相关

【答案与解析】 15．ABCD。1分子谷氨酰胺被代谢时，可生成2个NH_4^+进入小管液，同时回收2个HCO_3^-。这一反应过程主要发生在近端小管。集合管上皮细胞膜对NH_3高度通透，而对NH_4^+的通透性则较低，故细胞内生成的NH_3以扩散方式进入小管液，与小管液中的H^+结合形成NH_4^+，并随尿排出体外。这一反应过程中，尿中每排出1个NH_4^+可有1个HCO_3^-被重吸收。NH_3的分泌与H^+的分泌密切相关。

16．（2021年A型题）肾小管和集合管上皮细胞维持和调节机体酸碱平衡的功能活动有

A．Na^+-H^+交换   B．质子泵

C．NH_3/NH_4^+的分泌   D．Na^+-K^+-2Cl^-同向转运

【答案与解析】 16．ABC。肾小球和肾小管可以通过Na^+-H^+交换，质子泵向小管液中分泌H^+以维持体内的酸碱平衡。另外，H^+的分泌还耦连着HCO_3^-的分泌。肾小管还可以分泌NH_3和NH_4^+。这一过程降低了小管液中H^+的浓度，使泌H^+可以持续进行，同时增加HCO_3^-的重吸收。Na^+-K^+-$2Cl^-$同向转运是髓拌升支粗段重吸收Na^+的主要方式。

17．（2022年A型题）可导致肾小球滤过增加的是

A．交感神经兴奋 　　　　　　　　B．肾盂结石

C．收缩压上升到150mmHg 　　　D．肾血浆流量增加

【答案与解析】 17．D。肾小球滤过率与肾小球毛细血管滤过系数、有效滤过压和肾血浆流量有关。收缩压上升到150mmHg时，通过自身调节机制，肾血流量保持相对稳定。当肾血浆流量增加时，滤过平衡点向出球小动脉端移动，使有效滤过面积增大，肾小球滤过率增加。当肾交感神经兴奋引起入球小动脉阻力明显增加时，肾血流量和肾血浆流量减少，肾小球滤过率降低。当肾盂结石引起输尿管阻塞时，引起逆行性压力升高，最终导致囊内压升高，从而使有效滤过压和肾小球滤过率降低。

（18、19题共用选项）（2022年B型题）

A．近端小管 　　　B．髓拌 　　　　C．远曲小管 　　　D．集合管髓袢

18．尿素容易通过的部位

19．肾脏重吸收葡萄糖的主要部位

【答案与解析】 18、19．D、A。近端小管可以吸收$40\% \sim 50\%$肾小球滤过的尿素，肾单位的其他部分节段对尿素通透性很低，部分节段通过尿素通道蛋白（UT）增加该

节段对尿素的通透性。从髓袢升支细段至皮质和外髓部集合管对尿素不通透，集合管开始对水进行重吸收，导致尿素在集合管内浓度不断增高；内髓部集合管末端依赖抗利尿激素（ADH）调控的尿素通道蛋白UT-A1和UT-A3对尿素高度通透，使浓缩的尿素扩散到内髓部组织；髓袢降支段UT-A2介导的尿素通透性增加，尿素重新进入髓袢。肾脏中滤过的葡萄糖几乎全部在近曲小管重吸收，小管液中的葡萄糖是通过近端小管上皮细胞顶端膜中的Na^+-葡萄糖同向转运体以继发性主动转运的方式转入细胞，进入细胞内的葡萄糖则由基底侧膜中的葡萄糖转运体2以易化扩散的方式转运入细胞间液。

二、知识点总结

本周知识点考点频率统计见表10-1。

表10-1　肾的功能解剖和肾血流量、肾小球的滤过功能、肾小管和集合管的物质
转运功能考点频率统计表（2012—2022年）

年份	肾的功能解剖		肾血流量	肾小球的滤过功能		肾小管和集合管的物质转运功能						
	肾单位及球旁器	滤过膜的构成		有效滤过压	影响因素	NaCl和水	HCO_3^-和H^+	葡萄糖及氨基酸	尿素	NH_3和NH_4^+	K^+
2022					√			√	√		
2021						√	√			√	√

续　表

笔记

年份	肾的功能解剖		肾血流量	肾小球的滤过功能		肾小管和集合管的物质转运功能					
	肾单位及球旁器	滤过膜的构成		有效滤过压	影响因素	NaCl和水	HCO$_3$和H$^+$	葡萄糖及氨基酸	尿素	NH$_3$和NH$_4^+$	K$^+$
2020					√					√	
2019					√	√					
2018		√									
2017											√
2016						√					
2015	√				√		√				
2014					√	√					
2013				√							√
2012							√				

（一）肾的功能解剖

1. 肾脏的功能单位——肾单位

（1）肾单位：肾单位是肾脏的基本功能单位。肾单位＝肾小体＋肾小管，肾小体＝肾小球＋肾小囊。①肾小球：位于入球小动脉和出球小动脉之间的一团毛细血管簇。②肾小囊：肾小球外侧被肾小囊所包裹，肾小囊的脏层和壁层之间的间隙称为肾小囊腔。从肾小球滤过的液体流入肾小囊中。肾小囊延续即为肾小管。③肾小管：包括近曲小管、髓袢和远曲小管。肾小管的初始段高度屈曲，称为近曲小管。髓袢由降支和升支组成。远曲小管与集合管相连接。近曲小管和髓袢降支粗段称为近端小管；髓袢升支粗段和远曲小管称为远端小管。

（2）集合管：集合管不属于肾单位。集合管在尿液浓缩过程中起重要作用。

（3）皮质肾单位和近髓肾单位（表10-2）

表10-2　两种肾单位的比较

项目	皮质肾单位	近髓肾单位
位置	肾小体位于皮质的外2/3处	肾小体位于皮质层靠近髓质的位置
数量	肾单位总数的85%～90%	肾单位总数的10%～15%
特点	①肾小球体积较小，髓袢较短；②其入球小动脉的口径比出球小动脉的大，两者的比例约为2∶1；③出球小动脉分支形成小管周围毛细血管网，包绕在肾小管的周围，有利于肾小管的重吸收	①肾小球体积较大，髓袢较长；②入球小动脉和出球小动脉口径无明显差异；③出球小动脉分支形成两种小血管，一种为肾小管周围毛细血管网，有利于肾小管重吸收；另一种是直小血管，在维持肾脏髓质高渗和尿液浓缩稀释方面起重要作用

2. 球旁器　球旁器由球旁细胞、致密斑和球外系膜细胞组成，主要分布在皮质肾单位（表10-3）。

笔记

表10-3　球旁器的组成

项目	位置	功能
球旁细胞	是入球小动脉管壁中一些特殊分化的平滑肌细胞，也称颗粒细胞	合成、储存和释放肾素
致密斑	位于穿过入球小动脉和出球小动脉之间的远曲小管起始部	感受小管液中NaCl含量的变化，将信息传递至邻近的球旁细胞，调节肾素分泌，从而调节尿量的生成
球外系膜细胞	位于入球小动脉、出球小动脉和致密斑之间	吞噬和收缩等

3. 滤过膜

（1）滤过膜的构成（表10-4）

表10-4　滤过膜的结构及屏障

结构	机械屏障	电荷屏障（带负电）
毛细血管内皮细胞（内）	直径为70～90nm的窗孔	糖蛋白
肾小球基膜（GBM）（中）	直径为2～8nm的网孔（滤过膜的关键屏障）	Ⅳ型胶原、层粘连蛋白和蛋白多糖等成分
足细胞（外）	直径4～11nm的小孔	主要蛋白质成分为裂孔素

（2）滤过屏障：肾小球滤过屏障包括机械屏障和电荷屏障。其中机械屏障的主要结构是基膜，滤过膜3层结构均含有带负电的蛋白质，因此带负电的分子（蛋白质）不易通过滤过膜，而水和小分子溶质可自由地通过。

4. 肾脏的神经支配　肾脏只有交感神经支配，一般认为肾脏无副交感神经末梢分布。

（二）肾血流量

1. 肾血流量的特点

（1）肾是机体供血量最丰富的器官，每分钟两肾的血流量约1200ml，相当于心输出量的20%～25%。

（2）肾不同部位供血不均，94%的血流供应肾皮质，5%供应外髓部，1%供应内髓部。

（3）肾血流经过两次毛细血管：腹主动脉→叶间动脉→弓状动脉→小叶间动脉→入球小动脉→肾小球毛细血管网（第一次）→出球小动脉→肾小管周围毛细血管网或直小血管（第二次）→小静脉→小叶间静脉→弓状静脉→叶间静脉→肾静脉→下腔静脉。

（4）肾小球毛细血管内压力较高。皮质肾单位的入球小动脉的口径比出球小动脉粗1倍，因此肾小球毛细血管内压力较高，有利于肾小球毛细血管中血浆快速滤过；肾小管周围的毛细血管内压力较低，同时血管内胶体渗透压高，可促进肾小管的重吸收。

（5）近髓肾单位的出球小动脉进一步分支形成两种小血管，一种为网状小血管，缠绕于邻近的近曲小管和远曲小管周围；另一种是细长U形的直小血管，与髓袢并行。

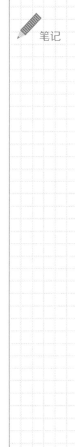

2. 肾血流量的调节

（1）肾血流量的自身调节：肾动脉灌注压变动在70～180mmHg范围内时，肾血流量仍保持相对恒定水平，是肾小球滤过率保持恒定的基本条件。其机制为肌源性学说和管-球反馈。

（2）肾血流量的神经调节：肾交感神经↑→肾血管收缩→肾血流量↓。其生理意义在于调节肾血流量以适应全身血液重新分配的需要。

（3）肾血流量的体液调节：①肾上腺素、去甲肾上腺素（NE）、血管紧张素、血管升压素（VP）、内皮素、腺苷等→血管收缩→肾血流量↓。②前列腺素、乙酰胆碱（ACh）、一氧化氮→肾血管扩张→肾血流量↑。

（4）其他因素对肾血流量的调节：高蛋白摄入后1～2小时内可使肾血流量和肾小球滤过率（GFR）增加20%～30%；糖尿病患者严重高血糖时，肾血流量和GFR增加。

（三）肾小球的滤过功能

1. 有效滤过压 肾小球毛细血管上任何一点的滤过动力可用有效滤过压来表示，指促进超滤的动力与对抗超滤的阻力之间的差值。有效滤过压＝（肾小球毛细血管静水压＋囊内液胶体渗透压）－（血浆胶体渗透压＋肾小囊内压）。其中肾小球毛细血管静水压、囊内液胶体渗透压为滤过动力，血浆胶体渗透压、肾小囊内压为滤过阻力。

笔记

2. 相关概念（表10-5）

表10-5 肾小球滤过功能的相关概念

概念	解释
超滤液	也称原尿。血液流经肾小球毛细血管时，除蛋白质外，血浆中其余成分均能被滤过进入肾小囊腔内生成超滤液
GFR	单位时间内（每分钟）两肾生成的超滤液量。正常成年人约为125ml/min
肾血浆流量（RPF）	安静状态下，健康成年人两肾的血浆灌注量，由肾血流量和血细胞比容可计算。约为660ml/min
滤过分数（FF）	肾小球滤过率与肾血浆流量的比值。正常成年人约为19%。血液流经肾脏时，大约有1/5的血浆经肾小球毛细血管滤出，进入肾小囊形成超滤液

3. 滤过平衡 肾小球毛细血管内血液从入球小动脉端流向出球小动脉端→血浆中蛋白质浓度↑→使滤过的阻力↑→有效滤过压就↓。当滤过阻力等于滤过动力时，有效滤过压降为零，称为滤过平衡，此时滤过停止。滤过平衡处距入球小动脉端越近→能滤过形成超滤液的毛细血管越短→总有效滤过面积↓→肾小球滤过率↓。相反，平衡点越靠近出球小动脉端→肾小球滤过率↑。

4. 影响肾小球滤过的因素（表10-6）

表10-6　影响肾小球滤过的因素

影响因素		正常生理	作用机制
肾小球毛细血管滤过系数（K_f）		指在单位有效滤过压驱动下，单位时间内通过滤过膜的液量。K_f＝滤过膜的有效通透系数（k）×滤过面积（s）	通过影响k、s，影响肾小球滤过率。在发生某些疾病时，有滤过功能的肾小球数量减少，肾小球滤过率降低，可导致少尿甚至无尿。肾小球毛细血管间的系膜细胞具有收缩能力，可调节滤过膜的面积和有效通透系数
有效滤过压	肾小球毛细血管血压	血压变动于70～180mmHg范围内，通过自身调节维持肾小球毛细血管血压维持稳定	器质性疾病致血管狭窄、交感神经兴奋加强使肾血流量和毛细血管血压降低超出限度范围时，有效滤过压降低
	囊内压	正常情况下比较稳定	肾盂或输尿管结石、肿瘤压迫引起输尿管堵塞时，可使肾盂内压力显著增加，囊内压升高，有效滤过压降低，肾小球滤过率降低
	血浆胶体渗透压	正常情况下比较稳定	当全身血浆蛋白浓度降低时，血浆胶体渗透压降低，有效滤过压升高，肾小球滤过率增加
肾血浆流量		肾血浆流量下降时，肾小球滤过率降低	通过改变滤过平衡点而非有效滤过压实现

（四）肾小管和集合管的物质转运功能

约99%的水被肾小管和集合管重吸收，其他物质被选择性重吸收或被肾小管上皮细胞主动分泌。转运方式有被动转运和主动转运两种。

1. 肾小管与集合管中各种物质的重吸收与分泌

（1）Na^+、Cl^- 的重吸收：在所有肾小管均可进行，以近端肾小管为主。①近端小管：约2/3经跨细胞途径被重吸收，主要发生在近端小管前半段；约1/3经细胞旁途径被重吸收，主要发生在近端小管后半段。在近端小管前半段，Na^+ 通过与 H^+ 的分泌以及葡萄糖、氨基酸的同向转运相耦联进入细胞内。细胞内的钠经基底侧膜上 Na^+ 泵泵出细胞。在近端小管后半段，由于氯离子吸收造成管内外电位差，管腔内带正电荷，驱使小管液内的部分 Na^+ 顺电位梯度通过细胞旁途径被动重吸收；近端小管后半段上皮细胞顶端膜中存在 Na^+-H^+ 交换体和 Cl^--HCO_3^- 交换体，使 Na^+ 和 Cl^- 进入细胞内，H^+ 和 HCO_3^- 进入小管液。②髓袢：以髓袢升支粗段为主，通过 Na^+-K^+-$2Cl^-$ 同向转运体主动重吸收 Na^+、Cl^-。髓袢降支细段髓袢对 Na^+ 不易通透。髓袢升支细段对 Na^+ 和 Cl^- 易通透，NaCl 不断地通过被动的易化扩散进入组织间液，小管液渗透浓度逐渐降低。③远曲小管和集合管：远端小管通过 Na^+-Cl^- 同向转运体和集合管通过上皮钠通道（ENaC）主动重吸收钠，且受醛固酮的调节。

（2）水的重吸收：①近端小管：近端小管对水的重吸收主要是通过水通道蛋白1（AQP1）在渗透压作用下完成的。近端小管中物质的重吸收为等渗性重吸收，小管液为等渗液。②髓袢：髓袢降支细段上皮细胞的顶端膜和基底外侧膜存在大量 AQP1，促进水的重吸收，髓袢升支细段和粗段不易通透水分。③远曲小管和集合管：远曲小管对水不通透，集合管对水的重吸收随体内出入量而变化，受 ADH 的调节。

（3）HCO_3^- 的重吸收与 H^+ 的分泌：两者同时进行，可在所有肾小管进行。①近端小管：约80% HCO_3^-由近端小管重吸收，以CO_2形式进行。此外，小部分H^+可由近端小管顶端膜中的H^+-ATP酶主动分泌入管腔。近端小管是分泌H^+的主要部位，并以Na^+-H^+交换方式为主。②髓袢：髓袢对HCO_3^-的重吸收主要发生在升支粗段，其机制与近端小管相同。③远曲小管和集合管：远曲小管上皮细胞通过Na^+-H^+交换，参与HCO_3^-的重吸收。远曲小管和集合管的闰细胞可主动分泌H^+。

（4）NH_3和NH_4^+的分泌与H^+、HCO_3^-的转运关系：①近端小管、髓袢升支粗段和远端小管主要通过谷氨酰胺脱氨基生成NH_4^+。1分子谷氨酰胺被代谢时，可生成2个NH_4^+进入小管液，同时回吸收2个HCO_3^-。这一反应过程主要发生在近端小管。②远曲小管和集合管：集合管NH_3以扩散方式进入小管液，与小管液中的H^+结合形成NH_4^+，并随尿排出体外。反应过程中，尿中每排出1个NH_4^+可有1个HCO_3^-被重吸收。NH_4^+的分泌与H^+的分泌密切相关。如果集合管分泌H^+被抑制，则尿中排出的NH_4^+也减少。

（5）K^+的重吸收和分泌：65%～70%的钾在近端小管被重吸收，25%～30%在髓袢重吸收。远端小管和集合管既可重吸收K^+又可分泌K^+，并受多种因素调节其分泌和吸收的量。尿中排出的钾主要是由远端小管和集合管的主细胞所分泌的，分泌方式主要是通过肾脏钾通道，细胞外液K^+浓度升高，醛固酮分泌增加和小管液流速增高，均可刺激主细胞分泌K^+。

（6）葡萄糖和氨基酸的重吸收：滤过的葡萄糖几乎全部在近曲小管重吸收。当血浆中葡萄糖浓度达到180mg/100ml时，尿中即开始出现葡萄糖，这一血糖浓度称为肾糖阈。肾糖阈代表有一部分肾小管对葡萄糖的重吸收已达到饱和。同样，由肾小球滤过的氨基酸主要在近端小管被重吸收，其吸收方式为继发性主动重吸收，需Na^+的存在。

（7）尿素的重吸收与排泄：近端小管可以吸收40%～50%肾小球滤过的尿素，肾单位其他部分节段对尿素通透性低。从髓袢升支细段至皮质和外髓部集合管对尿素不通透，集合管开始对水重吸收，导致尿素在集合管内浓度不断增高；内髓部集合管末端依赖ADH调控的尿素通道蛋白UT-A1和UT-A3对尿素高度通透，使浓缩的尿素扩散到内髓部组织；髓袢降支细段UT-A2介导的尿素通透性增加，尿素重新进入髓袢。尿素再循环在尿液浓缩机制中具有重要的意义。

2. 影响肾小管和集合管重吸收与分泌的因素

（1）小管液中溶质浓度：当小管液中某些溶质因未被重吸收而留在小管液中时，可使小管液溶质浓度升高，由于渗透作用，也使一部分水保留在小管内，导致小管液中的Na^+被稀释而浓度降低，于是小管液和上皮细胞之间的Na^+浓度梯度降低，从而使尿量和NaCl排出量增多，这种现象称为渗透性利尿。

（2）球-管平衡：近端小管对溶质（特别是Na^+）和水的重吸收随肾小球滤过率的变化而改变，近端小管中Na^+和水的重吸收率总是占肾小球滤过率的65%～70%，这称为近端小管的定比重吸收。球-管平衡的生理意义在于保持尿量和尿钠的相对稳定。

拓展练习及参考答案

✎ 拓展练习

【填空题】

1. 肾脏的结构与功能单位是（ ），它由（ ）与（ ）两部分组成。

2. 滤过膜的组成包括内层的（ ）、中层的（ ）和外层的（ ）。

3. 滤过分数是指（　　）和（　　）的比值。

4. 终尿中的K^+主要是由（　　）所分泌的。

5. 远曲小管和集合管所分泌的NH_3，主要来自（　　）。

【判断题】

1. 滤过膜结构有带负电的蛋白质，因此带负电的物质不易通过滤过膜，而水和小分子溶质可自由地通过。

2. 肾脏的神经支配有交感神经和副交感神经。

【名词解释】

1. 渗透性利尿

2. 肾小球滤过率

【选择题】

A型题

1. 肾小球滤过率基本保持不变的病理情况是

A. 低蛋白血症

B. 血压由90mmHg升至170mmHg

C. 快速静脉输入生理盐水500ml

D. 输尿管结石

E. 肾小球肾炎

2. 关于近端小管的重吸收机制，错误的是

A. 对Na^+、Cl^-和水的重吸收率约70%

B. 对Na^+、Cl^-的重吸收都是主动重吸收

C. 对水的重吸收是通过渗透作用进行的

D. 物质的重吸收为等渗性重吸收

E. 对HCO_3^-的重吸收是以CO_2形式进行的

3. 重吸收葡萄糖的部位是

A. 近端小管   B. 髓袢升支细段   C. 集合管   D. 髓袢升支粗段   E. 髓袢降支细段

4. 关于肾小管分泌 H^+ 的叙述，正确的是

A. 主要发生在髓袢升支粗段   B. 乙酰唑胺可抑制 H^+ 的分泌

C. 远曲小管的主细胞可分泌 H^+ D. 近端小管分泌 H^+ 以 K^+-H^+ 交换方式为主

E. 小部分 H^+ 可由集合管的 H^+-ATP酶主动分泌入管腔

5. 关于肾小管分泌 K^+，下列叙述中哪项是错误的

A. 原尿中的 K^+ 在近端小管被重吸收

B. K^+ 的分泌是通过 Na^+-K^+ 交换形式实现的

C. 碱中毒时往往出现高钾血症

D. 碱中毒时 Na^+-H^+ 交换降低，Na^+-K^+ 交换增强

E. Na^+-K^+ 交换与 Na^+-H^+ 交换存在着竞争性抑制

B型题

（6～9题共用选项）

A. 髓袢升支粗段   B. 髓袢降支细段   C. 集合管   D. 近曲小管   E. 髓袢升支细段

6. Na^+ 被重吸收的主要部位是

7. 继发性主动转运 Cl^- 的部位是

8. 滤液中氨基酸被重吸收的部位限于

9. 对尿素通透性最高的部位是

X型题

10. 肾脏血液供应的特点有

A. 正常情况易受全身动脉血压影响

B. 肾髓质的血流量占90%以上

C. 血流量大

D. 肾小球毛细血管血压高

E. 肾血流经过两次毛细血管

【问答题】

1. 正常人的肾血流量是如何调节的？试述其调节机制和生理意义。

2. 简述影响肾小球滤过率的因素。

参考答案

【填空题】

1. 肾单位；肾小体；肾小管

2. 毛细血管内皮细胞；毛细血管基膜；肾小囊上皮细胞（足细胞）

3. 肾小球滤过率；肾血浆流量

4. 远端小管和集合管

5. 谷氨酰胺

【判断题】

1. √

2. ×　肾脏的神经支配是交感神经。

【名词解释】

1. 渗透性利尿　因小管液中溶质浓度升高而阻碍水的重吸收引起的尿量增加现象，称为渗透性利尿。

2. 肾小球滤过率　单位时间内（每分钟）两肾生成的超滤液量，正常成人为125ml/min。

【选择题】

A 型题　1．B　2．B　3．A　4．B　5．C

B 型题　6．D　7．A　8．D　9．C

X 型题　10．CDE

【问答题】

1．答案见知识点总结（二）2。

2．答案见表 10-6。

第11周　尿液浓缩与稀释、尿生成的调节、清除率、尿的排放

一、考研真题解析

1.（2012年A型题）大量出汗时尿量减少的最主要原因是

A．血浆晶体渗透压升高，抗利尿激素分泌增加

B．交感神经兴奋，抗利尿激素分泌增加

C．血容量减少，肾小球滤过减少

D．血浆胶体渗透压升高，肾小球滤过减少

【答案与解析】　1．A。大量出汗时，排出的汗液是低渗的，故当机体大量发汗时可造成高渗性脱水，会导致血浆晶体渗透压升高，从而刺激抗利尿激素（ADH）分泌，肾小管和集合管对水的重吸收增加，尿量减少。ADH与交感神经兴奋关系不大，其分泌主要受体液渗透压和血容量的影响。其中，细胞外液渗透浓度的改变（主要是晶体渗透压）是调节ADH分泌的最重要因素。血浆胶体渗透压主要取决于血浆白蛋白的含量，出汗对其影响不大。

2.（2012年X型题）决定尿液浓缩与稀释机制的重要因素有

A．肾小球滤过率

B．血浆胶体渗透压

C．肾髓质渗透梯度

D．抗利尿激素的分泌

【答案与解析】 2．CD。尿液的浓缩和稀释主要发生在远端小管末端和集合管，特别是集合管。尿的浓缩和稀释一方面取决于肾髓质高渗的形成和大小，另一方面取决于远端小管末端和集合管对水的通透性。ADH是决定远曲小管和集合管上皮细胞对水通透性的最重要激素，故后者主要受ADH浓度的影响。肾小球滤过率（GFR）、血浆胶体渗透压与尿液的浓缩和稀释机制无关。

3．（2013年X型题）能够增加尿钠重吸收的因素有

A．醛固酮分泌增多

B．抗利尿激素分泌增多

C．血钾浓度增高

D．血钠浓度增高

【答案与解析】 3．AC。醛固酮的功能主要是保钠排钾，促进水的重吸收；ADH的主要作用是促进远曲小管和集合管对水的重吸收，对尿钠无影响；血钾浓度增高可促进醛固酮分泌，增加钾离子排出，促进钠离子重吸收；血钠浓度增高则抑制醛固酮分泌，降低血钠浓度。

4．（2014年A型题）大量出汗时尿量减少的主要原因是

A．肾交感神经兴奋

B．血管升压素分泌增多

C．醛固酮分泌增多

D．肾小管液溶质浓度下降

【答案与解析】 4．B。参见考研真题解析第1题解析。

5．（2016年A型题）利用肾清除率概念测定GFR，被清除物除能被肾小球滤过外，

尚需满足的条件是

  A．可被肾小管重吸收和分泌   B．不被肾小管重吸收，但可被分泌

  C．可被肾小管重吸收，但不可被分泌 D．不被肾小管重吸收和分泌

【答案与解析】 5．D。如果某物质能经肾小球自由滤过，则该物质在肾小囊超滤液中的浓度与血浆浓度相同，如果该物质在肾小管和集合管中既不被重吸收又不被分泌，则单位时间内该物质在肾小球滤过的量应等于从尿中排出该物质的量，因此该物质的清除率就等于GFR。菊粉是符合这个条件的物质，所以它的清除率可用来代表GFR。

6．（2017年A型题）在尿液的浓缩和稀释调控中起关键作用的体液因子是

  A．血管紧张素 B．血管升压素 C．心房钠尿肽 D．醛固酮

【答案与解析】 6．B。参见考研真题解析第2题解析。

7．（2017年X型题）促进肾素分泌的因素有

  A．循环血量减少   B．肾小球滤过Na^+减少

  C．动脉血压降低   D．肾交感神经活动减弱

【答案与解析】 7．BC。各种原因引起肾血液减少或血浆中Na^+浓度降低时，肾素分泌增多。交感神经兴奋能使肾素分泌增多。动脉血压升高可使体内RAAS的活动被抑制，肾素分泌减少。

8．（2018年A型题）在肾远曲小管和集合管上皮细胞内，不属于醛固酮诱导蛋白的物质是

  A．管腔膜上的钠通道   B．管腔膜上的水孔蛋白

笔记

C．基底侧膜上的钠泵　　　　　　　　D．线粒体中合成ATP的酶

【答案与解析】 8．B。①醛固酮进入肾远曲小管和集合管上皮细胞胞质后与受体结合进入核内，通过基因调节机制，生成多种醛固酮诱导蛋白，这些诱导蛋白包括管腔膜钠通道蛋白、线粒体中合成ATP的酶和基底侧膜上的钠泵。②上皮细胞顶端膜对水的通透性取决于插入该膜中水孔蛋白的数量，而插入数量又受血管升压素（VP）的控制。

9．（2019年X型题）肾脏对尿液进行浓缩所需要的条件有

A．肾交感神经兴奋　　　　　　　　　B．肾髓质间质高渗

C．血管升压素的释放　　　　　　　　D．小管液中高溶质浓度

【答案与解析】 9．BC。参见考研真题解析第2题解析。

10．（2020年A型题）能刺激近球细胞分泌肾素的体液调控分子是

A．内皮素　　　　B．肾上腺素　　　　C．血管升压素　　　　D．血管紧张素Ⅱ

【答案与解析】 10．B。①位于入球小动脉的牵张感受器能感受肾动脉的灌注压（对动脉壁的牵张程度），位于远曲小管起始部的致密斑能感受流经该处小管液中的NaCl量，当灌注压降低或者小管液中的NaCl减少，肾素增加。肾交感神经兴奋时其末梢释放去甲肾上腺素（NE），后者作用于球旁细胞膜中的β受体，可直接刺激肾素释放。循环血液中的儿茶酚胺（肾上腺素和NE），肾内生成的前列腺素（PG）E_2和PGI_2均可刺激球旁细胞释放肾素。②血管紧张素（Ang）Ⅱ、ADH、心房纳尿肽（ANP）、内皮素和NO则可抑制肾素的释放。

11．（2021年A型题）正常人在下列哪种情况下尿量不会显著变化

笔记

A．一次性饮用1000ml清水 B．一次性饮用1000ml糖水

C．一次性饮用1000ml生理盐水 D．一次性静脉注射1000ml生理盐水

【答案与解析】 11．C。①当大量饮清水后，血液被稀释，血浆晶体渗透压降低，引起ADH分泌减少，集合管对水的重吸收减少，尿液稀释，尿量增加。这种大量饮用清水后引起尿量增多的现象，称为水利尿。②若饮1000ml生理盐水，则排尿量不出现饮清水后那样的变化。③一次性饮用1000ml糖水，因超过肾糖阈未被重吸收而留在小管液中时，可使小管液溶质浓度升高，由于渗透作用，也使一部分水保留在小管内，导致小管液中的Na^+被稀释而浓度降低，于是小管液和上皮细胞之间的Na^+浓度梯度降低，从而使Na^+的重吸收减少而小管液中有较多的Na^+，进而又使小管液中保留较多的水，结果使水的重吸收减少，尿和NaCl排出量增多，这种现象称为渗透性利尿。④静脉快速输入大量生理盐水使血浆蛋白被稀释，使血浆胶体渗透压降低，因而有效滤过压和肾小球滤过率增加。

12．（2022年A型题）肾脏直小血管的功能是

A．带走肾髓质中的溶质 B．维持肾皮质的低渗状态

C．维持肾髓质间质的高渗状态 D．维持肾组织的血液供应

【答案与解析】 12．C。肾髓质间液高渗的建立主要是由于NaCl和尿素在小管外组织间液中积聚。这些物质能持续滞留在该部位而不被循环血液带走，从而维持肾髓质间液的高渗环境。直小血管的降支和升支是并行的血管，与髓袢相似，在髓质中形成逆流系统。直小血管壁对水和溶质都高度通透。当血液沿直小血管降支向髓质深部流动时，在任一平面的组织间液渗透浓度均比直小血管内血浆渗透浓度高，故组织间液中的溶质

顺浓度差向直小血管内扩散，而直小血管内的水则顺渗透压差进入组织间液，使直小血管降支内各段血浆的渗透压与同一水平面髓质间隙之间趋于平衡。愈向内髓部深入，直小血管中血浆的渗透浓度越高，在折返处，其渗透浓度达最高值。当血液在直小血管升支内流动时，由于血浆渗透压比同一水平髓质间隙的渗透压要高，使得血液中的溶质扩散进入髓质间液，而髓质间液的水则渗入升支的血液。逆流交换过程仅将髓质间液中多余的溶质和水带回循环血液，这样溶质（主要是NaCl和尿素）就可连续地在直小血管降支和升支之间循环，有利于髓质间液高渗透压的维持。

二、知识点总结

本周知识点考点频率统计见表11-1。

表11-1　尿液浓缩与稀释、尿生成的调节、清除率、尿的排放考点频率统计表（2012—2022年）

年份	尿液浓缩与稀释		尿生成的调节			清除率	尿的排放
	机制	影响因素	神经调节	ADH	RAAS系统		
2022	√						
2021				√			
2020			√		√		
2019	√						
2018					√		

续　表

| 年份 | 尿液浓缩与稀释 | | 尿生成的调节 | | | 清除率 | 尿的排放 |
	机制	影响因素	神经调节	ADH	RAAS 系统		
2017		√		√	√		
2016						√	
2015							
2014				√			
2013					√		
2012		√		√			

（一）尿液浓缩与稀释

尿液的浓缩和稀释是就尿的渗透压和血浆渗透压相比而言的。正常人尿液的渗透压在 50 ～ 1200mOsm/（kg·H_2O）波动，表明肾脏具有较强的浓缩和稀释能力，该能力在维持体内液体平衡和渗透压稳定方面起到极为重要的作用。

当体内液体量过多时，尿液被稀释，排出的尿液渗透压低于血浆渗透压，称为低渗尿；当体内缺水时，尿液被浓缩，排出的尿液渗透压明显高于血浆渗透压，称为高渗尿。

1. 尿液浓缩的机制

（1）尿液浓缩的必要条件：①肾小管（特别是集合管）对水的通透性：ADH可增加

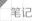

集合管上皮细胞顶端膜上水通道蛋白2（AQP2）的表达，促进肾脏对水的重吸收。②肾脏髓质组织间液形成高渗透浓度梯度：肾髓质组织间液形成高渗透浓度梯度，进一步促进水的重吸收。当ADH存在时，集合管AQP2的表达增加，对水的通透性增加，加之周围组织液渗透浓度较高，小管液中大量的水进入组织间液，小管液被浓缩，形成高渗尿。

（2）肾髓质间质渗透浓度梯度的形成：①逆流倍增机制：由于髓袢的U型结构、髓袢和集合管各段对水和溶质的通透性和重吸收不同（表11-2），以及髓袢和集合管小管液的流动方向，肾脏可通过逆流倍增机制建立从外髓部至内髓部间液由低到高的渗透浓度梯度。②直小血管的逆流交换机制：直小血管的降支和升支是并行的血管，与髓袢相似，在髓质中形成逆流系统。降支渗透压低于髓质，NaCl、尿素进入降支，水进入髓质。升支渗透压高于髓质，NaCl、尿素进入髓质，水进入升支。逆流交换过程将髓质间液中多余的溶质和水带回循环血液，这样溶质就可连续地在直小血管降支和升支之间循环，有利于髓质间液高渗透压的维持。

表11-2　各段肾小管和集合管对不同物质的通透性和作用

部位	水	Na$^+$	尿素	作用
髓袢降支细段	易通透	不易通透	中等通透	水进入内髓部组织间液，使小管液中NaCl浓度和渗透压逐渐升高；部分尿素由内髓部组织间液进入小管液，加入尿素再循环
髓袢升支细段	不易通透	易通透	不易通透	NaCl由小管液进入内髓部组织间液，使之渗透压升高

续　表

部位	水	Na$^+$	尿素	作用
髓袢升支粗段	不易通透	Na$^+$主动重吸收，Cl$^-$继发性主动重吸收	不易通透	NaCl进入外髓部组织液，使之渗透压升高
远曲小管	不易通透	Na$^+$主动重吸收，Cl$^-$继发性主动重吸收	不易通透	NaCl进入皮质组织间液，使小管液渗透压进一步降低
集合管	在有ADH时，对水易通透	主动重吸收	在皮质和外髓部不易通透，内髓部易通透	水重吸收使小管液中尿素浓度升高；NaCl和尿素进入内髓部组织间液，使之渗透压升高

（3）ADH的作用：重吸收的量则取决于集合管对水的通透性。ADH是决定集合管上皮细胞对水通透性的关键激素。ADH分泌增加，则集合管上皮细胞对水的通透性增加，水的重吸收量增加，小管液的渗透浓度就升高，即尿液被浓缩；反之则尿液被稀释。

2. **尿液稀释的机制**　尿液的稀释主要发生在集合管。小管液在到达髓袢升支粗段末端时为低渗液。如果体内水过多造成血浆晶体渗透压降低，可使ADH的释放被抑制，集合管对水通透性低，水不能被重吸收，而小管液中的NaCl将继续被主动重吸收，使小管液的渗透浓度进一步下降，形成低渗尿。

3. **影响尿液浓缩与稀释的因素**　尿液的浓缩和稀释过程，主要在集合管调节。髓

笔记

质间液高渗环境是水重吸收的动力，而 ADH 则调节集合管对水的通透性，产生高渗尿或低渗尿。

（1）影响肾髓质高渗形成的因素：①Na^+ 和 Cl^- 是形成肾髓质间液高渗的重要因素。凡能影响髓袢升支粗段主动重吸收 Na^+ 和 Cl^- 的因素都能影响髓质间液高渗的形成，如袢利尿药呋塞米和依他尼酸可抑制髓袢升支粗段的 $Na^+-K^+-2Cl^-$ 同向转运，减少 Na^+ 和 Cl^- 的主动重吸收，降低外髓部间液高渗，进而减少远端小管和集合管对水的重吸收，阻碍尿的浓缩。②尿素是形成肾髓质高渗的重要因素。尿素通过尿素再循环进入肾髓质，尿素进入髓质的数量取决于尿素的浓度和集合管对尿素的通透性。③髓袢结构的完整性是逆流倍增的重要基础，肾髓质受损将影响尿浓缩。

（2）影响集合管对水通透性的因素：依赖于血液中 ADH 的浓度，浓度升高时集合管上皮细胞顶端膜上的 AQP2 表达增加，在髓质间液高渗的基础上，对水的通透性增加，水重吸收增多，故尿液被浓缩；反之，尿液被稀释。若 ADH 完全缺乏或肾小管和集合管缺乏 ADH 受体时，可出现尿崩症，每天可排出高达 20L 的低渗尿。

（3）直小血管血流量和血流速度对髓质高渗维持的影响：当直小血管的血流量增加和血流速度过快时，可从肾髓质组织间液中带走较多的溶质，使肾髓质间液渗透浓度梯度下降；若肾血流量明显减少，血流速度变慢，则可导致供氧不足，使肾小管转运功能发生障碍，特别是髓袢升支粗段主动重吸收 Na^+ 和 Cl^- 的功能受损，从而影响髓质间液高渗的维持。上述两种情况均可降低肾的浓缩功能。

（二）尿生成的调节

1. 神经调节　肾交感神经兴奋时，释放 NE。

（1）与肾脏血管平滑肌α受体结合→肾血管收缩→肾血流量↓→入球小动脉收缩＞出球小动脉收缩→肾小球毛细血管血浆流量↓→毛细血管血压↓→肾小球滤过率↓。

（2）激活β受体→球旁细胞释放肾素→Ang Ⅱ和醛固酮↑→重吸收↑→尿量↓。

（3）与α-肾上腺素受体结合→刺激近端小管和髓袢对Na^+、Cl^-和水的重吸收。

2. 体液调节

（1）ADH：由下丘脑视上核与室旁核的神经内分泌细胞合成，沿下丘脑－垂体束运输到神经垂体，并贮存在神经末梢部位。ADH与分布于肾集合管主细胞基底侧膜的V_2受体结合，使顶端膜对水的通透性增加，增加集合管对水的重吸收，使尿液浓缩，尿量减少。ADH水平升高后，也可促进AQP2基因的转录及蛋白合成。ADH的释放主要受血浆晶体渗透压和循环血量影响。①血浆晶体渗透压是调节的最重要的因素。大量出汗、腹泻、失水→血浆晶体渗透压↑→视上核及其周围区域渗透压感受器（＋）→神经垂体释放ADH→连接小管、集合管对水通透性↑→对水重吸收↑→尿液浓缩→尿量减少。相反，大量饮用清水后使ADH分泌和释放减少而引起尿量增多，该现象称为水利尿。②当循环血量↓→静脉回心血量↓→对心肺感受器的刺激↓→迷走神经传入至下丘脑的冲动↓→对ADH释放的抑制作用↓→ADH释放↑。反之ADH释放减少。

（2）肾素－血管紧张素－醛固酮系统（RAAS）：肾素由球旁器的球旁细胞合成、储存和释放，可以催化血浆中的血管紧张素原转变为Ang Ⅰ。Ang Ⅰ在血管紧张素转换酶作用下生成Ang Ⅱ。Ang Ⅱ可刺激肾上腺皮质球状带合成和分泌醛固酮。①RAAS对尿生成的调节作用通过肾内机制、神经和体液机制对肾素分泌的调节实现。肾内机制：球管反馈，其感受器是位于入球小动脉的牵张感受器和致密斑。当肾动脉灌注压降低时，

笔记

入球小动脉壁受牵拉的程度小，则刺激肾素释放。反之肾素释放减少。神经机制：交感神经↑→NE释放→颗粒细胞膜β受体→肾素释放↑。体液机制：肾上腺素和NE、肾内生成PGE_2和PGI_2→颗粒细胞释放肾素↑；低盐饮食→肾素分泌↑；Ang Ⅱ、ADH、ANP、内皮素和NO→肾素释放↓。②Ang Ⅱ：可以作用于近端小管上皮细胞的血管紧张素受体而直接促进Na^+的重吸收，也可以通过调节入球和出球小动脉的舒缩调控GFR，还能使系膜细胞收缩减少滤过系数。③醛固酮：作用于远曲小管和集合管的上皮细胞，诱导多种蛋白合成（管腔膜上的钠通道、基底侧膜上的钠泵、线粒体内合成ATP的酶），增加K^+的排泄和Na^+、水的重吸收（保钠、保水、保氯、排氢、排钾）。反之，RAAS系统、血钠、血钾又参与醛固酮分泌的调节。

（3）ANP：是由心房肌细胞合成并释放的肽类激素，房壁受牵拉和受到相应化学刺激时可刺激心房肌细胞释放ANP。ANP主要通过影响肾小球滤过率、集合管的重吸收以及抑制肾素、醛固酮和ADH的合成和分泌调控肾脏功能。

3. 生成调节的生理意义

（1）在保持机体水平衡中的作用：人体细胞外液容量的调节主要通过肾脏调节实现，肾脏的调控机制包括自身调节、神经调节和体液调节。ADH在调节肾脏水重吸收中的作用最为重要。

（2）在保持机体电解质平衡中的作用：①醛固酮是肾调节Na^+和K^+排出量最重要的体液因素。②ANP可抑制肾重吸收NaCl，使尿中NaCl排出增多。③GFR的改变可通过球-管平衡使尿钠和尿量保持稳定。④肾脏对Ca^{2+}的排泄受甲状旁腺激素（PTH）、降钙素、维生素（Vit）D的调控。

（3）在维持机体酸碱平衡中的作用：肾是体内缓冲酸碱最重要、作用最持久的器官，它可将体内除 CO_2 外的所有酸性物质排出体外，从而保持细胞外液中的pH于正常范围内。

（三）清除率

1. 清除率的概念及计算方法　两肾在单位时间（一般为每分钟）内能将一定毫升血浆中所含的某种物质完全清除，这个能完全清除某物质的血浆毫升数就称为该物质的清除率。

$C = U \times V/P$（U：尿中该物质浓度；V：每分钟尿量；P：血液中该物质的浓度）。

2. 测定清除率的生理意义

（1）测定GFR：血浆中某种物质（如菊粉）能经肾小球自由滤过，且在肾小管和集合管中不被重吸收和分泌，可用于测定GFR。此外，测定24小时内生肌酐清除率也可大致评估GFR。

（2）测定肾血浆流量、滤过分数和肾血流量：血浆中某种物质（如碘锐特和对氨基马尿酸）在流经肾脏后，肾静脉中其浓度接近于零，则表示血浆中该物质经肾小球滤过和肾小管、集合管转运后，从血浆中全部被清除，可用于测定肾血浆流量（RPF），进一步可计算出滤过分数和肾血流量。

（3）推测肾小管功能：某物质（如葡萄糖）可自由通过滤过膜，终尿中浓度为零，其清除率为零，表明该物质被全部重吸收。某物质清除率＞125ml/min，表明其被肾小管分泌，也可能被重吸收，分泌＞重吸收；某物质清除率＜125ml/min，表明其被肾小管重吸收，不能排除被分泌，分泌＜重吸收。

（4）自由水清除率：用清除率的方法定量测定肾排水情况的一项指标，即对肾产生无溶质水（又称自由水）能力进行定量分析的一项指标。

（四）尿的排放

1. **排尿反射**　排尿反射是一种脊髓反射。正常情况下，排尿反射受脑的高级中枢控制。当膀胱内尿量充盈达一定程度时（400～500ml或以上）膀胱壁的牵张感受器受到刺激而兴奋，冲动沿盆神经传入到达骶髓的排尿反射初级中枢，同时上传到脑干和大脑皮层的排尿反射高级中枢，并产生排尿欲。排尿反射进行时，冲动沿盆神经传出，引起逼尿肌收缩、尿道内括约肌舒张，尿液进入后尿道。尿液可以刺激后尿道的感受器，冲动沿传入神经再次传到骶髓排尿中枢进一步加强其活动，是正反馈过程。

2. **排尿异常**（表11-3）

表11-3　排尿异常

类型	病因	表现
无张力膀胱	膀胱的传入神经受损，膀胱充盈的传入信号不能传至骶髓	膀胱充盈时不能反射性引起张力增加，膀胱充盈膨胀，膀胱壁张力下降
尿潴留	支配膀胱的传出神经（盆神经）或骶髓受损，排尿反射不能发生	膀胱变得松弛扩张，大量尿液滞留膀胱
尿失禁	发生于脊休克恢复期，高位脊髓受损，骶部排尿中枢的活动得不到高位中枢的控制	膀胱内的尿液经尿道不能控制而自行流出
溢流性尿失禁	膀胱过度充盈	溢流性滴流

拓展练习及参考答案

拓展练习

【填空题】

1. 建立肾外髓部渗透压梯度的主要物质是（ ），建立肾内髓部渗透压梯度的主要物质是（ ）。

2. 血管升压素由下丘脑（ ）和（ ）分泌，并在（ ）释放入血。

3. 抗利尿激素主要影响的水通道蛋白是（ ）。

4. 醛固酮由（ ）分泌，能促进远曲小管和集合管对（ ）的重吸收和对（ ）的排出。

5. 排尿反射的初级中枢在（ ）。

【判断题】

1. 内髓集合管的小管液可以是高渗，也可以是低渗。

2. 引起抗利尿激素分泌增加最敏感的因素是血浆胶体渗透压增高。

【名词解释】

1. 水利尿

2. 清除率

【选择题】

A型题

1. 关于肾脏逆流倍增机制对尿液的浓缩能力的叙述，正确的是

A. 取决于近端小管对水的通透性　　B. 与肾髓质血流速度无关　　　C. 与髓袢的长度无关

D. 取决于血中抗利尿激素的浓度　　E. 与髓袢肾小管液的流速无关

2. 下丘脑视上核被损坏后，将出现下列哪种变化

A. 尿量增加，尿液浓缩 B. 尿量增加，尿液稀释 C. 尿量减少，尿液稀释

D. 尿量减少，尿液浓缩 E. 尿量不变，尿液稀释

3. 患者醛固酮分泌明显减少时可出现

A. 低血钠、低血钾和酸中毒

B. 高血钠、低血钾和碱中毒

C. 低血钠、高血钾和碱中毒

D. 低血钠、高血钾和细胞外液量增加

E. 低血钠、高血钾、酸中毒和细胞外液量减少

4. 心房钠尿肽的生理作用不包括

A. 舒张血管平滑肌，降低血压 B. 促进肾脏排钠排水 C. 增加集合管对水的通透性

D. 抑制抗利尿激素的分泌 E. 抑制NaCl的重吸收

5. 应用下列哪种物质可用于测量RPF

A. 菊粉 B. 葡萄糖 C. 氨基酸 D. 酚红 E. 对氨基马尿酸

B型题

（6～9题共用选项）

A. 肾小球毛细血管血压下降 B. 血浆胶体渗透压下降 C. 血浆晶体渗透压升高

D. 肾小管液溶质浓度增高 E. 血浆晶体渗透压下降

6. 急性大失血引起的尿量减少是由于

7. 快速饮用大量清水引起的尿量减少是由于

8. 糖尿病患者尿量增加的主要原因是

9. 剧烈运动引起的尿量减少是由于

笔记

X 型题

10. 能引起肾素分泌的因素有

A. 循环血量减少　B. 动脉血压下降　C. 交感神经兴奋　D. 肾动脉狭窄　　E. 低盐饮食

【问答题】

剧烈运动大量出汗后尿量会出现什么变化？分析其机制。

参考答案

【填空题】

1. NaCl；尿素和 NaCl

2. 视上核；室旁核；神经垂体

3. 水通道蛋白 -2（AQP2）

4. 肾上腺皮质球状带；Na^+；K^+

5. 脊髓骶段

【判断题】

1. ×　内髓集合管的小管液是低渗液。

2. ×　引起 ADH 分泌增加最敏感的因素是血浆晶体渗透压增高。

【名词解释】

1. 水利尿　饮清水引起尿量增多的现象称为水利尿。它主要是由饮大量清水，血浆晶体渗透压下降，ADH 分泌减少所致。

2. 清除率　两肾在单位时间（一般为每分钟）内能够将一定毫升血浆中所含的某物质完全清除，这个能完全清除某物质的血浆毫升数就是该物质的清除率。

【选择题】

A 型题 1. D 2. B 3. E 4. C 5. E

B 型题 6. A 7. E 8. D 9. A

X 型题 10. ABCDE

【问答题】

答案如下：大量出汗后尿量减少。机制为：①汗液是低渗性液体，大量出汗后血浆晶体渗透压升高，刺激下丘脑渗透压感受器兴奋；反射性引起下丘脑－神经垂体系统合成、释放 ADH 增多，远曲小管和集合管对水的重吸收增加，尿量减少。②大量出汗使机体有效循环血量减少，心房及胸腔内大静脉处容量感受器刺激减弱，对下丘脑视上核和室旁核的抑制作用减弱，使下丘脑合成和释放 ADH 增多，重吸收水增多，尿量减少。③肾内入球小动脉内血流量减少，对入球小动脉壁的牵张刺激减弱，牵张感受器兴奋，使肾素释放增加，通过 RAAS 系统引起血浆醛固酮增多，增加远曲小管和集合管对 Na^+、H_2O 的重吸收，尿量减少。④大量出汗还可使血浆胶体渗透压升高，肾小球有效滤过压降低，从而原尿的生成量减少，使尿量减少。

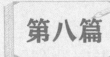

第八篇

感觉器官的功能

第12周 概述、躯体和内脏感觉、视觉、听觉、平衡感觉

笔记

一、考研真题解析

1. （2012年A型题）传导快痛的外周神经纤维主要是

A. A_{α}纤维　　　B. A_{δ}纤维　　　C. B类纤维　　　D. C类纤维

【答案与解析】 1. B。见表12-1。

表12-1　神经纤维的分类及功能

分类		功能	相当于传入纤维的类型
A（有髓鞘）	α	传递本体感觉、躯体运动（初级肌梭传入纤维，支配梭外肌的传出纤维）	Ⅰa（肌梭的传入纤维） Ⅰb（腱器官的传入纤维）
	β	皮肤触-压觉	Ⅱ
	γ	支配梭内肌	—
	δ	痛觉（快痛）、温度觉、触-压觉	Ⅲ
B（有髓鞘）		自主神经节前纤维	
C（无髓鞘）	后根	痛觉（慢痛）、温度觉、触-压觉	Ⅳ
	交感	交感节后纤维	—

2.（2012年A型题）老视发生的主要原因是

A. 玻璃体透明度改变　　　　　　　　B. 晶状体弹性减弱

C. 角膜透明度改变　　　　　　　　　D. 房水循环障碍

【答案与解析】 2. B。眼的折光系统由角膜、房水、晶状体和玻璃体构成。其中，晶状体是起主要调节功能的结构，而入射光线的折射主要发生在角膜的前表面。晶状体的最大调节能力可用眼能看清物体的最近距离来表示，这个距离称为近点。近点距眼的距离可作为判断眼调节能力大小的指标，近点距眼越近，说明晶状体弹性越好，即眼的调节能力越强。随着年龄的增长，晶状体的弹性逐渐减弱，导致眼的调节能力降低，这种现象称为老视。玻璃体和角膜透明度改变时，光线不能透过眼的折光系统成像在视网膜上，将导致视物不清。房水循环障碍可造成眼压增高，导致青光眼。

3.（2012年A型题）关于耳蜗声波频率分析的行波学说，错误的叙述是

A．不同频率的声波引起的行波均从基底膜底部开始

B．声波频率愈低，行波的传播距离愈远

C．行波的起点与终点之间有一个振幅最大的部位

D．高频声波的最大行波振幅出现在蜗顶部附近

【答案与解析】 3．D。不同频率的声波引起的行波都是从基底膜的蜗底部开始向耳蜗的顶部方向传播，但不同频率的声波引起最大振幅出现的部位和行波传播的远近是不同的。声波频率越低，波长越长，行波传播越远，其基底膜振动幅度最大的部位越靠近蜗顶；相反，声波频率越高，波长越短，行波传播越近，其基底膜发生最大振幅的部位越接近蜗底。因此，对于每个振动频率来说，在基底膜上都有一个特定的行波传播范围和最大振幅区，位于该区域的毛细胞受到的刺激最强，与这部分毛细胞相联系的听神经纤维的传入冲动也就最多。

4.（2013年A型题）传导慢痛的外周神经纤维是

A．Ar纤维　　　　B．Aδ纤维　　　　C．B类纤维　　　　D．C类纤维

【答案与解析】 4．D。参见考研真题解析第1题解析。

5.（2013年A型题）当睫状肌收缩时，可引起的生理效应是

A．睫状肌小带紧张性增加　　　　B．角膜曲度增加

C．瞳孔增大　　　　　　　　　　D．晶状体曲度增加

【答案与解析】 5．D。晶状体周边由悬韧带将其与睫状肌相连。当看远物时，睫状肌处于松弛状态，这时悬韧带保持一定的紧张度，晶状体受悬韧带牵引，其形状相对较扁平；看近物时，反射性引起睫状肌收缩，导致连接于晶状体上的悬韧带松弛，晶状体因其自身的弹性而向前和向后凸出，尤以前凸更显著，使其曲度增加。角膜的曲度和瞳孔大小与睫状肌无关。

6．（2013年A型题）声波由鼓膜经听骨链传向卵圆窗时出现的振动变化是

A．幅度增加，压强增大　　　　　　　　B．幅度减小，压强减小

C．幅度增大，压强减小　　　　　　　　D．幅度减小，压强增大

【答案与解析】 6．D。声波由鼓膜经听骨链到达卵圆窗时，其振动的压强增大，而振幅略有减小。其原因主要有：①鼓膜的实际振动面积约55mm^2，而卵圆窗膜的面积只有3.2mm^2，二者之比为17.2∶1。如果听骨链传递时总压力不变，则作用于卵圆窗膜上的压强为鼓膜上压强的17.2倍。②听骨链杠杆的长臂与短臂之比为1.3∶1，因此通过杠杆的作用在短臂一侧的压力将增大为原来1.3倍。通过以上两方面作用，在整个中耳传递过程中总的增压效应为22.4倍，而振幅约减小1/4。

7．（2014年A型题）因眼外肌瘫痪或眼球内肿瘤压迫而产生复视的原因是

A．眼球变形而导致眼内压过高　　　　　B．人眼光线分别聚焦于不同焦平面

C．物像发生球面像差和色像差　　　　　D．物像落在双眼视网膜的非对称点上

【答案与解析】 7．D。当双眼注视一个由远移近的物体时，两眼视轴向鼻侧会聚的现象，称为双眼会聚，也称辐辏反射。当冲动到达动眼神经核后，经动眼神经的活动

能使两眼内直肌收缩，从而导致双眼会聚，其生理意义在于两眼同时看一近物时，物像仍可落在两眼视网膜的对称点上，以避免复视。眼外肌瘫痪或眼球内肿瘤压迫可导致物像落于两眼视网膜的非对称点上，从而产生复视。

8．（2014年X型题）下列结构中，受损后可产生感音性耳聋的有

A．听骨链　　　　B．咽鼓管　　　　C．螺旋器　　　　D．血管纹

【答案与解析】　8．CD。①耳蜗是感音换能装置的所在部位，其中，参与感音换能作用的结构主要是血管纹、螺旋器等。当耳蜗中以上结构病变时，可引起感音性耳聋。②当鼓膜或中耳病变时，可导致传音性耳聋。而听骨链与咽鼓管属于中耳结构，故病变后可导致传音性耳聋。

9．（2015年A型题）在设计视力表时，考虑判断人眼视力高低的标准是

A．人眼所能看清楚的物体大小　　　　B．人眼所能看清楚物体的距离

C．视网膜中央凹处最小的清晰像大小　　　D．视网膜中央凹以外最小的清晰像大小

【答案与解析】　9．C。眼对物体细小结构的分辨能力，称为视敏度，又称视力。正常人眼的视力是有限度的，这个限度只能用人所能看清楚的最小视网膜像的大小来表示，而不能用所能看清楚的物体的大小来表示。因为物像的大小不仅与物体本身的大小有关，也与物体与眼之间的距离有关。人眼所能看清楚的最小视网膜像的大小大致相当于视网膜中央凹处视锥细胞的平均直径。

10．（2015年X型题）下列各结构中，受损后可产生传音性耳聋的有

A．听骨链　　　　B．咽鼓管　　　　C．螺旋器　　　　D．血管纹

【答案与解析】 10．AB。参见考研真题解析第8题解析。

11．（2016年X型题）在声波传入内耳的途径中，属于气传导的有

A．声波→鼓膜→听骨链→卵圆窗膜→内耳

B．声波→颅骨→耳蜗外淋巴→耳蜗内淋巴

C．声波→鼓膜→鼓室空气→圆窗膜→内耳

D．声波→颅骨→耳蜗内淋巴

【答案与解析】 11．AC。①声音是通过空气传导与骨传导两种途径传入内耳的。正常情况下以气传导为主。气传导途径为外耳道→鼓膜→听骨链→卵圆窗膜→耳蜗，这一条声音传导的途径是声波传导的主要途径。此外气传导还包括鼓膜→鼓室→圆窗膜→耳锅，但在正常情况下并不重要，只是当听骨链运动障碍时方可发挥一定的传音作用。②骨传导途径为颅骨→耳蜗内淋巴振动。骨传导的敏感性比气传导低得多，因此在引起正常听觉中的作用甚微。

12．（2017年A型题）瞳孔对光反射的中枢部位是

A．枕叶皮层　　　B．外侧膝状体　　　C．中脑　　　　　D．延髓

【答案与解析】 12．C。由于瞳孔对光反射的中枢位于中脑，因此临床上常通过检查该反射是否完好来判断麻醉的深度和病情的危重程度。枕叶皮层为视觉中枢；外侧膝状体为视觉传导结构；延髓为生命中枢、心血管中枢，是自主呼吸的最基本中枢；脑桥是呼吸调节中枢。

13．（2018年X型题）痛觉感受器所具有的生理特性包括

A．适宜刺激　　　B．换能作用　　　C．编码功能　　　D．快适应现象

【答案与解析】　13．BC。感受器的一般生理特性包括适宜刺激、换能功能、编码功能和适应现象。其中，根据适应现象，感觉器可分为快适应感受器和慢适应感受器。快适应感受器以皮肤触觉感受器（包括环层小体和触觉小体）为代表，慢适应感受器以肌梭、颈动脉窦和关节囊感受器为代表。痛觉感受器不存在适宜刺激，任何形式（机械、温度、化学）的刺激只要达到对机体伤害的程度均可使痛觉感受器兴奋，因而痛觉感受器又称伤害性感受器。痛觉感受器不易发生适应，属于慢适应感受器，因而痛觉可成为机体遭遇危险的警报信号，对机体具有保护意义。

14．（2018年A型题）与眼视近物所做的调节无关的反射活动是

A．双眼会聚　　　B．晶状体变凸　　　C．瞳孔对光反射　　　D．瞳孔调节反射

【答案与解析】　14．C。在注视6米以内的近物或被视物体由远移近时，眼将发生一系列调节，其中最主要的是晶状体变凸，同时发生瞳孔缩小和视轴会聚，这一系列的调节称为眼的近反射。瞳孔对光反射的生理意义在于调节进入眼内的光量，使视网膜不被过强的光损害或因光线过弱而影响视力。

15．（2019年A型题）人体进行加速运动时出现眼震颤，受到刺激的器官是

A．耳蜗　　　B．球囊　　　C．椭圆囊　　　D．半规管

【答案与解析】　15．D。①眼震颤是指身体做正、负角加速度运动时出现的眼球不自主的节律性运动，是前庭反应中最特殊的一种。在生理情况下，两侧水平半规管受到刺激（如绕身体纵轴旋转）时可引起水平方向的眼震颤，上半规管受到刺激（如侧身翻

转）时可引起垂直方向的眼震颤，后半规管受到刺激（如前、后翻滚）时可引起旋转性眼震颤。②椭圆囊和球囊感受的是直线加速度运动，接受刺激后，通过不同毛细胞的综合活动，使机体在各种姿势和运动情况下保持身体的平衡。③耳蜗是听觉感受器，与眼震颤无关。

16．（2020年A型题）在平衡鼓膜内外两侧压力中具有重要作用的结构是

　　A．外耳道　　　　　B．听骨链　　　　　C．咽鼓管　　　　　D．鼓膜张肌

【答案与解析】　16．C。咽鼓管为连接鼓室和鼻咽部的管道，其鼻咽部开口常处于闭合状态，当吞咽、打哈欠时开放，空气经咽鼓管进入鼓室，使鼓室内气压与外界大气压相同，以维持鼓膜的正常位置与功能。外耳道是声波传导的通道，使声压增强。声波由鼓膜经听骨链到达卵圆窗膜时，其声压增强，而振幅略有减小。鼓膜张肌在声压过大时与镫骨肌一起收缩，使鼓膜紧张，各听小骨之间的连接更加紧密，导致中耳传音效能降低，阻止较强的振动传到耳蜗，从而对内耳的感音装置起到保护作用。

17．（2021年X型题）眼部检查用后马托品滴眼，可以引起的效应是

　　A．扩瞳　　　　　　　　　　　　　　　B．复视

　　C．视物模糊　　　　　　　　　　　　　D．青光眼症状缓解

【答案与解析】　17．AC。临床上进行眼科检查时，常用M受体阻断药后马托品滴眼扩瞳。由于睫状肌与虹膜环形肌都受到副交感神经支配，后马托品可阻断M受体从而抑制虹膜环形肌收缩，起到扩瞳作用，并且同时阻断睫状肌收缩，因而可以让晶状体变凸使视网膜成像变模糊，瞳孔辐辏不良会造成复视。青光眼禁用M受体阻断药。

18．（2021年A型题）临床上使用呋塞米造成感音性耳聋的机制是

A．损伤外毛细胞 　　　　　　　B．损伤内毛细胞

C．阻碍内淋巴液钾离子升高 　　D．阻碍神经冲动传导

【答案与解析】 18．C。内淋巴中正电位的产生和维持与蜗管外侧壁血管纹的活动密切相关，血管纹将K^+转运入内淋巴的过程大致如下：①螺旋韧带中的纤维细胞通过钠泵和$Na^+-K^+-2Cl^-$同向转运体将K^+转入细胞内，然后通过纤维细胞、基底细胞以及中间细胞3种细胞之间的缝隙连接，将K^+转入中间细胞内，使中间细胞内K^+浓度增高。②经中间细胞膜上的钾通道，将K^+转运到血管纹间液。③边缘细胞通过钠泵和$Na^+-K^+-2Cl^-$同向转运体，将血管纹间液中的K^+转运到边缘细胞内，再经边缘细胞膜上的钾通道将K^+转入内淋巴中。临床上常用的依他尼酸和呋塞米等利尿药可通过抑制$Na^+-K^+-2Cl^-$同向转运体，使内淋巴正电位不能维持，导致听力障碍。

19．（2022年X型题）听觉骨传导的结构为

A．颅骨 　　　　B．圆窗膜 　　　　C．听骨链 　　　　D．耳蜗骨壁

【答案与解析】 19．AD。参见考研真题解析第11题解析。

二、知识点总结

本周知识点考点频率统计见表12-2。

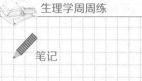

表12-2　感觉器官的功能考点频率统计表（2012—2022年）

年份	感觉概述	躯体感觉和内脏感觉	视觉		听觉		平衡感觉
			折光系统	感光换能、视觉信息处理与生理现象	外耳和中耳	内耳耳蜗	
2022					√		
2021			√			√	
2020					√		
2019							√
2018	√		√				
2017			√				
2016					√		
2015			√		√		
2014			√			√	
2013		√	√		√		
2012		√	√			√	

（一）感觉概述

1. 感受器　感受器指分布在体表或组织内部的一些专门感受机体内、外环境变化的结构或装置。最简单的感受器是游离神经末梢，如痛觉和温度觉感受器；有些感受器是在裸露的神经末梢周围包绕一些由结缔组织构成的被膜样结构，如环层小体、鲁菲尼小体和肌梭等。

2. 感受器的一般生理特性

（1）感受器的适宜刺激：一种感受器通常只对某种特定形式的刺激最敏感，这种形式的刺激称为该感受器的适宜刺激。适宜刺激作用于感受器，必须达到一定的刺激强度和持续一定的作用时间才能引起某种相应的感觉。

（2）感受器的换能作用：感受器是一种生物换能器，其功能是将作用于它们的特定形式的刺激能量转换为传入神经的动作电位，这种能量转换称为感受器的换能作用。

在感受器的换能过程中，一般不是直接把刺激能量转变为神经冲动，而是先在感受器细胞或传入神经末梢产生一种过渡性的局部膜电位变化，这种电位变化称为感受器电位。在另一些感受细胞（如感光细胞、毛细胞）产生的感受器电位则以电紧张的形式传至突触输出处，通过释放递质引起初级传入神经末梢发生膜电位变化，这种电位改变称为发生器电位。

（3）感受器的编码功能：感受器在把外界刺激转换为传入神经动作电位时，不仅发生了能量的转换，也将刺激所包含的环境变化信息转移到了动作电位的序列中，起到了信息的转移作用。

（4）感受器的适应现象：当某一恒定强度的刺激持续作用于一个感受器时，其传入神经纤维上动作电位的频率会逐渐降低。通常根据感受器出现适应的快慢，可将其区分为快适应感受器和慢适应感受器两类。①快适应感受器：受到刺激时，仅在刺激作用后的短时间内有传入冲动发放，此后虽然刺激持续存在，但神经冲动的频率迅速降低，甚

笔记

至消失。包括皮肤触觉感受器，如环层小体、麦斯纳小体等。生理意义在于有利于机体不断地接受新的刺激。②慢适应感受器：刺激持续作用时，一般仅在刺激开始后不久，传入冲动频率稍有下降，以后可在较长时间内维持于这一水平，直到刺激被撤除为止。包括梅克尔盘、鲁菲尼小体、肌梭、关节囊感受器、颈动脉窦压力感受器和颈动脉体化学感受器等。其中痛觉感受器不存在适宜刺激，且不易发生适应，属于慢适应感受器。生理意义在于保证感受器能持续监测内环境是否稳定。

（二）躯体感觉和内脏感觉

1. 躯体感觉

（1）触-压觉：触-压觉感受器包括环层小体、麦斯纳小体（有毛皮肤区为毛囊感受器）、鲁菲尼小体和梅克尔盘。

（2）温度觉：温度觉有热觉和冷觉之分，热感受器位于C类传入纤维的末梢上，而冷感受位于Aδ类和C类传入纤维的末梢上。

（3）本体感觉：感受器主要有肌梭、腱器官和关节感受器等。

（4）痛觉：痛觉包括躯体痛（分快痛和慢痛）和深部痛。感受器属慢适应感受器，不存在适宜刺激，有换能和编码作用。感受器是游离神经末梢，传入纤维有Aδ有髓纤维和C类无髓纤维两类，产生两种不同性质的痛觉，即快痛和慢痛（表12-3）。

表12-3　快痛、慢痛、深部痛及内脏痛的生理特性

疼痛类型	产生部位	消失速度	定位	疼痛性质	传入神经	相关中枢
快痛	皮肤	快	清晰	尖锐刺痛	Aδ类	第一、第二体感区
慢痛	皮肤	持续几秒	不清	顿或灼痛	C类	扣带回及其他
深部痛	骨骼肌、肌肉等	持续几秒	不清	顿或灼痛	Aδ类－肌梭传入 C类－后根传入	扣带回及其他
内脏痛	内脏器官	慢	不清	顿或灼痛	C类	大脑皮层内脏感觉区

2. 内脏感觉

（1）内脏痛：由机械性牵拉、痉挛、缺血或炎症等刺激所引起，表现为慢痛。具有以下特点：①定位不准确。②发生缓慢，持续时间较长，常呈渐进性增强。③中空内脏器官对扩张性刺激和牵拉性刺激十分敏感，而对针刺、切割、烧灼等通常易引起体表痛的刺激却不敏感。④常伴有情绪和自主神经活动的改变。

（2）牵张痛：指由某些内脏疾病引起的特殊远隔体表部位发生疼痛或痛觉过敏的现象。由于源于相同胚胎节段发育的原因，患病内脏的传入神经纤维和引起牵涉痛的皮肤部位的传入神经纤维由同一背根进入脊髓（表12-4）。

笔记

表12-4　常见牵张痛的部位

内脏器官疾病	体表部位
心脏缺血	心前区、左肩和左上臂
胆囊炎、胆石症	右肩胛区
胃溃疡、胰腺炎	左上腹、肩胛区
阑尾炎	上腹部、脐周
肾、输尿管结石	腹股沟区

（三）视觉

1. 眼的折光系统　光线需通过角膜→房水→晶状体→玻璃体4种主要折光体到达视网膜。光线的折射主要发生在角膜前表面，起调节功能的主要是晶状体。

2. 眼的调节

（1）光学特性：①6米以外（无限远）传来光线对于正常眼球是平行光线，自动聚焦于后主焦点（视网膜）上，不需使用调节功能。人眼不做任何调节时能看清物体的最远距离称为远点（理论上可在无限远处）。②近点是指晶状体调节后能看清的最近距离。

（2）眼的近反射：①晶状体变凸：视近物（6米以内）时，睫状肌收缩→睫状小带放松→晶状体变凸→晶状体的折光能力增加→近处的辐散光线聚焦在视网膜上形成清晰的物像（视远物时相反，晶状体变扁）。生理意义：晶状体折光能力增大，使物像前移成像于视网膜上。②瞳孔的缩小：称为瞳孔近反射。生理意义：以减少进入眼内的光线量和减少折光系统的球面像差与色像差，使视网膜成像更清晰。③视轴会聚：是当双眼注视一个由远移近的物体时，两眼的视轴同时向鼻侧聚合的现象，也称辐辏反射。生理意义：使近处物像落在两眼视网膜的对称点上，产生单一清晰的像，避免复视。

（3）瞳孔对光反射：指瞳孔在强光照射时缩小，而在光线变弱时散大的反射。控制中枢在中脑，是判断麻醉深度和病情危重程度的指标之一。

3. 眼的折光异常（表12-5）

表12-5　眼的折光异常及其矫正

鉴别点		近视眼	远视眼	老花眼	散光眼
病因		眼球的前后径过长；折光能力过强	眼球前后径过短；折光力过弱	晶状体弹性变小，近点远离	折光面经纬线的曲率不一致
成像视力	远物	视网膜前 远点比正视眼近，看不清	视网膜后 远点无限远，可看清	视网膜上 远点无限远，可看清	焦点落在视网膜前、后，看不清
	近物	视网膜上 近点比正视眼近，可看清	视网膜后 近点比正视眼远，看不清	视网膜后 近点比正视眼远，看不清	不能聚焦 看不清
调节		看近物时不需调节或做较小的调节	看近物和远物都要调节，易疲劳	眼的调节能力降低	不能通过调节使视物变清晰
矫正		凹透镜	凸透镜	视近物时凸透镜	柱面镜

注：眼只能看清在远点与近点之间的物体，异常折光的眼睛就是远、近点发生移动，使物体不在远近点之间。

4. 眼的感光换能系统　视网膜上的两种光感受器细胞为视杆细胞和视锥细胞（表12-6）。

表12-6　视杆细胞与视锥细胞特点比较

鉴别点	视杆细胞	视锥细胞
形态	外段长，圆柱状；膜盘多，含视色素多	外段短，圆锥状；膜盘少，含视色素少
数目	多	少
种类	1种（含视紫红质）	3种（含红、蓝、绿视色素）
部位	视网膜周边，会聚式排列	视网膜中心，极少会聚，存在辐散式联系
视觉	暗视觉	明视觉
光敏度	高	低
神经元联系	普遍聚合式联系	普遍单线式联系
分辨力	低	高
视敏度	低	高
典型动物	猫头鹰视网膜仅有视杆细胞	鸡视网膜仅有视锥细胞
临床联系	缺维生素A，视紫红质↓，夜盲	色盲

5. 视杆细胞的感光换能机制

（1）视杆细胞的特点：①视紫红质的组成：由1分子视蛋白与1分子视黄醛结合而成，所以缺维生素A可造成夜盲。②视杆细胞感光相关的离子通道：外段膜上存在环磷酸鸟苷（cGMP）门控通道的Na^+内向电流，而内段膜存在非门控钾通道的K^+外向电流，从而保持电位平衡。

（2）视紫红质光化学反应：当视网膜受到光照后，视黄醛发生构型变化，转变为全反型视黄醛，并与视蛋白分离。

（3）视杆细胞的感受器电位：①在暗处，胞质内的cGMP浓度较高，cGMP门控通道处于开放状态，因而外段膜可产生稳定的Na^+内向电流，称为暗电流，使视杆细胞静息电位较低。②光照时，视黄醛与视蛋白分离，视蛋白被激活，并通过G蛋白激活下游效应酶,cGMP浓度下降,Na^+内流减少，而内段膜中的非门控钾通道仍继续允许K^+外流，出现膜的超极化，进而诱发视杆细胞产生感受器电位。

6. 视锥细胞的换能及颜色视觉

（1）色觉的三色学说：在视网膜中存在分别对红、绿和蓝光敏感的三种视锥细胞，当不同波长的光线入眼时，这三种视锥细胞的兴奋程度不同，在中枢则产生各种不同的颜色色觉。

（2）色盲：是一种对全部颜色或某些颜色缺乏分辨能力的色觉障碍。

7. 与视觉有关的生理现象

（1）视力：又称视敏度，指眼对物体细小结构的分辨能力。

（2）视野：是单眼固定注视正前方一点不动时，该眼所能看到的空间范围。

（3）暗适应和明适应：人从光亮处进入暗室，最初看不清物体，经一定时间，视敏度才逐渐增高，恢复了暗处的视力，这种现象称为暗适应。人从暗室到光亮处，开始时感觉耀眼，不能视物，约1分钟后视力逐步恢复的过程称为明适应。

笔记

（4）双眼视觉和立体视觉：两眼同时看某一物体时产生的视觉称为双眼视觉。双眼视物时，主观上可以产生被视物体的厚度以及空间的深度或距离等感觉，称为立体视觉。

（5）视后像和融合现象：注视一个光源或较亮的物体，然后闭上眼睛，这时可以感觉到一个光斑，其形状和大小与该光源或物体相似，这种主观的视觉后效应称为视后像。当闪光频率增加到一定程度时，重复的闪光刺激可引起主观上的连续光感，这一现象称为融合。

（四）听觉

1. 外耳和中耳的功能

（1）外耳的功能：耳郭具有集音作用，外耳道有传音和增压作用。

（2）中耳的功能：中耳由鼓膜、听骨链、鼓室和咽鼓管组成。①鼓膜：呈顶点朝向中耳的浅椭圆形漏斗状。②听骨链：依次由锤骨、砧骨及镫骨连接而成，气传导中鼓膜与听骨链均有增压作用。③咽鼓管：其鼻咽部开口常处于闭合状态，当吞咽、打哈欠时开放，主要功能是平衡鼓室内气压与外界大气压。

（3）声波传入内耳的途径：①气传导：声波→外耳道→鼓膜→听骨链（锤骨→砧骨→镫骨）→卵圆窗→耳蜗内淋巴；声波→鼓膜→鼓室→空气→圆窗膜→耳蜗内淋巴。②骨传导：声波经颅骨→颞骨→耳蜗内淋巴。③传音性耳聋：因鼓膜或中耳受损造成，对气传导影响大，对骨传导影响小，甚至相对增强。④感音性耳聋：因耳蜗受损造成，气传导和骨传导均为异常。

2. 内耳耳蜗的功能 内耳又称迷路，分为骨迷路和膜迷路，功能上分为耳蜗和前庭器官。

（1）耳蜗的功能结构要点：①上方为前庭阶，底部与卵圆窗膜相连，内有外淋巴。②中间为蜗管，为膜性盲管，含内淋巴。③下方为鼓阶，底部与圆窗膜相连，内有外淋巴。内、外淋巴互不相通。④基底膜：呈螺旋状，上有耳蜗螺旋器。螺旋器由内、外毛细胞及支持细胞等组成，其上覆以盖膜，盖膜在内侧与蜗轴相连，外侧则游离于内淋巴中。

（2）耳蜗的感音换能作用：①声波引起的基底膜的振动都是从基底膜的蜗底部开始，且以行波的方式沿基底膜从蜗底向蜗顶传播。声波振动→鼓膜→听骨链→卵圆窗→前庭阶、鼓阶外淋巴→前庭膜、基底膜振动→挤压蜗管内淋巴→圆窗膜。②声音频率越高，行波传播越近，最大振幅出现部位越靠近卵圆窗。因此耳蜗底部受损主要影响高频听力，顶部受损影响低频听力。③最大振幅出现后行波很快消失。④最大振幅处毛细胞兴奋，从而对音频进行分析。

（3）耳蜗的生物电现象：①耳蜗内电位：内淋巴 K^+ 浓度高，Na^+ 浓度低，外淋巴则相反。内淋巴的高 K^+ 环境由血管纹上的钠泵、Na^+-K^+-$2Cl^-$ 同向转运体和钾通道共同作用，将血浆的 K^+ 运送到内淋巴。所以临床上的依他尼酸和呋塞米等利尿药抑制 Na^+-K^+-$2Cl^-$ 同向转运体，可造成听力障碍。②耳蜗微音器电位：当耳蜗受到声音刺激时，在耳蜗及其附近结构处可记录到一种和声音振动频率与幅度一致的交流性质的特殊电位变化，称耳蜗微音器电位。特点：无真正的阈值，没有潜伏期和不应期，不易疲劳，不发生适应现象。生理意义：是引起听神经上爆发动作电位的过渡性电位。实质：耳蜗微音器电位是多个毛细胞在接受声刺激时所产生的感受器电位的复合表现。

（五）平衡感觉

1. 前庭器官的感受装置和适宜刺激

（1）结构：前庭器官由半规管、椭圆囊和球囊组成。

（2）感受细胞：毛细胞。

（3）前庭器官的适宜刺激和生理功能（表12-7）

表12-7　前庭器官的适宜刺激和生理功能

项目	水平半规管	后半规管	上半规管	椭圆囊	球囊
感受器	壶腹嵴			囊斑	囊斑
适宜刺激	正、负角加速度（旋转变速运动）			水平方向直线加速度	垂直方向直线加速度
方位	平行地面	颞骨岩部的长轴平行	颞骨岩部的长轴垂直	平行地面	垂直地面
最大刺激的水平面	水平面	矢状面	冠状面	—	—
最大刺激的旋转轴	垂直轴（左右翻转）	冠状轴（前后翻转）	矢状轴（侧身翻转）	—	—
眼震颤	水平眼震	旋转眼震	垂直眼震	—	—
实例（晕船）	—	左右摇摆	上下颠簸	乘车加减速	乘电梯加减速

2. 前庭反应

（1）前庭姿势调节反射：来自前庭器官的传入冲动，除能引起运动觉和位置觉外，还可引起各种姿势调节反射。其意义在于维持机体一定的姿势和保持身体平衡。

（2）自主神经反应：当半规管感受器受到过强或长时间的刺激时，可导致心率加快、血压下降、呼吸频率增加、出汗以及恶心、呕吐等现象，如晕船。

（3）眼震颤：身体在旋转变速运动时，因半规管受刺激引起的眼球不自主的节律性运动，是前庭反应中最特殊的一种。

拓展练习及参考答案

拓展练习

【填空题】

1. 感受器的一般生理特性有（ ）、（ ）、（ ）和（ ）。

2. 视杆系统接受（ ）光的刺激，对光的敏感度（ ）。辨别物体细微结构的能力（ ）和（ ）分辨颜色。

3. 视近物时，眼发生（ ）、（ ）和（ ）3方面的调节反应。

4. 前庭器官的3种感受器为（ ）、（ ）和（ ）。

【判断题】

1. 视近物时瞳孔缩小，此反射中枢在大脑皮层。

2. 声波由鼓膜经听骨链到达卵圆窗膜时声压增大，振幅减小。

【名词解释】

1. 牵涉痛

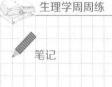

笔记

2. 明适应

3. 听阈

【选择题】

A型题

1. 下列关于躯体深部痛的描述，错误的是

A. 来自骨、关节和肌肉等处　　　　B. 一般表现为慢痛性质　　　　C. 可引起邻近骨骼肌收缩

D. 缺血性疼痛可引起恶性循环　　　　E. 不发生牵涉痛

2. 下列关于瞳孔对光反射的描述，正确的是

A. 发生在被视物体由远移近时　　　　B. 光照一侧眼，同侧眼瞳孔缩小

C. 光照一侧眼，对侧眼瞳孔缩小　　　D. 生理意义是减少球面像差和色像差

E. 临床上用于检查脑干是否受损

3. 关于视杆细胞在暗环境中的暗电流，正确的描述是

A. 是静息电位形成的主要原因　　　　B. 由 Na^+ 跨外段膜内流而引起　　　　C. 由 K^+ 跨内段膜外流而引起

D. 受控于胞质内 cAMP 浓度　　　　E. 增大时引发视杆细胞感受器电位

4. 耳蜗毛细胞去极化感受器电位的形成机制是

A. K^+ 内流　　　　B. Na^+ 内流　　　　C. Ca^{2+} 内流　　　　D. Cl^- 内流　　　　E. Mg^{2+} 内流

5. 晕车晕船反应是因为过度刺激了

A. 上、后半规管　　B. 位砂　　　　C. 壶腹　　　　D. 视觉器官　　　　E. 本体感受器

B型题

（6～9题共用选项）

A. 正视眼　　　B. 近视眼　　　C. 远视眼　　　D. 老视眼　　　E. 散光眼

6. 因眼球前后径过长而导致的视物不清，称为

笔记

7. 因晶状体弹性减弱导致的视近物不清，称为

8. 因角膜球面不同方向的曲率不同所造成的视物不清，称为

9. 因眼球折光能力过弱而导致的视物不清，称为

X 型题

10. 属于快适应感受器的是

A. 肌梭
B. 皮肤冷感受器
C. 嗅觉感受器
D. 颈动脉窦压力感受器
E. 皮肤环层小体

【问答题】

1. 试述视近物调节的三重反应及其主要的生理意义。

2. 简述前庭器官的适宜刺激和生理功能。

参考答案

【填空题】

1. 换能作用；编码作用；适宜刺激；适应现象

2. 弱；高；差；不能

3. 晶状体变凸；瞳孔缩小；视轴会聚

4. 椭圆囊；球囊；半规管

【判断题】

1. ×　瞳孔近反射中枢、对光反射中枢都在中脑。

2. √

【名词解释】

1. 牵涉痛　指由某些内脏疾病引起的某远隔体表部位疼痛或痛觉过敏的现象，如发生心绞痛时，常

感到心前区、左肩和左上臂疼痛。

2. 明适应　从暗处突然来到亮处，最初只感到耀眼的光亮，看不清物体，需经一段时间后才能恢复视觉，这种现象称为明适应。

3. 听阈　对于每一频率的声波，人耳都有一个刚好能引起听觉的最小强度，称为听阈。

【选择题】

A型题　1. E　2. E　3. B　4. A　5. A

B型题　6. B　7. D　8. E　9. C

X型题　10. BCE

【问答题】

1. 答案见知识点总结（三）2（2）。

2. 答案见表12-7。

第九篇

神经系统的功能

第13周　神经系统功能活动的基本原理

笔记

一、考研真题解析

1.（2012年A型题）副交感神经系统兴奋时，引起的生理效应是

A. 汗腺分泌增加 　　　　　　　　B. 支气管平滑肌收缩

C. 瞳孔开大肌收缩 　　　　　　　D. 胃肠运动减慢

【答案与解析】 1. B。自主神经系统也称内脏神经系统，其主要功能是调节内脏活动，包括交感神经和副交感神经。其主要递质是乙酰胆碱（ACh）和去甲肾上腺素（NE）。①ACh受体可分为M受体和N受体两类，广泛分布于中枢和周围神经系统。在外周，M受体主要分布于大多数副交感节后纤维。当副交感神经兴奋时，末梢释放ACh，与支气管平滑肌M受体结合使其收缩；与虹膜环行肌M受体结合使其收缩，致瞳孔缩小；与胃肠平滑肌M受体结合使其收缩，加强胃肠运动。②汗腺是由交感节后胆碱能纤维支配，虽然末梢释放的递质也是ACh，但不属于副交感节后纤维支配。故温热

53

性发汗时汗腺的分泌主要接受交感胆碱能纤维的支配。

2.（2014年A型题）若干EPSP总和后足以达到阈电位水平，神经元上首先爆发动作电位的部位是

A．树突　　　　　　B．胞体　　　　　　C．轴突始段　　　　D．轴突末梢

【答案与解析】 2．C。由于一个突触后神经元常与多个突触前神经末梢构成突触，而产生的突触后电位既有兴奋性突触后电位（EPSP），也有抑制性突触后电位（IPSP）。因此，突触后神经元胞体就好比是个整合器，突触后膜上电位改变的总趋势决定于同时产生的EPSP和IPSP的代数和。当总趋势为超极化时，突触后神经元表现为抑制；而当突触后膜去极化并达到阈电位水平时，即可爆发动作电位。但动作电位首先并不发生在胞体，而是发生在运动神经元和中间神经元的轴突始段，或是感觉神经元有髓鞘神经轴突的第一个郎飞结。这是因为电压门控钠通道在这些部位质膜上的密度较大，而在胞体和树突膜上则很少分布。

3.（2015年A型题）电突触传递的一般特点是

A．单向，低电阻，快速　　　　　　　　B．双向，高电阻，慢速

C．单向，高电阻，慢速　　　　　　　　D．双向，低电阻，快速

【答案与解析】 3．D。电突触传递主要存在于中枢神经系统和视网膜（主要发生在同类神经元之间），其结构基础是缝隙连接。它的特点有：①双向传递。②电阻低，因而传递速度快，几乎不存在潜伏期。③具有促进同步化活动的功能。

4.（2016年A型题）在突触传递中，与神经末梢释放递质的数量呈正相关的因素是

笔记

A．进入末梢的 Ca^{2+} 量　　　　　B．末梢内囊泡的大小

C．囊泡内递质的含量　　　　　D．活化区面积的大小

【答案与解析】 4．A。递质的释放量主要决定于进入末梢的 Ca^{2+} 量，因此，凡能影响末梢处 Ca^{2+} 量内流的因素都能改变递质的释放量。例如：①细胞外 Ca^{2+} 浓度升高和 Mg^{2+} 浓度降低能使递质释放增多；②到达突触前末梢动作电位的频率或幅度增加；③突触前膜上存在突触前受体。

5．（2016年A型题）在周围神经系统中，属于胆碱能纤维的是

A．所有自主神经节前纤维　　　　B．所有副交感节后纤维

C．所有支配血管的交感节后纤维　　D．所有支配汗腺的交感节后纤维

【答案与解析】 5．A。①在外周，支配骨骼肌的运动神经纤维、所有自主神经节前纤维、大多数副交感节后纤维（少数释放肽类或嘌呤类递质的纤维除外）、少数交感节后纤维（如支配多数小汗腺的纤维和支配骨骼肌血管的舒血管纤维）都属于胆碱能纤维。②温热性发汗通过支配汗腺的交感胆碱能纤维使全身小汗腺分泌汗液；精神性发汗通过支配汗腺的交感肾上腺素能纤维引起发汗。

6．（2017年X型题）影响突触前电位神经末梢释放神经递质的数量的主要因素是

A．神经冲动的传导速度　　　　B．动作电位的频率

C．进入神经末梢的 Ca^{2+} 量　　　　D．突触囊泡的大小

【答案与解析】 6．BC。影响递质释放的因素：递质的释放量主要决定于进入末梢的 Ca^{2+} 量，因此，凡能影响末梢处 Ca^{2+} 内流的因素都能改变递质的释放量。①细胞外

Ca^{2+}浓度升高和Mg^{2+}浓度降低能使递质释放增多。②到达突触前末梢动作电位的频率或幅度增加。③突触前膜上存在突触前受体，它们可在某些神经递质或调质的作用下改变进入末梢的Ca^{2+}。突触囊泡大小与递质种类有关，而与递质的释放数量无关。神经冲动的传导速度与递质释放量无关。

7.（2017年A型题）下列关于兴奋性突触后电位的叙述，正确的是

    A. 由突触前神经元释放抑制性递质而引起

    B. 性质上属于动作电位，但幅度较小

    C. 重复刺激可发生时间总和

    D. 通过突触后膜K^+通道开放而产生

【答案与解析】 7. C。突触后膜在某种神经递质作用下产生的局部去极化电位变化称为EPSP，它和骨骼肌终板电位一样，具有局部兴奋的性质，为局部电位，可以发生时间和空间的总和。EPSP的形成是兴奋性递质作用于突触后膜的相应受体，使某些离子通道开放，后膜对Na^+和K^+的通透性增大，且Na^+内流大于K^+外流，故发生净内向电流，导致后膜出现局部去极化。

8.（2017年A型题）能引起气道平滑肌舒张的化学因素是

    A. 组胺   B. $PGF_{2\alpha}$ C. 乙酰胆碱   D. 去甲肾上腺素

【答案与解析】 8. D。NE与β受体（主要是β_2受体）结合后产生的平滑肌效应为抑制性的，包括血管、子宫、小肠、支气管的舒张。组胺、前列腺素（PG）$F_{2\alpha}$、ACh均引起气道平滑肌收缩。

9.（2018年A型题）能阻碍突触前末梢释放递质而影响突触传递的物质是

A．α-银环蛇毒   B．有机磷酸酯

C．肉毒梭菌毒素   D．三环类抗抑郁药

【答案与解析】 9．C。①肉毒梭菌毒素可阻滞骨骼肌神经－肌接头处的递质释放，因而肉毒梭菌感染常引起柔软性麻痹。②有机磷酸酯可抑制的是递质的降解。③三环类抗抑郁药可抑制末梢轴浆内突触囊泡膜对NE的重摄取，使递质在末梢轴浆内滞留。④α-银环毒素可特异地阻断骨骼肌终板膜中的N_2型ACh受体阳离子通道，使神经－肌接头的传递受阻。

10.（2019年A型题）神经元兴奋时，首先产生动作电位的部位是

A．树突   B．胞体   C．轴突始段   D．轴突末梢

【答案与解析】 10．C。参见考研真题解析第2题解析。

11.（2021年A型题）临床上使用新斯的明治疗重症肌无力的机制是

A．模拟乙酰胆碱   B．抑制胆碱酯酶

C．激活ACh受体通道   D．增大终板电位幅度

【答案与解析】 11．B。新斯的明可抑制突触后膜上的乙酰胆碱酯酶，阻碍ACh被水解，使其持续发挥作用。

12.（2022年A型题）突触前抑制的特点是

A．感觉传入通路少见   B．减少突触前神经元递质释放

C．增加被抑制神经元Cl^-内流   D．被抑制神经元产生IPSP

【答案与解析】 12．B。突触前抑制是一个神经元使突触前膜被兴奋性递质去极化，使膜电位绝对值降低，从而兴奋时动作电位的幅度减小，突触前膜神经元的递质释放减少，使突触后膜的EPSP减小。这种抑制全面调节感觉传入活动。

13．（2022年A型题）在人类，属于单突触反射的是
A．腱反射　　　　B．逃避反射　　　　C．吸吮反射　　　　D．翻正反射
【答案与解析】 13．A。单突触反射是指在中枢只经过一次突触传递的反射，功能简单，仅存在于脊髓水平。腱反射是体内唯一仅通过单突触反射即可完成的反射。逃避反射、吮吸反射和翻正反射属于非条件反射，是多突触反射。

二、知识点总结

本周知识点考点频率统计见表13-1。

表13-1　神经系统功能活动的基本原理考点频率统计表（2012—2022年）

年份	神经元和神经胶质细胞	突触传递	神经递质和受体	反射活动的基本规律
2022				√
2021			√	
2020				
2019	√			
2018		√		

续　表

年份	神经元和神经胶质细胞	突触传递	神经递质和受体	反射活动的基本规律
2017		√	√	√
2016		√	√	
2015		√		
2014	√			
2013				
2012			√	

（一）神经元和神经胶质细胞

1. 神经元　是神经系统的基本结构和功能单位。

（1）神经元的一般结构：神经元由胞体和突起两部分组成，突起可分为轴突与树突两类。轴突分为：①轴丘：胞体发出轴突的部位膨大并向外突起，功能是总和神经元的局部电位。②始段：轴突起始的部分一般略为粗大，且无髓鞘包裹，功能是爆发动作电位。③主干：传导动作电位。④末梢：储存神经递质，形成突触。

（2）神经元的主要功能：神经元的主要功能是接受、整合、传导和传递信息。

（3）神经纤维及其功能：①组成：轴突和感觉神经元的周围突。②功能：主要是兴奋传导和物质运输。③神经纤维传导兴奋的特性：完整性，绝缘性，双向性，相对不疲劳性。④神经纤维兴奋传导速率的影响因素：神经纤维直径、髓鞘、髓鞘厚度、温度均与传导速率呈正相关。⑤神经纤维的分类（表12-1）：根据神经纤维兴奋传导速度的差异，可将周围神经纤维分为 A、B、C 三类。根据纤维的直径和来源，进一步将感觉神经纤维分为Ⅰ、Ⅱ、Ⅲ、Ⅳ四类。⑥神经纤维的物质运输（表13-2）。

表13-2　神经纤维的物质运输

项目	快速顺向轴浆运输	慢速顺向轴浆运输	逆向轴浆运输
运输方向	胞体至末梢	胞体至末梢	末梢至胞体
运输机制	由驱动蛋白执行	随微管和微丝移动	以吞噬方式进入轴浆后，由动力蛋白及其众多辅助因子来执行
运输物质	膜性结构细胞器（囊泡、线粒体、分泌颗粒）	可溶性物质	轴突末梢摄取的物质：神经营养因子、狂犬病病毒、破伤风毒素等

（4）神经对效应组织的营养性作用：神经末梢释放某些营养因子，调整所支配组织的代谢活动，缓慢但持续地影响其结构和功能状态，这类作用称为神经的营养性作用。如被切断支配神经的肌肉，其糖原合成减慢，蛋白分解加速，肌肉逐渐萎缩。疾病如脊髓灰质炎、肌萎缩侧索硬化。

2. 神经胶质细胞

（1）神经胶质细胞的类型和功能：在中枢神经系统主要有星形胶质细胞、少突胶质细胞和小胶质细胞等；在周围神经系统则有施万细胞和卫星细胞等。功能如下：①星形胶质细胞：机械支持和营养作用；隔离和屏障作用（血脑屏障）；迁移引导作用；修复和增生作用；免疫应答作用；细胞外液中浓度稳定作用；对某些递质和活性物质的代谢作用。②少突胶质细胞和施万细胞：分别在中枢和周围神经系统形成髓鞘。③小胶质细胞：相当于中枢神经系统中的吞噬细胞。④卫星细胞：存在于周围神经的脊神经节内，为神经元提供营养及形态支持。

（2）神经胶质细胞与神经元的特点比较（表13-3）

表13-3　神经胶质细胞与神经元的特点比较

鉴别点	神经胶质细胞	神经元
数目	较多	较少
突起	有，无树突、轴突的区别	有
动作电位	不产生，膜电位随细胞外的K^+浓度而变化	产生
细胞联系	电突触（缝隙链接）	电突触和化学突触
神经递质受体	存在，但无化学突触	存在
分裂能力	终生存在	无

（二）突触传递

突触是神经元与神经元之间，或神经元与其他类型细胞之间的功能联系部位或装置。

1. 电突触传递　以电流为传递媒质的突触，其结构基础是缝隙连接。传递的特点：①双向性；②快速性；③电导大（电阻小）。

2. 化学性突触传递　以神经元所释放的化学物质为信息传递媒质（即神经递质）

的突触，是最多见的类型。

（1）定向突触传递：①概念：末梢释放的递质仅作用于突触后范围极为局限的部分膜结构，如骨骼肌神经-肌接头和神经元之间经典的突触。②分类：可分为"轴-树突触"、"轴-体突触"和"轴-轴突触"3类。③经典微细结构：突触前膜，突触间隙，突触后膜。④传递过程：动作电位到达神经末梢→突触前膜去极化→突触前膜通道开放→Ca^{2+}内流→神经递质释放进入突触间隙→递质与突触后膜上受体结合→突触后膜去极化或超极化→产生突触后电位。

神经递质释放的过程较为复杂，需要经过动员、摆渡、着位、融合与出胞5个过程，其中动员、融合都需要Ca^{2+}的参加。在整个过程中，递质的释放量与进入轴浆内的Ca^{2+}量呈正相关，同时也与动作电位的频率、幅度和时程相关，与突触囊泡大小、神经冲动的传导速度无关。

（2）非定向突触传递：①概念：该突触不具有经典突触的结构，其突触前末梢释放的递质可扩散至距离较远和范围较广的突触后成分。②分布：主要发生于单胺能（肾上腺素能、多巴胺能及5-羟色胺能）神经元的纤维末梢部位，如自主神经节后纤维（交感神经节后纤维上的曲张体）与效应细胞之间的接头。③特点：无特定的突触后成分，因而作用部位较分散；无固定的突触间隙，因而递质扩散的距离远近不等，时间长短不一；释放的递质能否产生信息传递效应，取决于靶细胞上有无相应的受体。

（3）影响定向突触传递的因素（表13-4）

表13-4　影响定向突触传递的因素及主要机制

影响递质释放					影响递质清除			影响突触后膜反应
促进		抑制			促进	抑制		抑制
细胞外Ca^{2+}浓度升高	动作电位频率、幅度增加或时程延长、突触前膜上存在突触前受体	细胞外Mg^{2+}的浓度	肉毒梭菌毒素	破伤风毒素	三环类抗抑郁药	利血平	新斯的明及有机磷农药	简箭毒碱、α-银环蛇毒
Ca^{2+}内流的量增加	Ca^{2+}通道开放时间增加，Ca^{2+}内流的量增加	Mg^{2+}可与Ca^{2+}竞争前膜的钙离子通道，使Ca^{2+}内流减少	可阻滞骨骼肌神经-肌接头处的递质释放	阻止抑制性中间神经元释放递质	抑制脑内NE在突触前膜的重摄取	抑制囊泡膜对NE的重摄取	抑制突触后膜上的乙酰胆碱酯酶	阻断胆碱能突触后膜的N_2型ACh受体通道，神经-肌接头的传递受阻，使肌肉松弛

3. 兴奋性和抑制性突触后电位（表13-5）

表13-5 兴奋性突触后电位与抑制性突触后电位的比较

鉴别点	兴奋性突触后电位	抑制性突触后电位
突触前神经元	兴奋性神经元	抑制性神经元
递质	兴奋性递质	抑制性递质
突触后膜通透性增加的离子	Na^+、K^+均增高，但Na^+更大	Cl^-
突触后膜局部电位	去极化	超极化
突触后膜电位总和部位	轴丘	轴丘
突触后神经元功能变化	兴奋和易化	抑制

4. 动作电位在突触后神经元的产生　一个突触后神经元一般与多个突触前神经末梢构成突触，既产生EPSP也产生IPSP。突触后神经元胞体电位改变的总趋势取决于同时或几乎同时产生的EPSP和IPSP的总和。多数神经元在作为突触后神经元时，其动作电位首先发生在轴突始段。在感觉神经元，动作电位可爆发于其有髓周围突远端的第一个郎飞结。

（三）神经递质和受体

1. 神经递质

（1）神经递质：是指由突触前神经元合成并释放，能特异性地作用于突触后神经元或效应细胞上的受体而产生一定效应的信息传递物质。

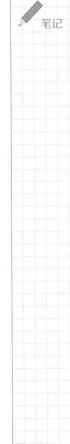

（2）神经调质：是指与神经递质的共释放，增强或削弱该突触的神经递质的信息传递效率，对递质信息传递起调节作用的物质，但在该突触中不直接起信息传递作用。

（3）递质共存：是指两种或两种以上的递质（包括调质）共存于同一神经元内的现象。

（4）递质的代谢：递质的代谢包括递质的合成、储存、释放、降解、重摄取和再合成等步骤。

2. 受体

（1）定义：是指细胞膜上或细胞内能与某些化学物质（如递质、调质、激素等）特异结合并诱发特定生物效应的特殊生物分子。

（2）突触前受体：受体可分布于突触后膜或前膜。分布于突触前膜的受体称突触前受体（自身受体），激活后可抑制递质释放，为负反馈调控。

（3）受体的调节：①上调：当递质分泌不足时，受体的数量将逐渐增加，亲和力也将逐渐升高。②下调：当递质分泌过多时，受体的数量将逐渐减少，亲和力也将逐渐降低。③受体亲和力改变：常通过受体蛋白磷酸化和去磷酸化实现。

3. ACh及其受体

（1）概念：①以ACh为递质的神经元，称为胆碱能神经元。②其神经纤维称为胆碱能纤维。③能与ACh特异性结合的受体，称为胆碱受体。

（2）胆碱能神经纤维与肾上腺素能神经纤维的分布（表13-6）

表13-6　胆碱能神经纤维与肾上腺素能神经纤维的分布

项目	胆碱能神经纤维	肾上腺素能神经纤维
概念	以ACh为递质的神经纤维	以肾上腺素或NE为递质的神经纤维
分布	①全部的支配骨骼肌的运动神经纤维（躯干运动神经）。②全部的交感和副交感神经（自主神经）节前纤维。③多数副交感神经的节后纤维*。④少数交感神经的节后神经纤维：支配小汗腺温热性发汗和骨骼肌血管舒张的神经纤维	多数交感节后神经纤维

注：*少数副交感神经的节后纤维不分泌ACh，控制食管下括约肌和胃容受性舒张的神经分泌为血管活性肽（VIP）和NO，控制胃G细胞的神经分泌为蛙皮素。

（3）胆碱受体：分为M和N类受体（表13-7）。

表13-7　M受体与N受体比较

项目	M受体（毒蕈碱受体）	N受体（烟碱受体）	
受体亚型	$M_1 \sim M_5$ 5种	N_1（神经元型）	N_2（肌肉型）
受体类型	G蛋白耦联型	离子通道型	
周围分布	①多数副交感节后纤维（除少数释放肽类、嘌呤类外）。②少数交感节后纤维（支配骨骼肌的舒血管和汗腺）	中枢神经系统（CNS）和自主神经节后神经元上	骨骼肌神经-肌接头处的终板膜中
作用	M样作用	N样作用	

笔记

续　表

项目	M受体（毒蕈碱受体）	N受体（烟碱受体）	
效应	①心脏活动抑制。②支气管、胃肠平滑肌、膀胱逼尿肌、虹膜环行肌收缩，消化腺分泌增加。③汗腺分泌增加，骨骼肌血管舒张	CNS和自主神经节后神经元兴奋	骨骼肌收缩
阻断药	阿托品	筒箭毒碱、六烃季铵	筒箭毒碱、十烃季铵

4. NE和肾上腺素及其受体

（1）概念：①NE和肾上腺素均属儿茶酚胺类物质。②以肾上腺素为递质的神经元，称为肾上腺素能神经元；以NE为递质的神经元，称为去甲肾上腺素能神经元。③以肾上腺素或NE为递质的神经纤维，均称为肾上腺素能纤维。④与肾上腺素或NE特异性结合的受体，称为肾上腺素受体。

（2）肾上腺素受体分为α、β受体（表13-8）。

表13-8　α受体与β受体的比较

项目	α受体	β受体	
受体亚型	α_1、α_2	β_1、β_2、β_3	
受体类型	G蛋白耦联受体		
周围分布	共同：多数交感节后纤维支配的效应细胞均有分布		
	差异：①α_1：皮肤、肾、胃肠的血管平滑肌。②α_2：突触前膜	差异：①β_1：心脏。②β_2：骨骼肌、肝脏的血管平滑肌。③β_3：脂肪组织	

续 表

项目	α受体	β受体
效应	主要为平滑肌兴奋性效应：血管、子宫、虹膜辐射状肌收缩 少数为抑制性效应：小肠舒张	β_1：兴奋效应，心率↑、传导↑、心缩力↑ β_2：抑制效应，血管、子宫、小肠、支气管舒张 β_3：与脂肪分解有关
阻断药	哌唑嗪：α_1 育亨宾：α_2 酚妥拉明共同阻断：$\alpha_1+\alpha_2$	阿替洛尔、美托洛尔：β_1 丁氧胺（心得乐）：β_2 普萘洛尔（心得安）共同阻断：$\beta_1+\beta_2$

5. 其他递质 此外还存在多巴胺、5-羟色胺、组胺、氨基酸类递质（兴奋性氨基酸，如谷氨酸；抑制性氨基酸，如γ-氨基丁酸，如甘氨酸）、神经肽、嘌呤类、气体分子类。

（四）反射活动的基本规律

1. 反射的概念和分类 反射是神经活动的基本方式，可分为条件反射和非条件反射（表13-9）。

表13-9 条件反射和非条件反射的比较

项目	条件反射	非条件反射
概念	通过后天学习而形成	生来就有、数量有限、比较固定和形式低级的反射活动
反射中枢	高位中枢（大脑皮层）	低位中枢

续　表

项目	条件反射	非条件反射
举例	望梅止渴、巴甫洛夫实验	防御、食物、性、吮吸反射
意义	使机体对各种环境具有更加完善的适应性	使机体初步适应环境

2. 中枢神经元之间的联系方式　在多突触反射中，中枢神经元相互连接成网，有如下几种联系方式（表13-10）。

表13-10　中枢神经元之间的联系方式

项目	单线式	辐散式	聚合式	连锁式	环式
概念	一个神经元与一个神经元建立突触联系（一对一）	一个神经元与多个神经元建立突触联系（一对多）	多个神经元与一个神经元建立突触联系（多对一）	辐散式与聚合式并存	中间神经元参与反馈环路
示意图					
生理意义	提高神经调节的精确度	使兴奋或抑制扩散开	使信息得到总和或整合	在空间上加强了作用范围	时间上影响作用的持久性，后发放或及时终止的基础

3. 反射的中枢整合　反射的基础是反射弧。反射弧由5个基本环节组成：感受器、传入神经、反射中枢、传出神经和效应器。中枢是反射弧中最复杂的部位。根据反射中枢的不同，反射可分为：

（1）单突触反射：是指在中枢只经过一次突触传递的反射。功能简单，仅存在于脊髓水平，腱反射是体内唯一仅通过单突触反射即可完成的反射。

（2）多突触反射：是指在中枢经过多次突触传递的反射。功能复杂，广泛存在于脊髓与脑，人体大部分都是此类反射。

4. 局部回路神经元和局部神经元回路　在中枢神经系统中，大量的短轴突和无轴突的神经元并不投射到远隔部位，其轴突和树突仅在某一中枢部位内部起联系作用，这些神经元称为局部回路神经元。

由局部回路神经元及其突起构成的神经元间相互作用的联系通路，称为局部神经元回路。

5. 中枢兴奋传播的特征　①单向传播。②中枢延搁。③兴奋的总和。④兴奋节律的改变。⑤后发放与反馈。⑥对内环境变化敏感和容易发生疲劳。

6. 中枢抑制　在反射活动中，中枢的各类神经元通过在空间和时间上的多重复杂组合，可在整体上产生神经系统抑制和易化两种效应。

中枢抑制分突触后抑制和突触前抑制。抑制也是由兴奋引起的，是一个主动的过程。

（1）突触后抑制：指由中枢内抑制性中间神经元释放抑制性递质，通过产生IPSP对突触后神经元产生的抑制效应，包括传入侧支性抑制（交互性抑制）和回返性抑制两种形式（表13-11）。

笔记

表13-11　传入侧支性抑制和回返性抑制的比较

项目	传入侧支性抑制	回返性抑制
概念	①感觉传入纤维传导兴奋进入中枢后，兴奋某一神经中枢；②同时又经侧支兴奋一个抑制性中间神经元；③这个兴奋的抑制性中间神经元再与另一个中枢神经元形成抑制性突触，从而抑制另一中枢神经元	①神经元兴奋时，兴奋冲动沿主轴突传导，兴奋下一级神经元；②同时又经侧支兴奋一个抑制性中间神经元；③这个兴奋的抑制性中间神经元，一方面通过回返侧支反过来抑制原先发生兴奋的神经元，另一方面直接抑制同一中枢的功能相同的神经元
实例	做屈肘运动时，屈肌肌梭传入的冲动进入脊髓，一方面兴奋屈肌神经元，另一方面抑制伸肌神经元	脊髓前角α-运动神经元的轴突支配骨骼肌，同时通过其轴突侧支与闰绍细胞构成突触联系；闰绍细胞再通过其短轴突回返性地抑制该运动神经元和同类的其他运动神经元
机制	抑制性中间神经元使拮抗中枢神经元受抑制	抑制性中间神经元（闰绍细胞）的回返性抑制
意义	使不同中枢之间的活动一致，如保证伸肌和屈肌活动的协调控制	及时终止神经元的活动，并使同一中枢内许多神经元的活动同步化

（2）突触前抑制：内容见表13-12。

表13-12　突触前抑制与突触后抑制的比较

项目	突触前抑制	突触后抑制
结构基础	轴-轴突触	轴-体突触、轴-树突触
抑制产生的部位	突触前轴突末梢	突触后膜
起作用的递质	γ-氨基丁酸（GABA）	抑制性递质
产生机制	突触前轴突末梢去极化（末梢A）→突触前膜释放兴奋性递质减少→突触后膜EPSP降低（不产生IPSP）	突触后膜超级化，产生IPSP
作用	全面调节感觉传入活动	通过交互抑制作用和负反馈作用使中枢活动协调

7. 中枢易化　中枢易化是指中枢神经元的膜电位去极化但未达到阈电位，使生理过程更容易发生的现象。分为突触前易化、突触后易化。

（1）突触前易化：与突触前抑制具有相似的结构基础，但生理特点相反。可使到达末梢的动作电位时程延长，Ca^{2+}内流量增多，递质释放量增加，从而使突触后膜产生更大的EPSP（仍未达到阈电位）。

（2）突触后易化：表现为多个EPSP的总和，使EPSP幅度增大而更接近于阈电位水平，如果在此基础上给予一个刺激，就更容易达到阈电位水平而爆发动作电位。

拓展练习及参考答案

拓展练习

【填空题】

1. 神经纤维传导兴奋的特性包括（ ）、（ ）、（ ）和（ ）。

2. 神经元的联系方式包括（ ）、（ ）、（ ）（ ）和（ ），其中反射活动后发放的结构基础是（ ）。

3. 神经纤维的物质运输，根据运输方向分为（ ）和（ ），前者根据运输速度分为（ ）和（ ）两种形式。

4. 中枢抑制分为（ ）和（ ）两大类型，其中前者又可分为（ ）和（ ）两种形式。

5. 支配汗腺进行温热性发汗的神经属于（ ）。

【判断题】

1. 兴奋性突触后电位的变化是去极化。

2. γ-氨基丁酸、甘氨酸和门冬氨酸属于中枢抑制性递质。

【名词解释】

1. 兴奋性突触后电位（EPSP）

2. 传入侧支性抑制

【选择题】

A 型题

1. 脊髓灰质炎患者发生肢体肌肉萎缩的主要原因是

A. 病毒对患肢肌肉的直接侵害　　B. 患肢肌肉血液供应减少　　　C. 患肢长期失用

D. 脊髓失去高位中枢的控制　　　E. 骨骼肌失去神经的营养性作用

2. 兴奋在神经纤维上传导依靠的主要方式是

A. 局部兴奋　　　　　　　　B. 动作电位　　　　　　　　C. 神经末梢释放递质

D. 轴浆运输　　　　　　　　E. 跳跃式传导

3. 关于抑制性突触后电位产生过程的描述，错误的是

A. 突触前轴突末梢去极化

B. Ca^{2+} 由膜外进入突触前膜内

C. 突触小泡释放递质，并与突触后膜受体结合

D. 突触后膜对 K^+、Cl^- 的通透性升高

E. 突触后膜电位增大，引起突触后神经元发放冲动

4. 筒箭毒碱作为肌肉松弛药是由于

A. 抑制囊泡移向接头前膜　　　　　　　B. 增加接头前膜对 Mg^{2+} 的通透性

C. 抑制 Ca^{2+} 进入接头前膜　　　　　　D. 和乙酰胆碱竞争终板膜上的受体

E. 抑制终板膜的离子通道开放

5. 脊髓闰绍细胞参与构成的抑制称为

A. 周围性抑制　　B. 侧支性抑制　　C. 去极化抑制　　D. 交互性抑制　　E. 回返性抑制

B型题

（6～9题共用选项）

A. α受体　　　B. β_1 受体　　　C. β_2 受体　　　D. N_1 受体　　　E. M受体

6. 副交感神经突触后膜上的受体为

7. 受副交感神经支配，可导致膀胱逼尿肌收缩的受体为

8. 导致内脏血管收缩的肾上腺素受体为

9. 导致支气管平滑肌舒张的肾上腺素受体为

X型题

10. 下列关于突触传递特征的叙述，哪些是正确的

A. 传递兴奋需要的时间与神经冲动传导接近

B. 一般从突触前末梢传向突触后神经元

C. 极易受内环境变化的影响

D. 传入神经与传出神经的冲动频率一致

E. 信息传递具有双向性

【问答题】

1. 简述神经中枢内兴奋传递的特征。

2. 胆碱受体和肾上腺素受体有哪些？各有什么作用？

笔记

✍ 参考答案

【填空题】

1. 完整性；绝缘性；双向性；相对不疲劳性

2. 单线式；辐散式；聚合式；连锁式；环式；辐散式联系

3. 顺向轴浆运输；逆向轴浆运输；快速；慢速

4. 突触后抑制；突触前抑制；传入侧支性抑制；回返性抑制

5. 交感胆碱能纤维

【判断题】

1. √

2. ×　γ-氨基丁酸、甘氨酸是抑制性的；谷氨酸、门冬氨酸是兴奋性的。

【名词解释】

1. 兴奋性突触后电位（EPSP） 是指突触后膜在某种神经递质作用下产生的局部去极化电位变化。其发生机制是兴奋性递质作用于突触后膜的相应受体，后膜对Na^+的通透性大于K^+，故发生净内向电流，导致后膜出现局部去极化。

2. 传入侧支性抑制 是指感觉传入纤维进入脊髓后，一方面直接兴奋某一中枢的神经元，另一方面发出其侧支兴奋另一抑制性中间神经元，然后通过该抑制性神经元转而抑制另一中枢的神经元。

【选择题】

A型题 1. E 2. B 3. E 4. D 5. E

B型题 6. D 7. E 8. A 9. C

X型题 10. BC

【问答题】

1. 答案见知识点总结（四）5。

2. 答案见知识点总结（三）3和4。

第14周　神经系统的感觉分析功能、神经系统对躯体运动的调控

一、考研真题解析

1.（2012年A型题）肌梭的传入冲动增加时，产生的生理效应是

A．兴奋同一肌肉的α运动神经元　　B．抑制同一肌肉的β运动神经元

C．抑制同一肌肉的γ运动神经元　　D．兴奋其他关节肌肉的α运动神经元

【答案与解析】　1．A。腱反射和肌紧张的感受器是肌梭。肌梭与梭外肌纤维呈并联关系，肌梭的传入神经纤维有Ia和Ⅱ类纤维两类，两类纤维都终止于α运动神经元，α运动神经元的传出纤维支配梭外肌纤维，而γ运动神经元的传出纤维支配梭内肌纤维。当肌肉受外力牵拉时，冲动频率与肌梭被牵拉的程度成正比，肌梭传入冲动增加可引起支配同一肌肉的α运动神经元兴奋，使梭外肌收缩，形成一次牵张反射。而γ传出纤维放电增加可增加肌梭的敏感性。

2.（2012年X型题）脊髓休克过后，脊髓反射恢复的特征是

A．低等动物反射恢复快　　B．人类不能恢复

C．屈肌反射、腱反射恢复较快　　D．发汗反射增强

【答案与解析】 2．ACD。脊髓休克简称脊休克，是指人和动物的脊髓在与高位中枢之间离断后，反射活动能力暂时丧失而进入无反应状态的现象。脊休克过后，一些以脊髓为基本中枢的反射可逐渐恢复，其恢复速度与动物的进化程度有关。在恢复过程中，较简单的和较原始的反射先恢复，如屈肌反射、腱反射等；较复杂的反射恢复则较慢，如对侧伸肌反射、搔扒反射等；而离断面水平以下的知觉和随意运动能力将永久丧失。由于正常情况下高位中枢对脊髓发汗中枢有抑制作用，因此脊髓休克恢复时发汗反射增强。

3．（2013年A型题）腱器官传入冲动增加所引起的效应是

A．对同一肌肉的γ运动神经元起抑制作用

B．对同一肌肉的α运动神经元起抑制作用

C．使梭外肌收缩增强

D．使梭内肌收缩增强

【答案与解析】 3．B。腱反射的感受器是肌梭和腱器官。肌梭是种感受肌肉长度的感受器，其传入冲动对支配同一肌肉的α运动神经元起兴奋作用。除肌梭外，骨骼肌中还有种能感受肌肉张力的感受器，为腱器官，它分布于肌腱胶原纤维之间，与梭外肌纤维呈串联关系，传入神经为Ib类纤维，其传入冲动对支配同一肌肉的α运动神经元起抑制作用。

4．（2013年X型题）小脑功能异常可能出现的现象有

A．肌张力增高　　　　B．意向性震颤　　　　C．站立不稳　　　　D．位置性眼震撼

【答案与解析】 4．BCD。①小脑的主要功能是维持姿势平衡、调节肌紧张和协调随意运动。前庭小脑的主要功能是控制躯体的平衡和眼球的运动。前庭小脑功能障碍的患者会出现步基宽、站立不稳、步态蹒跚以及位置性眼震颤的症状。②脊髓小脑的主要功能是调节进行过程中的运动，协助大脑皮层对随意运动进行实时的控制。此外，脊髓小脑还具有调节肌紧张的功能。脊髓小脑异常表现为四肢乏力、小脑共济失调、意向性震颤。③皮层小脑的主要功能是参与随意运动的设计和程序的编制，皮层小脑损伤无特殊的临床表现。

5．（2014年A型题）用左旋多巴治疗不能缓解的帕金森病的临床表现是

A．肌紧张增高　　　B．动作缓慢　　　　C．面部表情呆板　　　D．静止性震颤

【答案与解析】 5．D。帕金森病（又称震颤麻痹）的病因是双侧黑质病变，多巴胺能神经元变性受损。其主要症状是全身肌张力增高，肌肉强直，随意运动减少，动作缓慢，面部表情呆板，常伴有静止性震颤。临床上给予多巴胺的前体左旋多巴能明显改善帕金森患者症状，应用M受体拮抗药东莨菪碱或安坦（对胆碱能的兴奋性和多巴胺的抑制性之间有拮抗作用）等也能治疗此病，但左旋多巴和M受体拮抗药对静止性震颤均无正常疗效。

6．（2015年A型题）查体巴宾斯基征阳性提示皮层脊髓侧束损伤的条件是

A．婴儿在清醒状态下　　　　　　　　B．成人在清醒状态下

C．成人在熟睡状态下　　　　　　　　D．成人在麻醉状态下

【答案与解析】 6．B。巴宾斯基征是神经科常用的检查之一。巴宾斯基征阳性，

是一种异常的跖伸肌反射，常提示皮层脊髓束受损。成年人的正常表现是所有足趾均发生跖屈，称为巴宾斯基征阴性。正常人的巴宾斯基征（即阴性）是一种屈肌反射，由于脊髓平时受高位中枢的控制，这一原始反射被抑制而不表现出来。在正常情况下，婴儿因皮层脊髓束发育尚不完全，成年人在深睡或麻醉状态下，也都可出现巴宾斯基阳性体征。可见，只有成人在清醒状态下查体巴宾斯基征阳性才提示皮层脊髓侧束损伤。

（7、8题共用选项）（2016年B型题）

A．左侧中央后回顶部   B．右侧中央后回底部

C．两侧中央后回顶部   D．两侧中央后回底部

7．刺激动物右侧坐骨神经，在大脑皮层可见最大幅度诱发电位的部位是

8．刺激动物右侧三叉神经，在大脑皮层可见最大幅度诱发电位的部位是

【答案与解析】 7、8. A、D。第一感觉区是最主要的感觉代表区，位于中央后回（Brodmann分区3-1-2区），是全身体表感觉投射区。其感觉投射规律为：①躯干四肢部分的感觉为交叉性投射，但头面部感觉的投射是双侧性的。②投射区域的大小与感觉分辨精细程度有关，分辨愈精细的部位，代表区愈大。如手，尤其是拇指和示指的代表区面积很大；相反，躯干的代表区面积很小。③投射区域具有一定的分野，总体安排是倒置的，但在头面部的代表区内部，其安排却是正立的。故刺激动物右侧坐骨神经，在大脑皮层可见最大幅度诱发电位的部位是左侧中央后回顶部；刺激动物右侧三叉神经，在大脑皮层可见最大幅度诱发电位的部位是双侧中央后回底部。

9．（2016年X型题）能明显改善帕金森病症状的药物有

A．利血平   B．普萘洛尔   C．东莨菪碱   D．左旋多巴

【答案与解析】 9. CD。①帕金森病的病因是双侧黑质病变，多巴胺能神经元变性受损。由于多巴胺可通过D_2受体增强直接通路的活动，亦可通过D_2受体抑制间接通路的活动，所以该递质系统受损时，可引起直接通路活动减弱而间接通路活动增强，使皮层对运动的发动受到抑制，从而出现运动减少和动作缓慢的症状。临床上给予多巴胺的前体左旋多巴能明显改善帕金森病患者的症状，应用M受体拮抗药东莨菪碱或苯海索等也能治疗此病。②利血平可耗竭多巴胺，加重帕金森。

10.（2017年A型题）下列关于肌牵张反射的叙述，错误的是

A．肌梭是牵张反射的感受器   B．反射的基本中枢位于脊髓

C．脊髓横断后，牵张反射永久消失   D．是维持姿势的基本反射

【答案与解析】 10. C。牵张反射是指有完整神经支配的骨骼肌在受外力牵拉伸长时引起的被牵拉的同一肌肉发生收缩的反射。牵张反射的感受器是肌梭。反射的基本中枢位于脊髓，脊髓横断后将发生脊髓休克，脊髓休克表现为横断面以下的脊髓所支配的牵张反射短暂的消失而进入无反应状态，但随着时间的推移以脊髓为基本中枢的反射，如牵张反射可逐渐恢复。牵张反射包括腱反射和肌紧张两种类型，腱反射可发生膝反射、跟腱反射和肘反射等；肌紧张是维持躯体姿势最基本的反射，是姿势反射的基础。

11.（2018年A型题）易化肌紧张的中枢部位有

A．前庭核   B．纹状体

C．小脑半球中间部   D．大脑皮层运动区

笔记

【答案与解析】 11．AC。脑干网状结构内存在抑制或加强肌紧张及肌运动的区域，前者称为抑制区，位于延髓网状结构的腹内侧部分；后者称为易化区，包括延髓网状结构的背外侧部分脑桥被盖、中脑中央灰质及被盖，也包括脑干以外的下丘脑和丘脑中线核群等部位。与抑制区相比，易化区的活动较强，在肌紧张的平衡调节中略占优势。此外，脑其他结构中也存在调节肌紧张的区域或核团，如刺激大脑皮层运动区、纹状体、小脑前叶蚓部等部位，可引起肌紧张降低；而刺激前庭核、小脑前叶两侧部和后叶中间部等部位，可使肌紧张增强。

（12、13题共用选项）（2018年B型题）

　A．利血平　　　　B．哌唑嗪　　　　C．育亨宾　　　　D．左旋多巴

12．能改善帕金森病运动减少的症状的药物是

13．能改善舞蹈病运动增多的症状的药物是

【答案与解析】 12．D。参见考研真题解析第9题解析。13．A。舞蹈病是由于新纹状体发生病变，新纹状体内γ-氨基丁酸（GABA）能中间神经元变性或遗传性缺损，使新纹状体对苍白球外侧部的抑制作用减弱，进而加强对丘脑底核活动的抑制，引起间接通路活动减弱而直接通路活动相对增强，黑质多巴胺能神经元功能相对亢进所致，对大脑皮层发动运动产生易化作用，从而出现运动过多的症状。临床上用利血平耗竭多巴胺可缓解舞蹈病运动增多的症状。

14．（2019年X型题）具有易化肌紧张作用的中枢部位有

　A．前庭核　　　　　　　　　　B．小脑前叶蚓部

C．小脑后叶中间部　　　　　　　　D．大脑皮层运动区

【答案与解析】　14．AC。参见考研真题解析第11题解析。

15．（2020年X型题）在下列情况下，可使骨骼肌肌梭Ⅰa类纤维传入冲动增多的有

A．骨骼肌收缩缩短时　　　　　　　B．骨骼肌被动拉长时

C．支配该肌梭的α运动神经元兴奋时　　　D．支配该肌梭的γ运动神经元兴奋时

【答案与解析】　15．BD。肌梭在不同长度状态下，传入神经放电的改变：静息时，肌梭长度和Ia类传入纤维放电处于一定水平；当肌肉受牵拉而伸长时，Ia类传入纤维放电频率增加；肌梭长度不变而γ传出增多时，Ia类传入纤维放电频率增加；当梭外肌收缩而肌梭松弛时，Ia类传入纤维放电频率减少或消失。

16．（2021年A型题）使用左旋多巴治疗帕金森病时，不能改善的症状是

A．动作缓慢　　　B．静止性震颤　　　C．肌张力增高　　　D．随意运动减少

【答案与解析】　16．B。参见考研真题解析第5题解析。

17．（2022年A型题）在人类，属于单突触反射的是

A．腱反射　　　B．逃避反射　　　C．吸吮反射　　　D．翻正反射

【答案与解析】　17．A。单突触反射是指在中枢只经过一次突触传递的反射。其功能简单，仅存在于脊髓水平。腱反射是体内唯一仅通过单突触反射即可完成的反射。逃避反射、吮吸反射和翻正反射属于非条件反射，是多突触反射。屈肌反射也是多突触反射。

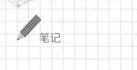

笔记

二、知识点总结

本周知识点考点频率统计见表14-1。

表14-1　神经系统的感觉分析功能、神经系统对躯体运动的调控
考点频率统计表（2012—2022年）

年份	神经系统的感觉分析功能		神经系统对躯体运动的调控				
	对躯体感觉	对内脏感觉	脊髓	脑干	基底神经节	小脑	大脑皮层
2022			√				
2021					√		
2020			√				
2019				√			
2018				√	√		
2017			√				
2016	√				√		
2015							√
2014					√		
2013			√			√	
2012			√		｡		

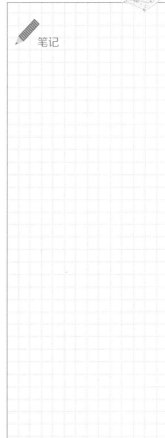

笔记

（一）神经系统的感觉分析功能

1. 中枢对躯体感觉的分析

（1）躯体感觉的传导通路：由于传导痛觉、温度觉和粗略触-压觉的纤维先交叉后上行，而传导本体感觉和精细触-压觉的纤维则先上行后交叉，所以在一侧脊髓发生横断损伤的情况下，损伤平面以下同侧发生本体感觉和精细触-压觉障碍，而对侧则发生痛觉、温度觉和粗略触-压觉障碍。

脊髓空洞症患者如果仅中央管前交叉的感觉传导纤维受到较局限的损害，可出现病变节段以下双侧皮节的痛觉和温度觉障碍，而粗略触-压觉基本正常的表现，即痛觉、温度觉和粗略触-压觉障碍分离的现象。这是因为痛觉、温度觉传入纤维进入脊髓后，在进入水平的上下1～2个节段内即全部换元并经前连合交叉到对侧；而粗略触-压觉传入纤维进入脊髓后可分成上行和下行纤维，其换元可发生在多个节段范围，故中央管前交叉纤维在局限节段内的空洞病变不致影响粗略触-压觉。

如果肿瘤从脊髓外侧压迫和侵蚀脊髓丘脑束，首先波及的是来自骶、腰部的纤维，病变早期可出现骶部或腰部痛觉和温度觉的缺失；如果在高位脊髓中央发生肿瘤，则首先发生颈部或胸部的浅感觉缺失。

（2）丘脑的核团：除嗅觉外，各种感觉传入通路都以丘脑为重要传入中继站。丘脑的核团或细胞群可分为以下三大类。

1）第一类细胞群：统称为特异感觉接替核。第二级感觉神经元的投射纤维在此类核团换元后，再发出纤维投射到特定的大脑皮层感觉区。例如，后腹侧核传导躯体感觉，内侧和外侧膝状体分别传导听觉和视觉。

2）第二类细胞群：统称为联络核。它们接受来自特异感觉接替核和其他皮层下中枢的纤维，换元后投射到大脑皮层的特定区域。联络核的功能主要是协调各种感觉在丘脑和大脑皮层的联系。例如，丘脑前核参与内脏活动的调节。

3）第三类细胞群：统称为非特异投射核。这些细胞群的细胞通过多次换元接替后弥散地投射到整个大脑皮层，具有维持和改变大脑皮层兴奋状态的作用。

（3）感觉投射系统：丘脑各部分向大脑皮层的投射称为感觉投射系统。根据其不同特征，可分为特异投射系统和非特异投射系统两类（表14-2）。

表14-2　特异投射系统与非特异投射系统的比较

项目	特异投射系统	非特异投射系统
概念	指丘脑特异感觉接替核和联络核及其投射至大脑皮层的神经通路	指丘脑非特异投射核及其投射至大脑皮层的神经通路
接受的冲动	接受特定的感觉	接受脑干上行激活系统冲动
投射范围	大脑皮层的特定区域（第四层神经细胞）	大脑皮层的广泛区域
投射方式	点对点投射	非点对点投射
生理作用	能产生特定的感觉，能触发大脑皮层发出传出冲动	不能产生特定感觉，但能维持觉醒状态
相互关系	是非特异性传入冲动的来源	持续觉醒，是产生精准的特定感觉的基础

（4）脑干网状结构上行激活系统：是指来源于脑干网状结构，其投射纤维终止于非特异投射核，能够唤醒或维持大脑皮层兴奋状态的系统。由于它是多突触接替系统，

因此易受药物影响而发生传导阻滞，如巴比妥类药物的作用机制就是阻断这一系统的传导。

（5）躯体感觉的皮质代表区：躯体感觉神经上传的感觉信息经丘脑后腹核中继后，由特异投射系统所投射的大脑皮层的特定区域称为躯体感觉代表区，主要包括体表感觉区和本体感觉区。

1）体表感觉区：①第一感觉区：位于中央后回，产生的感觉清晰，定位精确，主要包括温度觉、触-压觉。感觉投射规律：倒置分布（但头面部内部安排是正立的）；躯干四肢的感觉是交叉性投射（但头面部为双侧性投射）。因此刺激右侧坐骨神经，可在大脑皮层左侧中央后回顶部引起最大幅度的诱发电位；而刺激右侧三叉神经（支配脸部、口腔、鼻腔的感觉），可在两侧中央后回底部引起最大幅度的诱发电位。②第二感觉区：位于大脑外侧沟的上壁，由中央后回底部延伸到脑岛的区域。产生的感觉模糊，定位不太明确。除产生体表温度觉、触-压觉外，还有痛觉。

2）本体感觉区：皮层的本体感觉代表区就是运动区，在人脑位于中央前回（4区）。

2. 中枢对内脏感觉的分析

（1）内脏感觉的传导通路：内脏感觉的传入神经为自主神经，包括交感神经和副交感神经的感觉传入，走行于后根神经的内脏感觉传入纤维进入脊髓后，主要沿着躯体感觉的同一通路，即脊髓丘脑束和感觉投射系统上行到达大脑皮层。

（2）内脏感觉代表区：内脏的感觉主要是痛觉，与躯体痛一样，内脏痛的感觉分析发生于各个中枢水平。在人脑，第一、第二感觉区，运动辅助区以及边缘系统皮层都接受内脏感觉的投射并与内脏感觉有关。

（二）神经系统对躯体运动的调控

1. 脊髓躯体运动的调控作用

（1）脊髓休克：动物的脊髓与高位中枢离断后，暂时丧失了反射活动能力而进入无反应状态的现象称为脊髓休克，简称脊休克。脊休克的产生与恢复，说明脊髓具有完成某些简单反射的能力，但这些反射平时受高位中枢的控制而不易表现出来，脊休克恢复后，通常是伸肌反射减弱而屈肌反射增强，说明高位中枢平时具有易化伸肌反射和抑制屈肌反射的作用。

（2）脊髓前角运动神经元和运动单位

1）脊髓运动神经元：脊髓灰质前角中存在支配骨骼肌运动的α、γ、β三类运动神经元（表14-3）。其中α神经元支配骨骼肌的梭外肌，也是躯体运动反射的最后公路。

表14-3　α、γ、β三类运动神经元

项目	α运动神经元	γ运动神经元	β运动神经元
支配肌肉	梭外肌的快肌纤维和慢肌纤维	梭内肌	梭内肌和梭外肌
自发放电	阵发性放电	高频持续性放电	—
生理功能	控制梭外肌的收缩，产生运动	控制梭内肌的收缩，调节肌梭的敏感性	尚不清楚

2）运动单位：由一个α运动神经元及其所支配的全部肌纤维所组成的功能单位。

（3）脊髓对姿势的调节：中枢神经系统通过反射改变骨骼肌的肌紧张或产生相应的

动作，以保持或改变身体的姿势，避免发生倾倒，称为姿势反射。对侧伸肌反射、牵张反射和节间反射是可在脊髓水平完成的姿势反射。

1）屈肌反射：当脊动物一侧肢体的皮肤受到伤害性刺激时，可反射性引起受刺激侧肢体关节的屈肌收缩而伸肌舒张，使肢体屈曲。屈肌反射具有躲避伤害的保护意义，但不属于姿势反射。

2）对侧伸肌反射：随着刺激强度的加大，除引起同侧肢体屈曲外，还可引起对侧肢体的伸展，这一反射称对侧伸肌反射。对侧伸肌反射是一种姿势反射，在保持身体平衡中具有重要意义。

3）牵张反射：有完整神经支配的骨骼肌在受外力牵拉伸长时引起的被牵拉的同一肌肉发生收缩的反射。感受器是肌梭。肌梭的传入神经纤维有Ⅰa和Ⅱ类纤维。反射过程：骨骼肌被拉长时→肌梭也被拉长→Ⅰa类纤维传入冲动增加→脊髓前角控制该肌肉的α运动神经元兴奋→传出冲动增加→梭外肌收缩，形成一次牵张反射。

此外，梭内肌纤维由位于两端的收缩成分和位于中间的感受装置所构成，二者呈串联关系。所以γ运动种经元的传出纤维支配梭内肌纤维收缩时，可牵拉肌梭感受装置，引起Ia类传入纤维放电增加。γ神经元的作用是调节肌梭对牵张刺激的敏感性。

牵张反射包括腱反射和肌紧张两种类型（表14-4）。

表14-4　腱反射与肌紧张的比较

项目	腱反射	肌紧张
概念	快速牵拉肌腱时发生的牵张反射，如叩击股四头肌肌腱引起股四头肌收缩的膝反射	缓慢持续牵拉肌腱时发生的牵张反射，表现为受牵拉的肌肉处于持续、轻度的收缩状态，但不表现为明显的动作
外来刺激	短暂快速牵拉	持续缓慢牵拉
感受器	肌梭	肌梭
传入神经纤维	Ia类纤维	Ⅱ类纤维
收缩肌肉	快肌纤维	慢肌纤维
反射弧类型	单突触反射	多突触反射
收缩特点	同步性快速收缩，表现为明显的动作，不能持久进行，易疲劳	持续交替收缩，不表现为明显的动作，能持久进行，不易疲劳
生理意义	通过腱反射了解神经损伤的部位。亢进表明损伤部位位于脊髓水平以上；若腱反射消失表明损伤部位在脊髓水平或者传入、传出神经	对抗外力对骨骼肌的牵拉，维持身体姿势最基本的反射活动，也是随意运动的基础

　　腱器官是骨骼肌中一种能感受肌肉张力的感受器，分布于肌腱胶原纤维之间，与梭外肌纤维呈串联关系，传入神经为Ib类纤维，其传入信号对支配同一肌肉的α运动神经元起抑制作用。反牵张反射：当牵拉力量加大时，腱器官因受牵拉张力的增加而兴奋，从而抑制牵张反射。反牵张反射可防止牵张反射过强而拉伤肌肉，具有保护意义。

4）节间反射：由于脊髓相邻节段的神经元之间存在突触联系，故在与高位中枢失去联系后，脊髓依靠上下节段的协同活动也能完成一定的反射活动，这种反射称为节间反射。如搔爬反射。

2. 脑干对肌紧张和姿势的调控

（1）脑干对肌紧张的调控

1）脑干网状结构抑制区和易化区：①抑制区：较小，位于延髓网状结构的腹内侧部分。②易化区：较大，分布于脑干中央区域，包括延髓网状结构的背外侧部分脑桥的被盖等。其功能是加强伸肌（或抗重力肌）的肌紧张和肌运动。易化区的活动较强，在肌紧张的平衡调节中略占优势。

2）去大脑僵直：易化区和抑制区对肌紧张的影响可用去大脑僵直现象加以说明。①现象：去大脑僵直（在麻醉动物，于中脑上、下丘之间切断脑干，肌紧张出现明显亢进，表现为四肢伸直，坚硬如柱，头尾昂起，脊柱挺硬，呈角弓反张状态）、去皮层僵直（蝶鞍上囊肿引起皮层与皮层下结构失去联系时，可出现明显的下肢伸肌僵直及上肢的半屈状态）。②表现：伸肌（抗重力肌）紧张增强。③发生机制：在中脑水平切断脑干后，大脑皮层、纹状体等上层部位失去了对脑干网状结构的抑制作用，而脑干网状结构中易化区强于抑制区，所以易化区的活动明显占优势，导致伸肌紧张性增加，实质上是一种过强的牵张反射。

去大脑僵直的类型分为：①γ僵直：高位中枢的下行作用首先提高脊髓γ运动神经元的活动，然后使肌梭的敏感性提高，肌梭传入冲动增多，转而使运动神经元兴奋，导致肌紧张增强而出现僵直，这种僵直称为γ僵直。②α僵直：高位中枢的下行作用也可直接或通过脊髓中间神经元间接使α运动神经元活动增强，引起肌紧张增强而出现僵直，这种僵直称为α僵直。

（2）脑干对姿势的调控：脑干参与的姿势反射有状态反射、翻正反射等。

3. 基底神经节对躯体运动的调控

（1）基底神经节的组成：包括尾状核、壳核、苍白球、丘脑底核和中脑黑质。尾状核、壳核被称为新纹状体，苍白球被称为旧纹状体。

（2）从新纹状体到苍白球内侧部的投射有两条通路：①直接通路：指新纹状体直接向苍白球内侧部的投射路径。直接通路的活动最终能易化大脑皮层发动运动。②间接通路：指新纹状体经苍白球外侧部、丘脑底核中继后间接到达苍白球内侧部的投射路径。间接通路的活动最终能抑制大脑皮层发动运动。

（3）黑质－纹状体投射系统：从黑质投射到纹状体的纤维的神经递质是多巴胺，而纹状体到黑质的神经递质是γ-氨基丁酸。此外，在纹状体中还存在乙酰胆碱系统，多巴胺系统的作用是抑制乙酰胆碱递质系统的功能。

（4）与基底神经节有关的疾病（表14-5）

表14-5　帕金森病与亨廷顿病的比较

项目	帕金森病	舞蹈病
病因	双侧黑质多巴胺能神经元损伤，乙酰胆碱系统亢进	双侧新纹状体γ-氨基丁酸能神经元损伤，多巴胺神经系统亢进
肌紧张	全身肌紧张增高，肌肉强直	肌张力降低

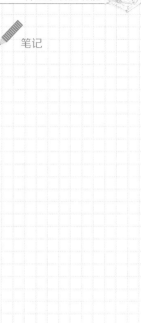

续　表

项目	帕金森病	舞蹈病
随意运动	随意运动减少，动作缓慢，常伴有静止性震颤	随意运动过多，上肢和头面部出现不自主的舞蹈样动作
治疗	多巴胺前体：左旋多巴；M受体拮抗药：东莨菪碱	耗竭多巴胺：利血平

4. 小脑对躯体运动的调控　小脑对调节肌紧张、维持姿势、形成随意运动均起主要作用。小脑分为前庭小脑、脊髓小脑、皮层小脑3个功能部分（表14-6）。

表14-6　小脑的结构组成、生理功能和损伤后的临床症状

项目	前庭小脑	脊髓小脑	皮层小脑
结构组成	绒球小结叶	蚓部和半球中间部	半球外侧部
生理功能	①控制躯体平衡；②控制眼球运动	①处理本体感觉传入信息，协调并稳定随意运动；②调节肌紧张	设计和编程随意运动程序
损伤后的临床症状	①站立不稳；②位置性眼震颤	①意向性震颤，小脑性共济失调；②肌紧张下降，四肢乏力	一般无明显症状

5. 大脑皮层对躯体运动的调控

（1）大脑皮层运动区：主要运动区包括初级运动皮质和运动前区，是控制躯体运动的最重要区域。主要功能是接受本体感觉传入信息，调控运动状态，参与随意运动的策划和编程。

（2）运动传出通路

1）皮层脊髓束和皮层脑干束：①皮层脊髓束：由皮层发出，经内囊、脑干下行，到达脊髓前角运动神经元的传导束，调节躯干、四肢运动。②皮层脑干束：由皮层发出，经内囊到达脑干内各脑神经运动神经元的传导束，调节头面部运动。

2）运动传出通路损伤时的表现：运动传出通路损伤后，临床上常出现软瘫和硬瘫两种表现（表14-7）。临床上常将运动控制系统分为下、上运动神经元，下运动神经元是指脊髓运动神经元，而上运动神经元则是指皮层和脑干中支配下运动神经元的神经元，尤其是指皮层脊髓束神经元。

表14-7　软瘫和硬瘫的比较

项目	软瘫	硬瘫
概念	肌紧张减弱的随意运动障碍	肌紧张增强的随意运动障碍
产生原因	脊髓或脑运动神经元损伤	姿势调节系统损伤
损伤神经元	下运动神经元	主要是上运动神经元
肌紧张	减弱	增强
腱反射	减弱	增强
浅反射	减弱	减弱
随意运动	丧失	丧失
巴宾斯基征	阴性	阳性

（3）大脑皮层对姿势的调节：去皮层僵直、跳跃反应、放置反应等。

拓展练习及参考答案

✍ 拓展练习

【填空题】

1. 大脑皮层中央后回是（　　）代表区，中央前回是（　　）代表区。

2. 肌梭与肌纤维（　　）排列；腱器官在肌腱中与肌纤维（　　）排列。

3. 骨骼肌牵张反射的感受器官是（　　）。

4. 在动物中脑的上、下丘之间横断脑干，可出现（　　）。

5. 小脑半球受损后可发生（　　）震颤；基底神经节受损后可发生（　　）震颤。

【判断题】

1. 当γ运动神经元的传出冲动增加时，可使牵张反射增强。

2. 小脑的功能包括发动随意运动。

【名词解释】

1. 脊休克

2. 运动单位

【选择题】

A型题

1. 对感觉投射系统正确的叙述是

A. 感觉传导都是由三级神经元接替实现

B. 感觉接替核发出纤维直接到脊髓

C. 非特异投射系统可改变大脑皮层细胞的兴奋状态

D. 特异投射系统传入冲动的作用在于维持动物的觉醒状态

E. 特异投射系统可改变大脑皮层细胞的兴奋状态

2. 对肌梭正确的叙述为

A. 它是各种多突触反射的感受器   B. 它只有感觉神经分布

C. 它是牵张反射的感受器   D. 它的活动不受梭内肌主动收缩的影响

E. 它是各种单突触反射的感受器

3. 人小脑绒球小结叶损伤后，将会出现下列哪种症状

A. 站立不稳   B. 四肢乏力   C. 运动不协调

D. 静止性震颤   E. 意向性震颤

4. γ僵直的机制是

A. 高位中枢首先提高α运动神经元的活动，转而使γ运动神经元的活动增强

B. 高位中枢使闰绍细胞活动增强

C. 高位中枢直接或间接地通过脊髓中间神经元提高α运动神经元的活动

D. 高位中枢直接或间接地通过脊髓中间神经元降低γ运动神经元的活动

E. 高位中枢提高γ运动神经元的活动，使肌梭敏感性增加，转而使α运动神经元活动增强

5. 帕金森病是由哪一神经通路受损引起的

A. 黑质–纹状体多巴胺能通路   B. 纹状体内胆碱能通路

C. 纹状体–黑质γ-氨基酸能通路   D. 结节–漏斗多巴胺能通路

E. 脑干网状结构胆碱能系统

笔记

B 型题

（6～10题共用选项）

A. 脊髓　　　　　B. 脑干　　　　　C. 小脑　　　　　D. 基底神经节　　E. 大脑皮层

6. 导致去大脑僵直的横断部位位于

7. 导致运动共济失调的损伤部位位于

8. 多巴胺能神经元细胞体主要分布在

9. 具有发动随意运动的神经元胞体位于

10. 直接支配梭内肌的运动神经元胞体位于

X 型题

11. 在感觉功能中，丘脑的作用是

A. 接受上行感觉传入纤维换神经元向大脑皮层投射

B. 经多突触换神经元投射到大脑皮层，维持大脑皮层处于兴奋状态

C. 接受接替核及其他皮层下中枢的纤维，投射到大脑皮层引起感觉

D. 发出下行纤维，调节丘脑以下部位的感觉传入

E. 是所有感觉传入通路的中继站

【问答题】

1. 简述大脑皮层感觉代表区的分布及其投射规律。

2. 何谓牵张反射？它有几种类型？

 参考答案

【填空题】

1. 躯体感觉；躯体运动

2. 平行；串联

3. 肌梭

4. 去大脑僵直

5. 意向性；静止性

【判断题】

1. √

2. × 小脑的功能包括管理平衡、调节肌紧张、使随意运动更准确。

【名词解释】

1. 脊休克 人和动物在脊髓与高位中枢之间离断后，反射活动能力暂时丧失而进入无反应状态的现象，称为脊休克。

2. 运动单位 由一个α运动神经元及其所支配的全部肌纤维所组成的功能单位称为运动单位。

【选择题】

A型题 1. C 2. C 3. A 4. E 5. A

B型题 6. B 7. C 8. D 9. E 10. A

X型题 11. ABC

【问答题】

1. 答案见知识点总结（一）1和2。

2. 答案见知识点总结（二）1（1）。

第15周　神经系统对内脏活动、本能行为和情绪的调节，脑电活动，睡眠与觉醒，脑的高级功能

一、考研真题解析

1.（2012年A型题）副交感神经系统兴奋时，引起的生理效应是

A．汗腺分泌增加
B．支气管平滑肌收缩
C．瞳孔开大肌收缩
D．胃肠运动减慢

【答案与解析】　1．B。自主神经系统也称内脏神经系统，其主要功能是调节内脏活动，包括交感神经和副交感神经。其主要递质是乙酰胆碱（ACh）和去甲肾上腺素（NE）。①乙酰胆碱受体可分为M受体和N受体两类，广泛分布于中枢和周围神经系统。在外周，M受体主要分布于大多数副交感节后纤维。当副交感神经兴奋时，末梢释放ACh，与支气管平滑肌M受体结合使其收缩；与虹膜环行肌M受体结合使其收缩，致瞳孔缩小；与胃肠平滑肌M受体结合使其收缩，加强胃肠运动。②汗腺是由交感节后胆碱能纤维支配，虽然末梢释放的递质也是ACh，但不属于副交感节后纤维支配。故温热性发汗时汗腺的分泌主要接受交感胆碱能纤维的支配。

2.（2013年A型题）交感神经系统兴奋时，引起的生理效应是

笔记

A．胃肠运动增强 B．支气管平滑肌收缩

C．瞳孔开大肌收缩 D．促进胰岛素的分泌

【答案与解析】 2．C。交感神经系统兴奋可导致瞳孔开大肌收缩；副交感神经系统兴奋可引起胃肠运动增强、支气管平滑肌收缩和胰岛素分泌增加。

3．（2014年X型题）交感神经系统活动的一般功能特点和意义有

A．其功能活动较为广泛 B．对消化系统活动具有增强作用

C．对骨骼肌舒血管活动有紧张性作用 D．动员机体潜力以应对环境急剧变化

【答案与解析】 3．AD。自主神经系统也称内脏神经系统，其主要功能是调节内脏活动。自主神经系统包括交感神经和副交感神经。其中，交感神经系统的活动一般比较广泛。交感神经兴奋时，可以动员机体潜在功能以适应环境的急剧变化，如心率加快、循环血量增加、心肌收缩力增强、皮肤血管收缩、支气管扩张、肝糖原分解加速、血糖升高及骨骼肌血管舒张等，但是对于消化系统具有抑制性作用。

（4、5题共用选项）（2014年B型题）

A．α波 B．β波 C．θ波 D．δ波

4．正常成人深度睡眠时多见的脑电波是

5．正常人幼年期脑电波的主要成分是

【答案与解析】 4、5．D、C。人脑各种脑电波特征如表15-1所示。

表 15-1　脑电图的基本波形

波形	频率（Hz）	波幅（μV）	常见部位	出现条件
α波	8～13	20～100	枕叶	成人安静、清醒、闭眼时
β波	14～30	5～20	额叶、顶叶	成人活动时
θ波	4～7	100～150	颞叶、顶叶	成人在困倦时，或幼儿期正常脑电波
δ波	0.5～3.0	20～200	颞叶、枕叶	成人熟睡时，或婴幼儿正常脑电波

6. （2015年X型题）副交感神经系统活动的一般功能特点和意义有

A．其功能活动相对局限　　　　　B．对消化系统活动具有抑制作用

C．活动度大小与效应器功能状态有关　　D．有利于机体的休整恢复和能量蓄积

【答案与解析】 6. ACD。自主神经系统也称内脏神经系统，其主要功能是调节内脏活动。自主神经系统包括交感神经和副交感神经，它们分布于内脏、心血管和腺体，并调节这些器官的功能。副交感神经系统的活动相对比较局限，且活动度大小与效应器功能状态有关。其生理意义在于保护机体、促进机体修整和恢复、积蓄能量、增加消化运动，以及加强排泄和生殖功能等，如心脏活动的抑制促进胰岛素分泌、瞳孔缩小及消化道功能增强等，以促进营养物质吸收和能量补充，发挥保护机体的作用。

（7、8题共用选项）（2015年B型题）

A．促进生长和精力恢复　　　　　B．促进生长和体力恢复

C．促进学习记忆和精力恢复　　　D．促进学习记忆和体力恢复

7. 慢波睡眠的生理意义是

8．异相睡眠的生理意义是

【答案与解析】 7、8．B、C。慢波睡眠和快波睡眠的特征如表15-2所示。

表15-2　慢波睡眠和快播睡眠的特征比较

鉴别点	慢波睡眠（SWS）	快波睡眠（FWS）
别称	非快眼动睡眠	快眼动睡眠、异相睡眠
脑电图	同步化慢波	去同步化快波
感觉功能	↓（但稳定）	↓↓
运动功能	↓（但稳定）	↓↓，但阵发性眼球快速运动，部分肢体抽动
交感神经功能	↓（但稳定）	↓↓，但阵发性血压升高、心率加快、呼吸快而不规则
肌电图	有一定肌紧张表现	肌紧张明显降低
血压	偏低，但稳定	可增高，有发作性的升降运动
呼吸节律	缓慢而均匀	较快而不规律
躯体运动	安静	可出现抽动
唤醒阈	较低	较高
做梦	无明显相关性	多数诉说做梦，眼球运动等阵发性表现与梦境有联系
机理	主要与中缝核上部5-羟色胺递质系统相关	主要与中缝核5-羟色胺系统和蓝斑下部NE递质系统相关
意义	生长激素（GH）分泌明显增多，有利于促进生长发育和体力恢复	脑内蛋白质合成增加，有利于幼儿的神经系统发育，可使突触建立联系，因而能促进学习记忆以及精力的恢复

笔记

9. （2019年A型题）副交感神经兴奋时，可引起的生理反应是

A. 瞳孔散大　　　　B. 汗腺分泌　　　　C. 糖原分解　　　　D. 胰岛素分泌

【答案与解析】 9. D。副交感神经兴奋时释放ACh，可直接作用于β细胞膜中的M受体，刺激胰岛素分泌，也可通过引起胃肠激素分泌增多而间接促进胰岛素分泌。瞳孔散大、汗腺分泌、糖原分解均为交感神经兴奋引起的反应。

（10、11题共用选项）（2020年B型题）

A. Broca区　　　　B. 颞上回后部　　　　C. Wernicke区　　　　D. 顶下小叶角回

10. 患者除听不懂别人说话外，其他语言认知功能均正常，听力无障碍，其皮层损伤部位是

11. 患者除自己不会说话外，其他语言认知功能均正常，发声无障碍，其皮层损伤部位是

【答案与解析】 10、11. B、A。Wernicke区受损造成流畅失语症，表现为话语中充满杂乱语和自创词，不能理解别人说话和书写的含义，对部分词语不能很好地组织或想不起来。Broca区受损造成运动失语症，表现为能看懂文字和听懂别人的谈话，但不能说话，发音器官正常。颞上回后部受损造成感情失语症，表现为能说话、书写、看懂文字，但听不懂别人的谈话，听力正常。顶下小叶角回受损造成失读症，表现为看不懂文字含义，但视觉和其他语言功能均正常。

12. （2021年X型题）非快眼动睡眠的生理意义有

A. 促进儿童生长发育　　　　　　B. 促进脑内蛋白质合成

C. 有利于体力恢复　　　　　　　D. 有利于建立突触联系

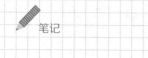

笔记

【答案与解析】 12．AC。参见考研真题解析第7题解析。

13．（2022年X型题）属于非联合型学习的是

A．习惯化　　　　B．敏感化　　　　C．条件反射　　　D．长时程增强

【答案与解析】 13．AB。学习的形式包括非联合型学习和联合型学习。非联合型学习不需要在两种刺激或刺激与反应之间建立联系，只要单一刺激的重复进行即可产生。习惯化和敏感化就属于非联合型学习。

二、知识点总结

本周知识点考点频率统计见表15-3。

表15-3　神经系统对内脏活动、本能行为和情绪的调节，
脑电活动，睡眠与觉醒，脑的高级功能考点频率统计表（2012—2022年）

年份	自主神经系统	中枢对内脏活动的调节	本能行为和情绪的神经调节	脑电活动	睡眠与觉醒	脑的高级功能
2022						√
2021					√	
2020						√
2019	√					
2018						

续 表

年份	自主神经系统	中枢对内脏活动的调节	本能行为和情绪的神经调节	脑电活动	睡眠与觉醒	脑的高级功能
2017						
2016						
2015	√				√	
2014	√			√		
2013	√					
2012	√					

（一）自主神经系统

1. **概念** 自主神经系统包括交感和副交感神经系统，它们均受中枢神经系统的控制，主要功能是调节内脏活动；通常指中枢及其支配内脏器官的传出神经，而不包括传入神经。

2. 自主神经系统的结构和功能特征（表15-4、表15-5）

表15-4　交感神经系统和副交感神经系统的结构和生理功能特点

项目	交感神经系统	副交感神经系统
中枢位置	脊髓胸、腰段（T1～L3）侧角	脑干的脑神经核和脊髓骶段（S2～S4）侧角
中枢与效应器位置	远离效应器（椎旁神经节和椎前神经节）	在效应器壁内或附近（器官内神经节或器官旁神经节）
节后神经纤维长度	长	短
支配的效应器	较广泛	较局限
节前纤维的神经递质	ACh	ACh
节后纤维的神经递质	NE（绝大多数）；ACh（支配汗腺和骨骼肌的舒血管神经）	ACh
活动明显增强的时间	环境急剧变化时	安静时
主要功能	动员机体潜力，提高适应能力，应付环境急剧变化，维持内环境稳定	促进消化，聚积能量，减少消耗，加强排泄和生殖功能

表15-5　交感神经和副交感神经对机体的影响

项目	交感神经	副交感神经
心脏	心率加快、收缩力增强	心率减慢、收缩力减弱
血管	大部分收缩（内脏、皮肤、唾液腺），少数舒张（骨骼肌、冠脉、肝脏血管）	部分血管舒张（软脑膜、外生殖器）
支气管	舒张	收缩
唾液	分泌黏稠唾液	分泌稀薄唾液
胃肠	胃肠蠕动和胆囊活动减弱、括约肌收缩	胃肠蠕动增强、括约肌舒张
泌尿	逼尿肌舒张、括约肌收缩	逼尿肌收缩、括约肌舒张
子宫	有孕子宫收缩，无孕子宫舒张	—
眼	瞳孔扩大，开大肌收缩	瞳孔缩小，括约肌收缩
皮肤	竖毛肌收缩，汗腺分泌	—
代谢	血糖升高，胰岛素分泌减少	血糖减低，胰岛素分泌增加

3. 自主神经系统功能活动的基本特征

（1）紧张性：在安静状态下，自主神经系统持续发放一定频率的冲动，使所支配的器官处于一定程度的活动状态。

（2）同一效应器受交感神经和副交感神经双重支配。

（3）自主神经系统的活动与效应器本身的功能状态有关。

（4）彼此的作用范围和生理功能不同。

笔记

（二）中枢对内脏活动的调节

1. **脊髓** 作为低级中枢，可完成血管张力反射、发汗反射、排尿反射、排便反射、阴茎勃起反射等，但不精确，不能完全适应生理需要。

2. **低位脑干** 为生命中枢。①延髓：基本生命中枢（心血管活动、呼吸、消化等中枢）。②中脑：瞳孔对光反射中枢。③脑干网状结构：交感神经活动中枢。

3. **下丘脑** 为皮层下内脏活动的高级中枢、体温调节中枢、摄食中枢及饱中枢，调节水平衡，调节垂体激素的分泌，影响情绪反应。

4. **大脑皮层** 为重要的高级中枢。①边缘叶：影响摄食行为，参与记忆活动，影响其他自主神经反应，维持个体和种族生存（整个边缘前脑）。②新皮层：对内脏活动有调节作用。

（三）本能行为和情绪的神经调节

本能行为是指动物在进化过程中形成并经遗传固定下来的对个体和种属生存具有重要意义的行为。

情绪是指人类和动物对客观环境刺激所表达的一种特殊的心理体验和某种固定形式的躯体行为表现。

（四）脑电活动

1. **脑电图的波形** 正常脑电图波形近似正弦波，根据其频率和振幅不同，可以划分为α、β、θ、δ这4种基本波形，一般是频率慢者波幅较大，频率快者波幅较小。各波在头皮不同部位均可引得，但在某些部位比较明显。脑电图的基本波形见表15-1。

2. 脑电波形成的机制　主要是由突触后膜总和而成。

3. 皮层诱发形成的机制　当刺激感觉传入系统或脑的某一部位时，在大脑皮层相应区域可引出电位变化，称皮层诱发电位。

（五）睡眠与觉醒

1. 睡眠　可将睡眠分为非快眼动（NREM）睡眠和快眼动（REM）睡眠。NREM睡眠的脑电图呈现高幅慢波，因而也称为SWS；而快速眼球运动期间的脑电波和觉醒期的脑电波类似，表现为低幅快波，故又称为FWS（表15-2）。

SWS根据脑电图的特点，分为4期。① I 期：入睡期。脑电波为低幅θ和β波。② II 期：浅睡期。持续0.5～1.0秒的睡眠梭形波（σ波）。③ III 期：中度睡眠期。脑电波中出现高幅为δ波，占20%～50%。④ IV 期：深度睡眠期。脑电波中呈现连续的高幅δ波，数量＞50%。

2. 觉醒　觉醒状态主要靠脑干网状结构上行激活系统的活动来维持。觉醒状态包括脑电觉醒与行为觉醒两种状态。

（六）脑的高级功能

1. 学习和记忆

（1）学习的形式：非联合型学习和联合型学习。①非联合型学习：这种形式的学习不需要在两种刺激或刺激与反应之间建立联系，只要单一刺激的重复进行即可产生。习惯化和敏感化就属于非联合型学习。②联合型学习：两种刺激或一种行为与一种刺激之间在时间上很接近地重复发生，最后在脑内逐渐形成联系的过程。人类的学习方式多数是联合型学习，如条件反射的建立和消退。

笔记

（2）记忆的形式：根据记忆储存和提取方式可分为陈述性记忆和非陈述性记忆。根据记忆保留的时间长短可分为短时程记忆和长时程记忆。①陈述性记忆：指与特定的时间、地点和任务有关的事实或事件的记忆，能进入人的主观意识，可用语言表述出来，或作为影像形式保持在记忆中，但容易遗忘。②非陈述性记忆：指对一系列规律性操作程序的记忆，是一种下意识的感知及反射，一旦形成则不容易遗忘，与意识无关。③短时程记忆：保存时间短，仅几秒到几分钟，容易受干扰，不稳定，记忆容量有限。④长时程记忆：保留时间长，可持续几小时、几天或几年，甚至为永久记忆。

（3）人类的记忆过程：通过4个连续的阶段形成，即感觉记忆、第一级记忆、第二级记忆、第三级记忆。

（4）遗忘：是指部分或完全失去记忆和再认的能力。

2. 语言和其他认知功能

（1）一侧优势：人类两侧大脑半球的功能是不对等的。

（2）大脑皮层的语言中枢（表15-6）

表15-6　不同的语言障碍与语言结构

功能障碍	临床表现	受损结构
感觉失语症	患者能说话及书写，能看懂文字，但听不懂别人的谈话，听力正常	颞上回后部
运动失语症	患者能看懂文字和听懂别人的谈话，但不能说话，发音器官正常	Broca区
流畅失语症	患者说话正常，有时说话过度，但言不达意，言语中充满杂乱语和自创词，对别人的说话和文字的理解能力有明显缺陷	左侧额叶后部或Wernicke区

续　表

功能障碍	临床表现	受损结构
失读症	患者看不懂文字，但其视觉并无损害，其他语言功能活动正常	角回
失写症	患者虽能听懂别人的说话，能看懂文字，自己也会讲话，但不会书写；然而，其手部的其他运动功能并无缺陷	额中回后部接近中央前回的手部代表区

拓展练习及参考答案

拓展练习

【填空题】

1. 正常脑电图包括（　　）、（　　）、（　　）和（　　）4 种基本波形。

2. 根据脑电图的变化，将睡眠过程分为（　　）和（　　）两个时期。

3. 脑干网状结构损伤将导致（　　）。

【判断题】

1. 副交感神经系统节前纤维短，节后纤维长。

2. 延髓被称为"生命中枢"。

【名词解释】

1. 皮层诱发电位

2. 优势半球

【选择题】

1. 交感神经兴奋可使

A. 胃肠运动加强　　　　　　　B. 消化腺分泌增多　　　　　　　C. 膀胱逼尿肌收缩

D. 支气管平滑肌舒张 　　　　　E. 瞳孔缩小

2. 下列反射的基本中枢不在脊髓的是

A. 排便反射 　　　　　B. 排尿反射 　　　　　C. 瞳孔对光反射

D. 血管张力反射 　　　　　E. 发汗反射

3. 患者可以听懂别人说话，自己也会讲话，看懂文字，手的功能正常，但不会书写。其语言中枢损伤部位主要在

A. 额中回后部 　　　　　B. 中央前回底部前方 　　　　　C. 中央后回3-1-2区

D. 颞上回后部 　　　　　E. 角回

4. 患者视觉正常，但不能分辨他人面貌。其大脑皮层损伤部位位于

A. 额下回后1/3处 　　　　　B. 右侧颞中叶 　　　　　C. 颞上回后部

D. 中央前回底部前方 　　　　　E. 顶下小叶

5. 患者听不懂别人说话，而其他功能健全，视觉也无障碍。其语言中枢损伤部位位于

A. Broca三角区　　B. 额中回后部　　C. 颞极　　D. 颞上回后部　　E. 视皮层前方

B型题

（6、7题共用选项）

A. 脑电呈现同步化慢波 　　　　　B. 生长激素分泌减少 　　　　　C. 肾上腺皮质激素分泌减少

D. 骨骼肌肌紧张增强 　　　　　E. 眼球快速运动、躯体抽动等阵发性表现

6. 非快眼动睡眠的特点是

7. 快眼动睡眠的特点是

X型题

8. 外周副交感神经系统的特征是

A. 调节体液平衡 　　　　　　　　　B. 节前纤维较长

C. 仅支配头、胸、腹、盆腔器官　　　　D. 节前和节后神经在交感干中相连接

【问答题】

试述自主神经系统的结构与功能特征。

✎ 参考答案

【填空题】

1. α波；β波；θ波；δ波

2. 慢波睡眠；快波睡眠

3. 深度睡眠

【判断题】

1. ×　交感神经系统节前纤维短，节后纤维长。

2. √

【名词解释】

1. 皮层诱发电位　感觉传入系统受刺激时，在皮层上某一局限区域引出的形势较为固定的电位变化。它一般分为主反应、次反应和后发放三个部分。

2. 优势半球　人脑的高级功能向一侧半球集中的现象。

【选择题】

A型题　1. D　2. C　3. A　4. A　5. D

B型题　6. A　7. E

X型题　8. BC

【问答题】

答案见知识点总结（一）2和3。

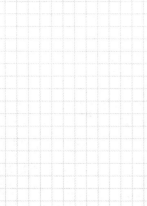

第十篇

内　分　泌

第16周　内分泌与激素、下丘脑－垂体内分泌、甲状腺内分泌、调节钙磷代谢的激素、胰岛的内分泌、肾上腺的内分泌

一、考研真题解析

1.（2012年A型题）下列关于甲状腺激素生理作用的叙述，错误的是

A．加强心肌收缩力　　　　　　　B．提高神经系统的兴奋性

C．促进骨骼和脑的生长发育　　　D．减少蛋白质合成

【答案与解析】　1．D。见表16-1。

表 16-1　甲状腺激素（TH）的生理作用

作用	概要
促进生长发育	影响长骨和中枢神经发育，是胎儿和新生儿脑发育的关键激素。婴幼儿缺乏患呆小症。TH 与生长激素（GH）具有协同作用，调控幼年期生长发育
影响代谢	增强能量代谢：提高基础代谢率（BMR），增加产热量
	调节物质代谢：对三大营养物质的代谢既有合成作用又有分解作用。①蛋白质：生理剂量促进合成，大剂量促进分解；TH分泌不足时蛋白质合成障碍，细胞外液黏蛋白沉积并结合大量正离子和水而患"黏液性水肿"。②糖：具有促进消化道对糖的吸收、肝糖原分解和抑制糖原合成的升糖作用，以及促进外周组织对糖利用的降血糖作用，增加血糖来源的作用较强。③脂肪：促进肝组织合成胆固醇，又增强胆固醇分解（但分解＞合成），并可促进脂肪酸氧化，增强儿茶酚胺与胰高血糖素对脂肪的分解
对NS的影响	提高中枢神经系统（NS）及交感神经兴奋性，故甲状腺功能亢进患者表现为易激动、烦躁不安、多言等症状
对循环的影响	能增加心肌细胞膜上 β 受体数和与 Ca^{2+} 的亲和力，使心率、心输出量和心肌收缩力增加；能直接或间接地引起血管平滑肌舒张，外周阻力降低
其他	调节 GH、性激素等分泌，对胰岛、甲状旁腺及肾上腺皮质等内分泌腺的分泌有影响

2.（2012年A型题）睾酮的化学本质是

A．胺类　　　　B．类固醇类　　　　C．肽类　　　　D．蛋白质

【答案与解析】　2．B。见表16-2。

表16-2　激素的化学本质与分类

化学本质		特点	举例
胺类		水溶性强	肾上腺素、去甲肾上腺素（NE）、TH和褪黑素
多肽和蛋白质类		水溶性强，分子量大	下丘脑、垂体、甲状旁腺、胰岛、胃肠道等部位分泌的激素
脂类	类固醇	脂溶性，分子量小	孕酮、醛固酮、皮质醇、睾酮、雌二醇和胆钙化醇
	廿烷酸		前列腺素族、血栓素类和白细胞三烯类等

3．（2012年X型题）下列激素中，没有明确靶腺的激素是

A．生长激素　　　　B．ACTH　　　　　C．TSH　　　　　D．促黑激素

【答案与解析】 3．AD。腺垂体是体内最重要的内分泌腺，腺垂体可分泌7种激素。其中，促甲状腺激素（TSH）、促肾上腺皮质激素（ACTH）、卵泡刺激素（FSH）与黄体生成素（LH）均有各自的靶腺，分别构成下丘脑-垂体-甲状腺轴、下丘脑-垂体-肾上腺皮质轴和下丘脑-垂体-性腺轴。TSH、ACTH、FSH和LH均可释放到血液分布至全身，直接作用于各自的靶腺而发挥作用，故常将这些激素称为促激素，即靶腺激素。而GH、催乳素（PRL）与促黑（细胞）激素（MSH）直接作用于靶组织和靶细胞，因此为无靶腺激素。

4．（2013年A型题）肾上腺皮质功能低下时出现的变化是

A．血容量减少　　　　　　　　　B．血压升高

C．血浆Na$^+$浓度升高　　　　　　D．血浆K$^+$浓度降低

【答案与解析】4. A。肾上腺皮质激素主要包括糖皮质激素、盐皮质激素和性激素，这三类激素分泌功能障碍均称为肾上腺皮质功能低下。糖皮质激素对三大物质代谢、水盐代谢和许多器官系统的功能均有影响；性激素包括雄性激素和雌性激素两大类。糖皮质激素分泌障碍可引起细胞外液增加，心血管系统对儿茶酚胺和血管紧张素（Ang）Ⅱ的反应性下降，血压降低。盐皮质激素对水盐代谢有重要调节作用，主要是保钠排钾，增加对水的重吸收。盐皮质激素分泌障碍可导致血容量减少，血钠浓度降低，血钾浓度升高。

5.（2013年A型题）甲状腺激素的化学本质是

A. 糖蛋白　　　　　B. 肽类　　　　　　C. 胺类　　　　　　D. 类固醇类

【答案与解析】5. C。见表16-2。

（6、7题共用选项）（2013年B型题）

A. 旁分泌调节　　　B. 血分泌调节　　　C. 自分泌调节　　　D. 腔分泌调节

6. 胰岛素抑制胰岛α细胞分泌胰高血糖素属于

7. 血管升压素促进集合管上皮细胞重吸收水属于

【答案与解析】6、7. A、B。激素传递信息的主要方式包括远距分泌（血分泌）、旁分泌、神经分泌、自分泌和腔分泌。①旁分泌是激素通过组织液扩散而作用于邻近的其他靶细胞，也称邻分泌，如胰岛素抑制胰岛α细胞分泌胰高血糖素。②血分泌又称远距分泌，是激素分泌入血后经血液循环运输至远处靶组织发挥作用，如血管升压素促进集合管上皮细胞重吸收水。③自分泌激素原位作用于产生该激素的细胞，甚至可以不释

笔记

放，直接在合成激素的细胞内发挥作用，后者又称内在分泌或胞内分泌，如胰岛素抑制β细胞自身分泌胰岛素、肾上腺髓质激素抑制自身合成酶的活性。④腔分泌是激素直接释放到体内管腔中发挥作用，如某些胃肠激素。⑤神经分泌是神经内分泌细胞将激素释放到血液循环中发挥作用。

8.（2014年A型题）生长激素可通过靶细胞生成哪种物质间接促进生长发育

A．转化生长因子　　　　　　　　B．表皮生长因子

C．胰岛素样生长因子　　　　　　D．成纤维细胞生长因子

【答案与解析】　8．C。GH可通过直接激活靶细胞生长激素受体和诱导产生胰岛素样生长因子（IGF）间接刺激靶细胞产生促进生长发育等生理效应。IGF是具有促生长作用的肽类物质，刺激多种组织细胞的有丝分裂。其中，IGF-1介导GH的部分促生长作用，同时可缓冲血清GH的波动。血液中IGF-1水平明显升高，常提示肢端肥大症。IGF-2对胎儿的生长发育起重要的作用。

9.（2014年A型题）机体在发生应激反应时，血中浓度明显升高并起关键作用的激素是

A．GHRH、GH　　B．TSH、T_3、T_4　　C．ACTH、GC　　D．FSH、LH

【答案与解析】　9．C。应激是指当机体受到多种有害刺激时，腺垂体释放大量ACTH，并导致血液中糖皮质激素（GC）快速增多从而产生一系列的非特异性防御反应。在应激反应中，下丘脑-腺垂体-肾上腺皮质轴的活动增强，可提高机体对应激刺激的耐受和生存能力。除此之外，应激反应还可导致诸如儿茶酚胺、GH、PRL、血管

升压素（VP）、β-内啡肽、胰高血糖素和醛固酮等多种激素分泌增加，同时交感神经系统的活动也增强。所以，应激反应是种以ACTH和GC分泌增加为关键作用，多种激素共同参与，使机体抵抗力增强的非特异性反应。

10.（2014年A型题）胰高血糖素调节糖代谢的主要靶器官或靶组织是

　　A．肝脏　　　　　　B．肾脏　　　　　　C．骨骼肌　　　　　　D．脑组织

【答案与解析】　10．A。胰高血糖素是一种促进物质分解代谢的激素，动员体内能源物质的分解供能。胰高血糖素的主要靶器官是肝脏。胰高血糖素的生理作用主要有：①促进肝糖原分解，增强糖异生作用，从而升高血糖。②减少肝内脂肪酸合成甘油三酯，促进脂肪酸分解，使酮体生成增加。③抑制肝内蛋白质合成，促进其分解，加速氨基酸转化为葡萄糖。

11.（2015年A型题）在甲状腺激素合成中，不需要甲状腺过氧化物酶催化的过程是

　　A．滤泡聚碘　　　　　　　　　　B．碘的活化

　　C．酪氨酸碘化　　　　　　　　　　D．碘化酪氨酸缩合

【答案与解析】　11．A。TH的合成有聚碘、碘化（机化）和缩合（耦联）3个基本环节。①聚碘：滤泡上皮细胞能主动摄取和聚集碘，即碘捕获。碘进入细胞需要钠-碘同向转运体（NIS），通过NIS以1个I^-和2个Na^+协同运输的形式进行，属于继发性主动转运，依赖Na^+-K^+泵的活动提供能量。②碘化：首先，在H_2O_2存在的条件下，摄入腺泡上皮细胞的I^-在甲状腺过氧化物酶（TPO）的催化下迅速被氧化成I_0（碘原子）、I_2。

同样在TPO的催化下，活化的碘取代甲状腺球蛋白（TG）酪氨酸残基苯环上的氢，生成一碘酪氨酸（MIT）和二碘酪氨酸（DIT）。③缩合：在TPO的催化下，同一TG分子内的MIT和DIT分别双双耦联成T_4和／或T_3。一个分子MIT与一个分子DIT耦联，生成T_3以及极少量的rT_3；两个分子DIT耦联，生成T_4。可见，在TH合成中，不需要TPO催化的过程是滤泡聚碘。

12.（2015年A型题）机体在遇到环境因素紧急变化时，即刻被调动的系统是

    A. 迷走－胰岛系统　　　　　　　　　　B. 交感－肾上腺髓质系统

    C. 下丘脑－神经垂体系统　　　　　　　D. 肾素－血管紧张素－醛固酮系统

【答案与解析】 12. B。肾上腺髓质嗜铬细胞受交感神经胆碱能节前纤维的支配。一般生理状态下，血中儿茶酚胺很低，几乎不参与机体代谢及功能的调节。但当机体遇到紧急情况时，如恐惧、愤怒、焦虑、低血糖、寒冷等刺激，则通过纤维将有关信息传到延髓网状结构、下丘脑及大脑皮层，进而使支配肾上腺髓质嗜铬细胞的交感神经兴奋，肾上腺髓质激素分泌水平急剧升高（可达基础水平的1000倍），引起中枢神经系统兴奋性增强，此时机体反应极为机敏，处于警觉状态——心率加快、血压升高、呼吸加深加快、血糖升高及脂肪氧化增强以满足机体在紧急情况下急增的能量需求。这种在紧急情况下发生的交感－肾上腺髓质系统活动增强的适应性反应，称为应急反应。

13.（2015年A型题）通过旁分泌的方式抑制胰岛素分泌的激素是

    A. 抑胃肽　　　　B. 肾上腺素　　　　C. 生长抑素　　　　D. 胰高血糖素

【答案与解析】 13. C。多种激素参与对胰岛素分泌的调节。其中，胰岛内胰高血

糖素可通过直接作用于β细胞及升高血糖间接促进胰岛素的分泌。生长抑素则通过旁分泌抑制β细胞分泌胰岛素。而抑胃肽能促进胰岛素分泌（肠－胰岛素轴）。肾上腺素虽可作用于β细胞的α_2受体，抑制胰岛素的分泌，但是通过远距分泌的方式进行。

（14、15题共用选项）（2015年B型题）

　A．血管紧张素　　　B．血管升压素　　　C．内皮素　　　　D．去甲肾上腺素

14．可作为交感神经递质或内分泌激素，具有强烈升高动脉血压作用的活性物质是

15．一般不经常调节血压，仅在细胞外液明显减少时释放增多起升压作用的体液因子是

【答案与解析】　14、15．D、B。①NE属于儿茶酚胺类激素，主要来自肾上腺髓质，它可作为交感节后神经纤维末梢释放的神经递质。静脉注射NE可使全身血管广泛收缩，外周阻力增加，动脉血压明显升高，故NE在临床上被用作升压药。②VP又称抗利尿激素（ADH），是已知最强的缩血管物质之一。但在生理情况下，血浆中VP浓度升高时首先出现抗利尿效应，仅当其浓度明显增加（或细胞外液明显减少）时才引起血压升高，这是因为VP能提高压力感受性反射的敏感性，故能缓冲升血压效应。VP在维持细胞外液量的恒定和动脉血压的稳定中都起着重要的作用。③Ang Ⅱ、内皮素是机体血压调节过程中的重要激素，均有很强的升压能力，可持久作用于血管平滑肌。

16．（2016年A型题）机体安静情况下，对醛固酮分泌调节不起作用的因素是

　A．高血K^+　　　　　　　　　　B．高血Na^+

　C．血管紧张素Ⅱ　　　　　　　　D．促肾上腺皮质激素

【答案与解析】 16. D。①在生理情况下，ACTH 对醛固酮的分泌无明显影响；在应激情况下 ACTH 对醛固酮的分泌主要受血管紧张素的调节，特别是血管分泌也有一定的调节和支持作用。②醛固酮的合成和分泌主要受血管紧张素的调节，特别是 Ang Ⅱ。血 K^+ 水平升高和血 Na^+ 水平降低均能刺激醛固酮分泌，但对血 K^+ 的调节更为敏感。

17.（2016年A型题）下列激素中，能使机体的能量来源由糖代谢向脂肪代谢转移的是

A. 胰岛素　　　　B. 皮质醇　　　　C. 生长激素　　　　D. 甲状腺激素

【答案与解析】 17. C。GH 促进蛋白质合成，升高血糖及分解脂肪。①GH 促进蛋白质代谢，总效应是合成大于分解，特别是促进肝外组织的蛋白质合成；GH 可促进氨基酸进入细胞，增强 DNA、RNA 的合成，减少尿氮，呈氮的正平衡。②GH 可使机体的能量来源由糖代谢向脂肪代谢转移，有助于促进生长发育和组织修复。GH 可激活对激素敏感的脂肪酶，促进脂肪分解，并使组织特别是肢体的脂肪量减少。③GH 还可抑制外周组织摄取和利用葡萄糖，减少葡萄糖的消耗，升高血糖水平。GH 分泌过多时，可因血糖升高而引起糖尿，造成垂体性糖尿。

18.（2016年A型题）口服葡萄糖比静脉注射等量葡萄糖引起更多的胰岛素分泌，其原因是

A. 小肠吸收葡萄糖非常完全　　　　B. 小肠分泌抑胃肽刺激胰岛素分泌

C. 流经胰岛的血流量很少　　　　D. 血流经胰岛时葡萄糖浓度已很低

【答案与解析】 18. B。口服葡萄糖引起血糖升高和抑胃肽分泌量呈平行上升，结

果使胰岛素分泌迅速而明显增加，且超过由静脉注射等量葡萄糖所引起的胰岛素分泌量。

19.（2016年A型题）活性最高的1,25-二羟维生素D_3的最终生成部位是

A．皮肤　　　　　　B．肠道　　　　　　C．肝脏　　　　　　D．肾脏

【答案与解析】 19．D。维生素（Vit）D_3分子需要经过两次羟化才具有激素的生物活性。首先，在肝25-羟化酶催化下生成25-羟维生素D_3；再经近端肾小管上皮细胞内1α-羟化酶的催化，生成生物活性最高的1,25-二羟维生素D_3，即钙三醇。

20．（2017年A型题）生长激素对物质代谢的调节作用是

A．促进肝外组织蛋白质合成　　　　　　B．促进肝糖原生成

C．促进外周组织利用葡萄糖　　　　　　D．促进脂肪合成

【答案与解析】 20．A。参见考研真题解析第17题解析。

（21、22题共用选项）（2017年B型题）

A．以神经调节为主　　　　　　　　B．以激素调节为主

C．以代谢产物反馈调节为主　　　　D．受靶腺激素及下丘脑调节肽双重调节

21．缩宫素的分泌调节形式是

22．甲状旁腺激素的分泌调节形式是

【答案与解析】 21．A。缩宫素（OT）的分泌调节属于神经-内分泌调节。最有效的刺激是分娩时胎儿对子宫颈的机械性扩张，可通过正反馈机制促进OT神经元分泌，结果引起强有力的子宫平滑肌收缩，起到催产的作用。22．C。血钙降低可促进甲状旁

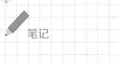

笔记

腺激素（PTH）分泌和合成。

23.（2018年A型题）甲状腺激素作用于靶细胞产生生物效应的受体属于

A．核受体　　　　　　　　　　　　B．G蛋白耦联受体

C．酪氨酸激酶受体　　　　　　　　D．离子通道型受体

【答案与解析】　23．A。甲状腺激素是与胞内核受体结合的激素。作用于G蛋白耦联受体的激素主要包括促肾上腺皮质激素释放激素、TSH、儿茶酚胺、VP和OT等。作用于酪氨酸激酶受体的激素主要包括胰岛素和各种生长因子。神经递质作用于离子通道型受体。

24.（2018年A型题）$1,25$-二羟维生素D_3对钙、磷调节的效应是

A．升高血钙，升高血磷　　　　　　B．升高血钙，降低血磷

C．降低血钙，升高血磷　　　　　　D．降低血钙，降低血磷

【答案与解析】　24．A。钙三醇可促进小肠吸收钙、磷，同时促进破骨细胞对骨基质的溶解和成骨细胞产生碱性磷酸酶和纤溶酶原激活物等，促进骨钙、磷入血，另外还可以促进肾小管对钙、磷的重吸收，故它对钙、磷调节的效应是升高血钙和血磷。

25.（2019年A型题）生长激素分泌过多可产生的代谢异常是

A．负氮平衡　　　B．低钙血症　　　C．垂体性糖尿　　　D．高胆固醇血症

【答案与解析】　25．C。参见考研真题解析第17题解析。

26.（2019年A型题）在胚胎期对脑发育最为重要的激素是

A．性激素　　　　　B．胰岛素　　　　C．生长激素　　　　D．甲状腺激素

【答案与解析】　26．D。参见考研真题解析第1题解析。

27．（2019年A型题）机体在受到有害刺激时，参与应激反应最主要的系统是

A．交感－肾上腺髓质系统　　　　　　B．下丘脑－神经垂体系统

C．肾素－血管紧张素－醛固酮系统　　　D．下丘脑－腺垂体－肾上腺皮质系统

【答案与解析】　27．D。参见考研真题解析第9题解析。

28．（2020年A型题）分泌正常时以促进合成代谢为主，分泌过多时则以促进分解代谢为主的激素是

A．胰岛素　　　　B．生长激素　　　　C．甲状腺激素　　　D．糖皮质激素

【答案与解析】　28．C。参见考研真题解析第1题解析。

29．（2020年A型题）对去甲肾上腺素缩血管效应起允许作用的激素是

A．血管升压素　　　B．甲状腺激素　　　C．胰高血糖素　　　D．糖皮质激素

【答案与解析】　29．D。糖皮质激素可提高心肌、血管平滑肌对儿茶酚胺类激素的敏感性（允许作用）。上调心肌、血管平滑肌细胞肾上腺素受体的表达，并使这些受体与儿茶酚胺的亲和力增加。加强心肌收缩力，增加血管紧张度，以维持正常血压。

30．（2021年A型题）血液中胰岛素样生长因子-1水平明显升高，常提示的疾病是

A．侏儒症　　　　B．呆小症　　　　C．糖尿病　　　　D．肢端肥大症

【答案与解析】　30．D。参见考研真题解析第8题解析。

31．（2021年A型题）实验室中切除双侧肾上腺的动物很快死亡的原因是

A. 缺乏肾上腺髓质素　　　　　　　　B. 缺乏肾上腺髓质激素

C. 缺乏肾上腺皮质激素　　　　　　　D. 缺乏血管紧张素Ⅱ

【答案与解析】 31. C。切除肾上腺的动物，由于糖皮质激素缺乏，导致营养物质代谢紊乱，抵抗力降低；醛固酮缺乏，导致水盐丢失，血压降低，血液循环衰竭。因此，糖皮质激素和醛固酮缺乏是导致动物死亡的主要原因。

32.（2022年A型题）类固醇激素作用的受体是

A. 酪氨酸激酶受体　　　　　　　　　B. 核受体

C. G蛋白偶联受体　　　　　　　　　D. 鸟苷酸环化酶受体

【答案与解析】 32. B。能与核受体结合的配体主要是直接进入胞内的胞外信使分子，通常为小分子脂溶性物质，如类固醇激素。

33.（2022年A型题）肾上腺糖皮质激素分泌过多可引起的效应是

A. 肝脏外蛋白质合成增加　　　　　　B. 骨质疏松

C. 血管舒张　　　　　　　　　　　　D. 血糖降低

【答案与解析】 33. B。GC能促进蛋白质分解、抑制其合成及增加钙、磷排泄，引起骨质疏松。GC对肝内和肝外组织细胞的蛋白质代谢影响不同。GC能抑制肝外组织细胞内的蛋白质合成，加速其分解，减少氨基酸转运入肌肉等肝外组织，为糖异生提供原料；相反，却能促进肝外组织产生的氨基酸转运入肝，提高肝内蛋白质合成酶的活性，使肝内蛋白质合成增加，血浆蛋白也相应增加。GC主要通过减少组织对糖的利用和加速肝糖异生而使血糖升高。GC可提高心肌、血管平滑肌对儿茶酚胺类激素的敏感性（允许作用），上调心肌、血管平滑肌细胞肾上腺素受体的表达，并使这些受体与儿茶酚胺的亲和力增加，加强心肌收缩力，增加血管紧张度，以维持正常血压。

34．（2022年A型题）可抑制胰岛素分泌的因素有

A．血浆中游离脂肪酸增多　　　　　B．抑胃肽分泌增多

C．交感神经兴奋　　　　　　　　　D．生长激素分泌增多

【答案与解析】 34．C。交感神经兴奋时释放去甲肾上腺素，可通过作用于β细胞膜上的α受体抑制胰岛素分泌，也可通过β受体刺激胰岛素分泌（α受体阻断的情况下），但以前者作用为主。血中游离的脂肪酸和酮体明显增多时，也可促进胰岛素的分泌。促胃液素、促胰液素、缩胆囊素、抑胃肽等胃肠激素可促进胰岛素分泌。GH、GC、TH等可通过升高血糖浓度间接刺激胰岛素的分泌。

二、知识点总结

本周知识点考点频率统计见表16-3。

表16-3　内分泌考点频率统计表（2012—2022年）

年份	内分泌与激素	下丘脑-垂体内分泌	甲状腺内分泌	调节钙磷代谢的激素	胰岛的内分泌	肾上腺的内分泌
2022						
2021	√					√

续　表

年份	内分泌与激素	下丘脑-垂体内分泌	甲状腺内分泌	调节钙磷代谢的激素	胰岛的内分泌	肾上腺的内分泌
2020			√			√
2019	√		√			√
2018			√	√		
2017	√		√			
2016	√			√	√	√
2015	√		√		√	√
2014	√				√	√
2013	√		√			√
2012	√	√	√			

（一）内分泌与激素

1. 内分泌与激素系统　　内分泌是指腺细胞将其产生的物质（即激素）直接分泌到血液或者细胞外液等体液中，并以它们为媒介对靶细胞产生调节效应的一种分泌形式。经典概念认为，激素通过血流将所携带的调节信息递送至机体远处的靶细胞，实现长距细胞间通讯，所以内分泌也称远距分泌（或血分泌）。现代研究表明，激素还可通过旁分泌、神经内分泌、自分泌、内在分泌以及腔分泌等短距细胞通讯方式传递信息（表16-4）。

表 16-4　激素传递信息的方式

项目	传递信息方式	举例
远距分泌	激素入血后经血液循环运输至远处靶组织发挥作用	肾上腺髓质释放的儿茶酚胺经血液对心脏的作用
旁分泌（邻分泌）	激素经组织液扩散后作用于邻近的其他靶细胞	胰岛 α 细胞分泌的胰高血糖素刺激 β 细胞分泌胰岛素；胰岛 β 细胞分泌的胰岛素抑制 α 细胞分泌胰高血糖素
自分泌	激素直接作用于产生该激素的细胞	胰岛素可抑制 β 细胞自身分泌胰岛素
神经分泌	神经内分泌细胞（神经元）将激素释放到血液循环中发挥作用	下丘脑神经元分泌的血管升压素通过神经垂体束运输至神经垂体中储存，机体需要时释放入血
腔分泌	激素直接释放（非经腺体导管）到体内管腔中发挥作用	促胃液素、胰多肽直接分泌到肠腔中发挥作用

2. 激素的化学性质　见表 16-2。

3. 激素的作用机制

（1）激素对靶细胞产生调节作用的环节：①受体识别；②信号转导；③细胞反应；④效应终止。

（2）按照受体的不同将激素分为Ⅰ组与Ⅱ组两大组群：①Ⅰ组（与胞内受体结合的激素）：通过核受体发挥作用，如类固醇激素受体、TH 受体、VitD 受体、维甲酸受体。②Ⅱ组（与膜受体结合的激素）：分为 G 蛋白耦联受体介导和酶联型受体介导。

4. 激素作用的一般特征

（1）相对特异性作用：选择性作用于与其亲和力高的特定目标，但有交叉现象。

笔记

（2）信使作用：激素是一种信使物质或传讯分子。

（3）高效作用：在生理状态下，激素的血浓度很低，但信号转导环节具有生物放大效应。

（4）相互作用：协同、拮抗、竞争、允许作用。有些激素虽然本身不影响组织器官的某些功能，但它的存在却是其他激素作用的必要条件，这种支持性的作用称为允许作用。例如，GC本身无缩血管作用，但当其缺乏或不足时，儿茶酚胺类激素对心血管的作用就难以充分发挥。

（二）下丘脑-垂体内分泌

1. 下丘脑调节激素（表16-5）

表16-5　下丘脑调节肽（因子）的调节作用及靶腺

下丘脑调节肽（因子）	调节作用	靶腺
生长激素释放激素（GHRH）	促进GH分泌	无靶腺，直接作用于靶组织或靶细胞
生长抑素（SS）	抑制GH分泌	
促黑（素细胞）激素释放因子（MRF）	促进MSH分泌	
促黑（素细胞）激素释放抑制因子（MIF）	抑制MSH分泌	
催乳素释放肽（PRP）	促进PRL分泌	
催乳素抑制因子（PIF）	抑制PRL分泌	
促肾上腺皮质激素释放激素（CRH）	促进ACTH分泌	肾上腺
促甲状腺激素释放激素（TRH）	促进TSH分泌	甲状腺
促性腺激素释放激素（GnRH）	促进LH、FSH分泌	性腺

2. 下丘脑-神经垂体的分泌 GH能调节糖、脂肪、蛋白质等物质代谢。

（1）可促进肝糖原分解，同时可抑制外周组织摄取和利用葡萄糖，减少葡萄糖消耗，升高血糖水平。

（2）抑制脂肪细胞分化，减少甘油三酯的积蓄；激活激素敏感的脂肪酶，促进脂肪分解，增强脂肪酸氧化，提供能量，并使组织特别是肢体的脂肪量减少，促进脂肪分解。

（3）促进蛋白质代谢，总效应是合成大于分解，特别是促进肝外组织合成蛋白质，如促进氨基酸进入肌肉细胞利用，减少尿氮，呈正氮平衡。

3. 下丘脑-腺垂体的分泌

（1）VP：抗利尿和升血压。生理水平的升高主要促进肾重吸收水，发挥抗利尿作用；在机体脱水和失血等情况下，细胞外液明显减少时，VP的释放量明显增多，可使血管广泛收缩，发挥升血压作用。

（2）OT：在妇女分娩时刺激子宫强烈收缩和在哺乳期促进乳汁排出。它的调节属于神经-内分泌调节，以神经调节形式为主。最有力的刺激是分娩时胎儿对子宫颈的机械性扩张，可通过正反馈机制促进OT神经元分泌，结果引起强有力的子宫平滑肌收缩，起到催产的作用。

（三）甲状腺内分泌

1. TH的合成过程

（1）聚碘：滤泡上皮细胞能主动摄取和聚集碘，即碘捕获。碘进入细胞需要钠-碘同向转运体（NIS），通过NIS以1个I^-和2个Na^+协同运输的形式进行，属于继发性主动转运，依赖 Na^+-K^+ 泵的活动提供能量。

（2）碘化：首先，在 H_2O_2 存在的条件下，摄入腺泡上皮细胞的 I^- 在甲状腺过氧化物酶（TPO）的催化下迅速被氧化成 I_0（碘原子）、I_2。同样在 TPO 的催化下，活化的碘取代甲状腺球蛋白（TG）酪氨酸残基苯环上的氢，生成一碘酪氨酸（MIT）和二碘酪氨酸（DIT）。

（3）缩合：在 TPO 的催化下，同一 TG 分子内的 MIT 和 DIT 分别双双耦联成 T_4 和／或 T_3。一个分子 MIT 与一个分子 DIT 耦联，生成 T_3 以及极少量的 rT_3；两个分子 DIT 耦联，生成 T_4。

2. TH 的生物作用　见表 16-1。

（四）调节钙磷代谢的激素（表 16-6）

表 16-6　调节钙磷代谢激素的比较

鉴别点	PTH	1,25-二羟维生素 D（钙三醇）	降钙素（CT）
合成部位	甲状旁腺主细胞	肝和肾	甲状腺滤泡旁细胞（C细胞）
对骨的作用	促进骨钙入血升高血钙；促进骨钙沉积降低血钙	促破骨细胞活动升高血钙；促骨钙沉积降低血钙	抑制破骨细胞活动降低血钙；促进骨组织中钙磷沉积
对肾的作用	促进钙重吸收；抑制磷重吸收	促进钙重吸收；促进磷重吸收	抑制钙重吸收；抑制磷重吸收
对肠的作用	间接促进小肠吸收钙	促进小肠对钙和磷的吸收	—
总效应	升血钙、降血磷	升血钙、升血磷	降血钙、降血磷

（五）胰岛的内分泌（表16-7）

表 16-7　胰岛素和胰高血糖素的比较

鉴别点	胰岛素	胰高血糖素
分泌细胞	胰岛β细胞	胰岛α细胞
结构性质	51个氨基酸残基的多肽	29个氨基酸残基的多肽
靶细胞受体	酪氨酸激酶受体	G蛋白耦联受体
主要作用	血糖↓	血糖↑
主要作用机制	糖原合成增强，糖原分解下降，糖异生下降，糖转运增强，糖氧化利用加强，脂肪合成加强	糖原合成减少，糖原分解加强，糖异生增强，脂肪分解加强

（六）肾上腺的内分泌（表16-8）

表 16-8　糖皮质激素的生理作用

项目	生理作用
糖代谢	使血糖升高（主要通过减少组织对糖的利用和加速肝糖异生实现）
脂肪代谢	促进四肢脂肪分解，有利于肝糖异生。GC分泌过多时脂肪重新分布（增加四肢脂肪分解，脂肪沉积于面颈、躯干、腹部），形成满月脸、水牛背、向心性肥胖等体征
蛋白质代谢	抑制肝外组织细胞内的蛋白质合成，加速其分解；促进肝细胞内蛋白质的合成，使肝内蛋白质和血浆蛋白增加

笔记

续　表

项目	生理作用
血细胞	红细胞、血小板和中性粒细胞数量增加；淋巴和嗜酸性粒细胞数量减少。长期应用GC可导致机体免疫功能下降，容易发生感染
应激反应	应激时ACTH和GC分泌增加，提高机体对有害刺激的耐受
循环系统	对儿茶酚胺类激素的允许作用；抑制前列腺素的合成，降低毛细血管的通透性，减少血浆滤过，维持血容量
电解质	保钠、排水、排钾

拓展练习及参考答案

拓展练习

【填空题】

1. 生长激素的主要作用是（　）和（　）。

2. 糖皮质激素浓度升高可引起血中性粒细胞计数（　），淋巴细胞计数（　）。

3. 肾上腺皮质在组织结构上由外向内依次（　）、（　）和（　），分别分泌（　）、（　）和（　）。

4. 生长激素能诱导靶细胞产生一种具有促生长作用的肽类物质，称为（　）。

5. 启动并维持乳腺泌乳的激素是（　），促进乳腺排乳的激素是（　）。

【判断题】

1. 有活性的维生素D_3最终生成部位是肝。

2. 甲状腺激素属于胺类激素，但具有脂溶性。

【名词解释】

1. 允许作用

2. 激素

【选择题】

1. 下列激素中，属于蛋白质类激素的是

A. 睾酮　　　　　B. 醛固酮　　　　C. 皮质醇　　　　　D. 生长激素　　　　E. 甲状腺激素

2. 关于胰岛素对代谢的调节，下列哪一项是错误的

A. 促进组织对葡萄糖的摄取和利用　　　　　　B. 促进糖原合成

C. 促进糖异生　　　　　　　　　　　　　　　D. 促进蛋白质的合成

E. 以上都不选

3. 不影响糖代谢的激素是

A. 甲状腺激素　　　B. 生长激素　　　　C. 皮质醇　　　　　D. 甲状旁腺激素　　E. 胰岛素

4. 糖皮质激素对代谢的作用是

A. 促进葡萄糖的利用，促进肌肉组织蛋白质分解

B. 促进葡萄糖的利用，抑制肌肉组织蛋白质分解

C. 促进葡萄糖的利用，促进肌肉组织蛋白质合成

D. 抑制葡萄糖的利用，促进肌肉组织蛋白质分解

E. 抑制葡萄糖的利用，抑制肌肉组织蛋白质分解

5. 关于应激反应的叙述，错误的是

A. 缺氧、创伤、精神紧张等有害刺激时出现

B. 有多种激素参与

C. 是一种非特异性反应

D. 血中肾上腺素、去甲肾上腺素浓度升高

E. 以上都不选

B 型题

（6、7题共用选项）

A. 生长激素   B. 生长抑素   C. 生长素介质

D. 降钙素   E. 1,25-二羟维生素 D_3

6. 胰岛δ细胞产生

7. 甲状腺产生

X 型题

8. 应激反应中腺垂体分泌的三大激素是

A. 催乳素   B. ACTH   C. 生长激素   D. TSH   E. 黄体生成素

【问答题】

长期大量使用糖皮质激素类药物的患者，能否突然停药？为什么？

参考答案

【填空题】

1. 促进生长；促进代谢

2. 增加；减少

3. 球状带；束状带；网状带；盐皮质激素；糖皮质激素；性激素

4. 胰岛素样生长因子

5. 催乳素；缩宫素

【判断题】

1．×　最终生成部位应为肾。

2．√

【名词解释】

1．允许作用　某些激素对特定器官、组织或细胞没有直接作用，但它的存在却是另一种激素发挥生物效应的必要基础，这称为允许作用。

2．激素　由内分泌腺或器官组织的内分泌细胞所分泌，以体液为媒介，在细胞之间递送调节信息的高效能生物活性物质，称为激素。

【选择题】

A型题　1．D　2．C　3．D　4．D　5．D

B型题　6．B　7．D

X型题　8．ABC

【问答题】

答案如下：长期大量使用糖皮质激素类药物时，血液循环中糖皮质激素浓度升高，作用于腺垂体细胞特异受体，抑制腺垂体ACTH的合成与分泌，同时降低腺垂体对CRH的反应性。由于ACTH不但刺激糖皮质激素的分泌，也刺激束状带和网状带细胞生长发育，所以当ACTH分泌减少和停止时，可造成肾上腺皮质束状带和网状带逐渐萎缩、分泌减少。患者如突然停药，必将因自身分泌不足而使血液中糖皮质激素水平突然降低，产生一系列糖皮质激素缺乏的症状，如血糖降低、血压下降、神经系统兴奋性降低和对应激抵抗力降低等，使病情突然加重。因此，在停药时应逐渐减量，并注意在给药期间间断给予ACTH。

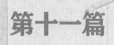

第十一篇

生　殖

笔记

第17周　男性生殖功能及其调节、女性生殖功能及其调节、妊娠和分娩

一、考研真题解析

1.（2012年A型题）维持妊娠黄体功能的主要激素是

A. 雌激素　　　　　B. 孕激素　　　　　C. 人绒毛膜促性腺激素　D. 黄体生成素

【答案与解析】 1. C。正常月经周期中，如未受精，排卵后第9～10天黄体开始变性。若卵子成功受精，则在受精后第6天左右，胚胎滋养层细胞开始分泌人绒毛膜促性腺激素（hCG），刺激妊娠黄体的形成，并维持到妊娠3～4个月后。hCG是由胎盘绒毛组织的合体滋养层细胞分泌的一种糖蛋白激素，与黄体生成素（LH）有高度的同源性，生物学作用及免疫学特性也基本相似。hCG在妊娠8～10周时达高峰，随后分泌量逐渐减少，到妊娠20周左右降至较低水平，并一直维持到妊娠末期。孕激素与雄激

素是黄体期黄体细胞分泌的激素；黄体生成素是由腺垂体分泌的。

2.（2013年A型题）雌激素和孕激素作用的相同点是

A．促进乳腺导管增生和延长　　　　　B．使子宫内膜变厚

C．使子宫输卵管平滑肌活动减弱　　　D．减少宫颈黏液的分泌

【答案与解析】 2．B。①雌激素可促进乳腺导管增生，孕激素主要是促进乳腺小叶和腺泡发育。②雌激素可使子宫内膜增生变厚，发生增生期变化。孕激素可使处于增生期的子宫内膜进一步增厚，发生分泌期变化，即雌激素和孕激素均可使子宫内膜增殖。③雌激素可促进子宫平滑肌收缩，促进子宫颈分泌大量稀薄黏液。孕激素可使平滑肌松弛，张力降低，宫颈黏液分泌减少，黏液变得更加黏稠。

3.（2013年A型题）灭活睾酮的器官是

A．肝脏　　　　B．肾脏　　　　　C．肺脏　　　　　D．靶组织细胞

【答案与解析】 3．A。睾酮主要在肝内降解、灭活，最终经还原、氧化、侧链裂解转变为17-酮类固醇，随尿液排出。

4.（2014年A型题）女性月经周期中出现两次分泌高峰的激素是

A．卵泡刺激素　　　B．黄体生成素　　　C．雌激素　　　　D．孕激素

【答案与解析】 4．C。卵巢周期的激素调节如下：①卵泡期：在卵泡期，雌激素浓度持续增加，至排卵前一天，血中雌激素，主要是雌二醇（E_2）浓度达到高峰后，发挥正反馈调节作用，使促性腺激素释放激素（GnRH）分泌增多，刺激LH和卵泡刺激素（FSH）分泌，但以LH的分泌增加峰更明显，形成LH峰。②排卵：LH峰是引发排卵的

关键因素。在LH分泌高峰的作用下，成熟卵泡向卵巢表面移动，卵泡壁破裂，出现排卵孔，卵细胞与透明带、放射冠及卵泡液排出，称为排卵。③黄体期：排卵后，卵泡的排卵孔被纤维蛋白封闭，形成血体，然后转变为黄体。颗粒细胞的黄体化主要受LH的调节，LH通过环磷酸腺苷（cAMP）-蛋白激酶系统，促使黄体细胞分泌大量孕激素与雌激素。雌激素水平再次升高，一般在排卵后7～8天，形成月经周期中的第二次高峰，同时孕激素也达到高峰。

5．（2015年A型题）孕激素对子宫的生理作用是

　　A．促进子宫内膜增厚和分泌　　　　　　B．提高子宫平滑肌的兴奋性

　　C．提高子宫肌对缩宫素的敏感性　　　　D．促进子宫颈分泌黏液

【答案与解析】　5．A。根据第9版教材，孕激素的生理作用有：抑制子宫内膜细胞增殖，促进子宫内膜上皮的分泌功能及内膜基质细胞的蜕膜化；使子宫肌兴奋性降低，抑制其收缩，防止妊娠期胚胎排出；使宫颈黏液分泌减少且变稠，阻止精子通过；促进输卵管上皮分泌黏性液体，为受精卵及卵裂球提供营养；抑制阴道上皮增生，并使其角化程度降低。故该题无正确答案。但老版教材有"促进子宫内膜增厚和分泌"这样的表述，故当时标准答案是A。

6．（2016年A型题）在月经周期的卵泡期，唯有一个优势卵泡能最终发育成熟的主要原因是

　　A．该卵泡分泌较多E_2，使之摄取更多的FSH

　　B．该卵泡分泌较多P，使之摄取更多的LH

C．该卵泡分泌较少抑制素，抑制FSH分泌的作用较弱

D．该卵泡分泌较少抑制素，抑制LH分泌的作用较弱

【答案与解析】　6．A。在月经周期的卵泡期，优势卵泡由于分泌较多E_2，从而摄取更多的FSH，最终发育成熟卵泡。P为孕酮简称。

7．（2017年A型题）分泌雄激素结合蛋白的细胞是

A．睾丸精细胞　　B．睾丸间质细胞　　C．睾丸支持细胞　　D．睾丸生精细胞

【答案与解析】　7．C。睾丸间质细胞合成和分泌雄激素，睾丸支持细胞分泌雄激素结合蛋白（ABP）。睾丸生精细胞生成精子。

8．（2018年A型题）下列关于睾酮对下丘脑-腺垂体反馈调节的描述，错误的是

A．抑制GnRH的分部　　　　　　　　B．抑制FSH的分泌

C．抑制LH的分泌　　　　　　　　　　D．降低腺垂体对GnRH的反应性

【答案与解析】　8．B。当血中睾酮浓度达到一定水平后，可作用于下丘脑和腺垂体，通过负反馈机制抑制GnRH和LH的分泌，而对FSH的分泌却无影响。

9．（2020年A型题）人体内生物活性最强的雄激素是

A．睾酮　　　　　B．雄酮　　　　　C．雄烯二酮　　　　　D．双氢睾酮

【答案与解析】　9．D。睾丸间质细胞分泌雄激素，包括脱氢表雄酮、雄烯二酮和睾酮，其中睾酮的分泌量最多。游离状态的睾酮进入靶组织可直接发挥作用，或经靶细胞内5α-还原酶的作用转化为活性更强的双氢睾酮发挥作用。

10．（2021年A型题）妊娠期妇女由胎盘合成和分泌的雌激素主要是

341

A．雌酮 　　　　B．雌二醇 　　　　C．雌三醇 　　　　D．己烯雌酚

【答案与解析】 10．C。妊娠期妇女由胎盘合成和分泌的雌激素主要是雌三醇，E2和雌酮较少，己烯雌酚为人工合成的非甾体雌激素。

11．（2022年A型题）育龄期女性子宫内膜周期性变化的顺序为

A．月经期－增生期－分泌期 　　　　B．月经期－分泌期－增生期

C．增生期－排卵期－分泌期 　　　　D．增生期－分泌期－排卵期

【答案与解析】 11．A。育龄期女性子宫内膜周期性变化的顺序是月经期、增生期、分泌期，是子宫内膜随着月经周期由薄变厚再脱落的过程。月经期一般是月经周期的第1～4天，增生期一般是月经周期的第5～14天，而分泌期一般是月经周期的第15～28天。

二、知识点总结

本周知识点考点频率统计见表17-1。

表17-1　生殖考点频率统计表（2012—2022年）

年份	男性生殖功能及其调节			女性生殖功能及其调节			妊娠和分娩		
	生精	内分泌	功能调节	生卵	内分泌	月经周期及调控	受精和着床	妊娠的维持	分娩
2022						√			
2021								√	

续　表

年份	男性生殖功能及其调节			女性生殖功能及其调节			妊娠和分娩		
	生精	内分泌	功能调节	生卵	内分泌	月经周期及调控	受精和着床	妊娠的维持	分娩
2020		√							
2019									
2018		√							
2017		√							
2016				√		√			
2015					√				
2014					√	√			
2013		√			√				
2012								√	

（一）男性生殖功能及其调节

1. 睾丸的功能　睾丸实质由曲细精管和结缔组织间质构成。曲细精管由各级生精细胞和支持细胞构成。间质中的莱迪希（Leydig）间质细胞合成和分泌雄激素。

（1）睾丸的生精功能：精子是在睾丸的曲细精管内生成的，睾丸生成的精子功能尚未成熟，只有当其被输送至附睾，在其中停留 18 ～ 24 小时后才能获得运动能力和受精能力。

（2）支持细胞在生精中的功能：①支持、保护和营养作用。②参与形成血–睾屏障。③分泌及内分泌功能：分泌雄激素结合蛋白（ABP）和抑制素。④吞噬功能。

（3）睾丸的内分泌功能：①雄激素：由睾丸的间质细胞分泌，主要包括睾酮、脱氢表雄酮、雄烯二酮等，其中睾酮的分泌量最多，生物活性最强。睾酮分泌入血后约2%以游离形式存在，约65%与ABP结合，约33%与血浆白蛋白或皮质醇结合蛋白结合。睾酮经靶细胞内5α-还原酶的作用转化为活性更强的双氢睾酮发挥作用。睾酮主要在肝脏代谢、灭活，最终的代谢产物随尿液排出，其生理作用见表17-2。②抑制素：由睾丸支持细胞分泌的一种糖蛋白激素，作用于腺垂体抑制FSH分泌，但对LH无作用。

表17-2　睾酮的生理作用

项目	作用
对胚胎性别分化的影响	胎儿时期可诱导男性内、外生殖器的发育，促使男性第一性征形成
促进男性第二性征的发育	男性青春期后性器官开始发育并出现男性第二性征；刺激和维持正常的性欲
对生精过程的影响	可直接或转化为双氢睾酮与支持细胞的雄激素受体结合，促进精子的生成
对代谢的影响	①促进蛋白质的合成并抑制其分解。②对脂代谢有不利影响，表现为血中低密度脂蛋白增加，而高密度脂蛋白减少。③参与机体水和电解质的平衡，使体内水钠潴留
其他作用	①促进肾脏合成促红细胞生成素（EPO），刺激红细胞生成。②刺激骨生长和骨骺的闭合。③作用于神经系统（NS），参与调节具有雄性特征的行为活动

2. 睾丸功能的调节　睾丸功能受下丘脑和腺垂体的调节，睾丸分泌的激素又通过负反馈机制影响下丘脑和腺垂体的功能。睾丸内还存在复杂的自分泌和旁分泌调节。

（1）下丘脑-垂体-睾丸轴的调节：青春期开始后，下丘脑分泌的GnRH经垂体门脉系统作用于腺垂体，促进腺垂体分泌FSH和LH。①下丘脑-垂体-睾丸轴对睾丸活动的调节：FSH主要作用于支持细胞，促进其合成分泌精子生成所需的物质和ABP。LH主要作用于睾丸间质细胞，促进睾酮的合成，间接促进生精过程。这两种促性腺激素协同作用，共同调节睾丸的生精作用及内分泌活动。②睾丸激素对下丘脑-腺垂体的反馈调节：当血中睾酮浓度达到一定水平后，通过负反馈机制直接抑制下丘脑分泌LH；通过抑制下丘脑分泌GnRH，间接抑制腺垂体分泌FSH、LH。FSH可刺激支持细胞分泌抑制素。

（2）睾丸内的局部调节：睾丸内各种细胞分泌的局部调节因子参与睾丸功能的调控。

（二）女性生殖功能及其调节

1. 卵巢的功能及其调节

（1）卵巢的生卵作用

1）卵子的生成及生命历程：卵子的生成始于胚胎期。青春期后随卵泡成熟，于排卵前在LH峰的作用下卵母细胞重新恢复并完成第一次减数分裂成为次级卵母细胞，并随即开始第二次减数分裂，但停滞在分裂中期。如受精发生，则卵母细胞第二次减数分裂完成，排出第二极体，成为成熟卵子。如没有受精，则卵细胞死亡、溶解。

2）卵泡的生长及调控：原始卵泡→初级卵泡→次级卵泡→成熟卵泡。可分为三个阶段：①FSH非依赖的缓慢生长：从原始卵泡开始的窦前卵泡生长非常缓慢，至少需要10年。②FSH反应性生长：青春期后，在垂体FSH基础量分泌作用下，卵泡对FSH作出反应加快生长速度。这一阶段需要一定量的FSH支持，但与月经周期中FSH水平波动无关。③FSH高度依赖的快速生长：青春期后，在每个月经周期的黄体期向卵泡期转化时，由于垂体FSH分泌增加，一群10～20个小窦状卵泡进入，FSH高度依赖性的快速生长，此为周期性募集。被募集的卵泡中一般仅有一个成为优势卵泡最后发育成熟并排卵，此为优势卵泡的选择。卵泡选择机制"FSH阈值学说"：随着卵泡的生长，FSH分泌减少，FSH血浓度一般仅能满足一个发育最快、FSH阈值最低的卵泡继续生长的需要，其他卵泡发生闭锁。

3）排卵：由月经周期中的LH峰触发。

4）黄体的形成和退化：卵泡排卵后剩余的颗粒细胞和泡膜细胞在LH的作用下发生黄素化，分化为黄体细胞，形成黄体，主要功能是分泌孕激素和雌激素。如卵子受精，则黄体在hCG作用下继续发育成为妊娠黄体；如卵子没有受精，则黄体于2周后开始退化为白体。

（2）卵巢的内分泌功能：排卵前的卵泡主要分泌雌激素，包括雌酮和E_2。排卵后的黄体分泌雌激素和孕激素，孕激素主要是孕酮（P）。卵巢也合成分泌少量雄激素和抑制素等其他激素。①卵巢性激素的合成：雌激素以胆固醇为原料，由泡膜细胞和颗粒细胞共同完成合成。内泡膜细胞中：在LH作用下，胆固醇→孕烯醇酮→雄激素（雄烯二酮、睾酮）。颗粒细胞中：在FSH作用下表达芳香化酶，雄激素→雌激素（雌酮、E2）。②雌激素、孕激素的生理功能（表17-3）：雌、孕激素对于女性生殖器官的结构和功能的调节具有协同作用，但在某些方面又互为拮抗，从而保证生殖系统的正常功能活动。

表 17-3　雌、孕激素的比较

项目		雌激素	孕激素
合成部位（共同）		排卵前：卵巢。排卵后：月经黄体。妊娠早期：妊娠黄体。妊娠晚期：胎盘	
灭活部位（共同）		肝脏	
生理作用 （两者不同）	子宫肌	促细胞增生肥大，增强对收缩刺激的反应性	降低孕期子宫对收缩刺激的反应性
	子宫 内膜	促内膜细胞增殖、腺体增生 使子宫内膜变厚，呈增生期变化	促内膜上皮分泌及基质细胞蜕膜化，使子宫内膜进一步变厚，呈分泌期变化
	宫颈	使排卵期宫颈松弛，分泌清而稀薄的黏液	使宫颈黏液分泌减少、黏稠
	输卵管	促进纤毛摆动，增强收缩性	促进分泌，抑制收缩性
	阴道	促进上皮细胞增殖、角化，糖原含量增加	抑制上皮细胞增殖，加快脱落
	乳腺	促进乳腺导管发育，脂肪聚集	促进乳腺小叶及腺泡发育，为泌乳做准备
	代谢	水盐代谢：水钠潴留；刺激成骨，加速骨生长；降低胆固醇浓度及低密度脂蛋白含量；促进蛋白质合成，促进生长发育	促水钠排出；增强能量代谢，使体温调定点提高，排卵后孕激素分泌增加可使基础体温升高 $0.2 \sim 0.5℃$
	排卵	雌激素可协同FSH促进卵泡发育，诱导排卵前LH峰的出现而诱发排卵	妊娠期间血中高浓度的孕激素可使卵泡发育、排卵都受到抑制，不会发生二次受孕
	调节下丘脑、垂体	卵泡期负反馈，月经中期正反馈	黄体期负反馈

2. 月经周期及调控

（1）概念：育龄妇女卵巢的卵泡生长、排卵和黄体形成及伴随雌激素、孕激素分泌具有明显的周期性特征，由此引起子宫内膜周期性剥脱、出血的现象，称为月经。以月经为特征的这种周期性变化，称为月经周期。正常成年女性月经周期一般为21～35天，平均为28天。

（2）月经周期的分期（表17-4）

表17-4　月经周期的分期

时期	时间	子宫内膜	激素变化
卵泡期 （增生期）	月经周期 第1～14天	雌激素作用下子宫内膜修复增厚，腺体增多且不断增长弯曲，螺旋动脉变长、扩大、弯曲	雌激素缓慢升高至第1次高峰（诱发排卵前LH高峰）
黄体期 （分泌期）	月经周期 第15～28天	在雌激素和孕激素作用下，子宫内膜腺体分泌增多，螺旋动脉更长、更弯曲，糖原含量增加	雌激素下降后再上升至第2次高峰，孕激素逐渐达高峰后下降
月经期	月经周期 第1～5天	子宫内膜缺乏性激素支持，螺旋动脉痉挛性收缩，子宫内膜缺血、缺氧，剥离出血	雌、孕激素分泌量骤然下降

（3）月经周期的调控：月经周期中，血液中的GnRH、FSH、LH及卵巢激素的水平均发生周期性变化。①卵泡期的早期：由于前次月经周期的黄体退化，雌激素和孕激素的分泌减少，解除了对下丘脑和腺垂体的抑制，腺垂体分泌FSH和LH增加，FSH增加更为明显。一群卵泡被周期性招募进入快速生长阶段，合成分泌雌激素增加，子

宫内膜增生。当雌激素增加到一定程度时，可负反馈抑制FSH的分泌，卵巢产生的抑制素也选择性地抑制腺垂体、FSH分泌，通过FSH阈值学说机制进行优势卵泡的选择。②月经周期的中期：随着优势卵泡的成熟，体内雌激素水平进一步增高，高浓度的雌激素对下丘脑和腺垂体产生正反馈调节作用，触发下丘脑GnRH大量释放，刺激腺垂体LH、FSH大幅增加达峰值，尤以LH峰最明显。一般在LH峰出现后16～24小时排卵。③排卵后的黄体期：雌激素分泌一过性下降。在LH作用下黄体发育，分泌雌激素和孕激素增加，一般在排卵后7～8天形成雌激素第二个高峰及孕激素分泌高峰。大量孕激素的作用使子宫内膜发生分泌期改变。同时，增加的雌激素、孕激素对下丘脑、腺垂体的负反馈作用，导致LH和FSH的分泌一直处于较低水平。如果排卵后卵子没有受精，在排卵后第9～10天黄体开始退化，雌激素、孕激素分泌减少，进入下一个月经周期。

（三）妊娠和分娩

妊娠是指新个体产生的过程，包括受精、着床、妊娠的维持以及胎儿分娩。

1. 受精和着床

（1）受精：精、卵识别，精子穿入卵细胞及两者融合的过程。①精子运动：精子射入阴道后经过子宫颈、子宫腔、输卵管到达输卵管壶腹部受精。②精子获能：精子进入阴道后必须在女性生殖道内停留一段时间才能获得使卵子受精的能力，在此期间精子所发生的一系列形态及功能变化，最后获得受精能力的过程，称为获能。③顶体反应：获能的精子在输卵管壶腹部与卵子相遇后，精子头部的顶体外膜与精子细胞膜融合、破裂，形成许多小孔，释放出包含多种蛋白水解酶的顶体酶，使卵子外围的放射冠及透明带溶解，这一过程称为顶体反应。顶体反应是精子在受精时的关键变化。④受精卵的形成。

（2）着床：胚泡通过子宫内膜相互作用，侵入子宫内膜的过程。着床开始于受精后的第6～7天，至第11～12天完成。着床过程包括定位、黏着、穿透3个阶段。

2. 妊娠的维持　胚泡着床后，自蜕膜中获取大量的营养物质迅速发育生长，在妊娠10周以内由妊娠黄体分泌的孕激素和雌激素维持妊娠。与此同时，滋养细胞侵入子宫，形成妊娠的特殊器官——胎盘。胎盘形成后，妊娠黄体则逐渐退化。胎盘的形成才使妊娠得以维持。

（1）胎盘的物质转运功能：指母体血液中的物质与胎儿血液中的物质相互交换的过程，是胎盘最重要的功能之一。

（2）胎盘的内分泌功能：胎盘可合成和分泌几乎机体所有的内分泌细胞或腺体分泌的激素。①hCG：是早期胚泡和胎盘的合体滋养层细胞分泌的一种糖蛋白。它在结构和功能上与LH相似，可促进胚泡植入，还可使母体卵巢中的黄体变成妊娠黄体，继续分泌孕激素和雌激素。②人胎盘生乳素（hPL）：主要作用是促进胎儿生长，故称人绒毛膜促生长激素。③雌激素：胎盘分泌的雌激素主要是雌三醇，而雌酮、E2较少。雌三醇的生成涉及胎儿、胎盘的共同参与，因此临床上检测母体尿中雌三醇的水平，可反映胎儿在宫内的情况。雌激素可调控胎盘、子宫、乳腺、胎儿器官的生长。妊娠晚期，雌激素通过促使子宫的激活为分娩做好准备。④孕激素：胎盘从妊娠第6周开始分泌孕酮，10周后胎盘将代替卵巢持续分泌孕酮。

3. 分娩　分娩是胎儿和胎盘通过母体子宫和阴道排出体外的过程。分娩是一个正反馈过程。分娩启动不是某个单一因素引起的，而是需要胎儿、胎盘和母体因素的共同作用。胎盘分泌的雌激素、孕激素在子宫激活中起重要作用。

拓展练习及参考答案

拓展练习

【填空题】

1. 睾丸支持细胞分泌（　　）。

2. 卵巢分泌雌激素的细胞是（　　）和（　　）。

3. 雌激素可使子宫内膜呈（　　）变化，孕激素可使子宫内膜呈（　　）变化。

【判断题】

1. FSH和LH对睾丸的生精过程都有调节作用。FSH主要对生精过程的始动起着重要作用，睾酮主要维持生精。

2. 在妊娠10周以内由胎盘分泌的孕激素和雌激素维持妊娠。

【名词解释】

1. FSH阈值学说

2. 月经周期

【选择题】

A型题

1. 关于睾酮，以下的叙述哪项不正确

A. 在肝脏中代谢　　　　　　B. 刺激生殖器官的生长发育　　　　C. 促进脂肪的合成

D. 促进肌肉和骨骼生长　　　E. 促进红细胞生成

2. 排卵后黄体萎缩的原因是

A. 雌激素水平下降　　　　　　　B. FSH和LH水平下降　　　　　C. 孕激素水平下降

D. 雄激素水平下降　　　　　　　E. hCG水平下降

3. 关于受精过程的叙述，错误的是

A. 精子和卵子一般是在输卵管壶腹部内受精

B. 黄体期子宫黏液在孕激素作用下变得稀薄

C. 精子必须在雌性生殖道内停留一段时间，才能获得使卵子受精的能力

D. 在睾丸内的精子被输送至附睾，在其中停留数小时后才能获得运动能力

E. 获能的精子在输卵管壶腹部与卵子相遇后发生顶体反应

B型题

（4～7题共用选项）

A. 人绒毛膜促性腺激素　　　　　B. 雌激素　　　　　　　　　　C. 孕激素

D. 卵泡刺激素　　　　　　　　　E. 黄体生成素

4. 测定血或尿中浓度，可用于早期妊娠诊断的激素是

5. 维持育龄妇女基础体温呈双相变化的激素是

6. 促进卵泡的发育成熟的激素是

7. 血中出现高峰可作为排卵的标志的激素是

X型题

8. 育龄期女性在正常的月经周期中

A. 雌激素分泌出现两次高峰

B. 孕激素促进子宫内膜上皮的分泌功能

C. 排卵后黄体分泌孕激素和雌激素

D．排卵一般在下次月经来潮前的14天

E．子宫内膜剥脱是因失去雌、孕激素支持

【问答题】

试述月经周期形成的机制。

参考答案

【填空题】

1．雄激素结合蛋白

2．内膜细胞；颗粒细胞

3．增生期；分泌期

【判断题】

1．√

2．×　在妊娠10周以内由妊娠黄体分泌的孕激素和雌激素维持妊娠。

【名词解释】

1．FSH阈值学说　FSH阈值指卵泡生长发育所需的FSH的最小血中浓度。每个卵泡FSH阈值有别，是优势卵泡选择的基础。随着卵泡的生长，FSH分泌减少，FSH血浓度一般仅能满足一个发育最快、FSH阈值最低的卵泡继续生长的需要，其他卵泡发生闭锁。

2．月经周期　卵巢的周期性变化导致子宫的结构和功能也发生的周期性变化，一般指两次月经第一天之间的时间，称为月经周期。

【选择题】

A型题　1．C　2．B　3．B

B型题　4．A　5．C　6．D　7．E

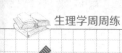

X型题　8．ABCDE

【问答题】

答案见知识点总结（二）2（3）。

附录

期末综合测试

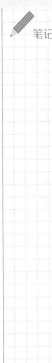笔记

一、单选题（每题1分，共计30分）

1. 全身动脉血压变动在80～180mmHg范围内，肾血流量由于血管口径的相应变化，仍能保持相对稳定，属于

A．自身调节　　　　B．神经调节　　　　C．正反馈调节　　　　D．体液调节

2. 有机磷农药中毒时骨骼肌痉挛的原因是

A．乙酰胆碱释放增加

B．刺激运动神经末梢的兴奋

C．胆碱脂酶被抑制，乙酰胆碱在运动终板处堆积

D．增加了Ca^{2+}内流

3. 低温、缺氧或代谢抑制，影响细胞的钠-钾泵活动时，将导致

A．静息电位值增大，动作电位幅度减小

B．静息电位值减小，动作电位幅度增大

C．静息电位值增大，动作电位幅度增大

笔记

D．静息电位绝对值减小，动作电位幅度减小

4．红细胞沉降率（血沉）加快表示红细胞

A．通透性增大　　　B．脆性增大　　　　C．悬浮稳定性差　　　D．可塑性差

5．柠檬酸钠的抗凝机理是

A．加强血浆抗凝血酶的作用

B．使血浆中的钙离子成为不易解离的络合物

C．抑制凝血酶活性

D．中和酸性凝血物质

6．甲状腺手术容易出血的原因是甲状腺含有较多的

A．血浆激活物　　　B．组织激活物　　　C．纤溶酶　　　　　D．抗凝血酶

7．某人的血细胞与B型血的血清凝集，而其血清与B型血的红细胞不凝集，此人血型为

A．A型　　　　　　B．B型　　　　　　C．O型　　　　　　D．AB型

8．幼年时期缺乏生长激素将造成

A．呆小症　　　　　B．巨人症　　　　　C．侏儒症　　　　　D．肢端肥大症

9．在心动周期中，心室血液充盈主要是由于

A．心房收缩的挤压作用　　　　　　　B．心室舒张的抽吸作用

C．骨骼肌的挤压作用　　　　　　　　D．胸内负压促进回流

10. 窦房结作为正常起搏点的主要原因是

A．位于心肌上部

B．0期去极化速度快

C．没有平台期

D．4期自动化去极化速度最快

11. 室性期前收缩之后常出现代偿性间歇的原因是

A．窦房结的节律性兴奋延迟发放

B．窦房结的节律性兴奋少发放一次

C．室性期前收缩时心室肌的有效不应期很长

D．窦房结的一次节律兴奋落在室性期前兴奋的有效不应期内

12. 房室延搁的生理意义是

A．使心室肌不会发生完全强直收缩

B．使心室肌动作电位幅度增加

C．使心室肌有效不应期延长

D．使心房、心室不会同时收缩

13. 关于心动周期的论述，以下哪项是错误的

A．舒张期长于收缩期

B．房室有共同收缩的时期

C．通常指心室的活动周期

D．心动周期的长短与心率有关

14. 关于心电图的描述，下列哪一项是错误的

A．ECG反映心脏兴奋的产生、传导和恢复过程中的生物电变化

B．ECG与心脏的机械收缩活动无直接关系

C．ECG与单个心肌细胞生物电变化曲线有明显区别

D．电极放置的位置不同，记录出来的ECG基本相同

15. 脊休克产生的主要原因是

A. 脊髓的血液供应突然中断

B. 脊髓突然失去了高位中枢对其的控制作用

C. 脊髓的反射中枢被破坏

D. 突然切断的损伤刺激所引起的抑制作用

16. 肺总容量等于

A. 潮气量＋肺活量

B. 潮气量＋功能余气量

C. 余气量＋补吸气量

D. 余气量＋肺活量

17. 关于气体扩散速率与下列因素的关系，哪一项是不正确的

A. 与温度呈正变

B. 与扩散距离呈反变

C. 与气体分子量呈反变

D. 与气体溶解度呈正变

18. 血液的氧离曲线左移

A. 温度降低时

B. 有利于氧从血液进入组织

C. 发生在血液 pH 降低时

D. 发生在红细胞中 2,3-二磷酸甘油酸含量增加时

19. 体力劳动或运动时，机体主要的产热器官是

A. 肌肉   B. 脑   C. 皮肤   D. 内脏

20. 条件反射的特征是

笔记

A．种族遗传 　　　　　　　　　B．先天获得

C．数量较少 　　　　　　　　　D．个体在后天生活中形成

21．人体生理学的任务是为了阐明

A．人体细胞的功能 　　　　　　B．人体与环境之间的关系

C．正常人体功能活动的规律 　　D．人体化学变化的规律

22．下列何种结构可主动重吸收钠，而水则随着被动重吸收

A．近端小管 　　B．髓袢降支 　　C．髓袢升支 　　D．远端小管

23．毁损下丘脑视上核，尿浓缩和尿量将出现下列何种现象

A．尿稀释，尿量减少 　　　　　B．尿浓缩，尿量增加

C．尿稀释，尿量增加 　　　　　D．尿浓缩，尿量减少

24．影响人神经系统发育最重要的激素是

A．雌激素和睾酮 　　B．促甲状腺激素 　　C．甲状腺激素 　　D．生长激素

25．切除肾上腺后，动物死亡的主要原因与下列哪种激素缺乏有关

A．雄激素 　　　　B．皮质酮 　　　　C．睾酮 　　　　D．皮质醇

26．激素传递的方式不包括

A．血液运送 　　　　　　　　　B．经组织液扩散

C．神经轴浆运输 　　　　　　　D．经腺体导管分泌

27．近视眼与正视眼相比，前者的

A. 近点变近，远点变远　　　　　B. 近点变远，远点变近

C. 近点和远点都变近　　　　　　D. 近点和远点都变远

28. 正常人眼在视近物时的视觉调节过程包括

A. 晶状体变凸，瞳孔缩小，视轴会聚　　B. 晶状体变凸，瞳孔不变，视轴会聚

C. 晶状体变凸，瞳孔缩小，视轴不变　　D. 晶状体不变，瞳孔缩小，视轴会聚

29. 中枢活动的后放效应主要是由于神经元中存在着哪种联系方式

A. 辐散式联系　　　B. 聚合式联系　　　C. 单突触联系　　　D. 环状联系

30. 胃液中内因子的作用为

A. 激活胃蛋白酶原　　　　　　　B. 参与胃黏膜屏障作用

C. 促进VitB$_{12}$的吸收　　　　　　D. 促进促胃液素的释放

二、名词解释（每题2分，共计14分）

1. 兴奋性

2. 肾糖阈

3. 食物的特殊动力效应

4. 胆盐的肠肝循环

5. 用力肺活量

6. 心指数

7. 去大脑僵直

三、填空题（每空1分，共计15分）

1. 骨骼肌兴奋-收缩耦联的关键部位是（　），关键物质是（　），此物质贮存于（　）。

2. 帕金森病的主要表现为（　）过强（　）过少，是由于（　）变性所致。

3. 神经垂体释放的激素是（　）和（　）。

4. 消化道平滑肌共有的运动形式是（　），小肠平滑肌特有的运动形式是（　）。

5. 神经纤维传导兴奋的特征有（　）、（　）、（　）、（　）。

6. 感受器的换能作用，是指它们能把感受到的各种刺激形式转变为传入神经纤维上相应的（　）。

四、问答题（每题分数见题后，共计25分）

1. 根据所学生理学知识，简要说明高热患者的物理降温措施及其原理。（5分）

2. 试述吸入气CO_2浓度为5%时，对呼吸运动和肺通气量的影响及其机制。（8分）

3. 试述渗透性利尿的原理，并举例说明。（6分）

4. 临床上长期使用糖皮质激素治疗时，为什么不能骤然停药，而必须逐渐减量？（6分）

五、论述题（16分）

某同学，男，19岁，汉族。一次无偿献血时，血站医务人员在抽血前对其进行血型鉴定、体重测量等常规检查。该同学体重70kg，A型血；近期无发热、感冒；行肝炎标志物、艾滋病、梅毒等项目检查，结果均合格。采血200ml。

1. 输血应遵循哪些原则？
2. 该同学如何通过神经调节和体液调节维持血压相对稳定？

参考答案

✍ 参考答案

一、单项选择题

1. A 2. C 3. D 4. C 5. B 6. B 7. D 8. C 9. B 10. D 11. D 12. D 13. B
14. D 15. B 16. D 17. C 18. A 19. A 20. D 21. C 22. A 23. C 24. C 25. D
26. D 27. C 28. A 29. D 30. C

二、名词解释

1. 兴奋性　可兴奋细胞感受刺激产生动作电位的能力或特性，称为兴奋性。

2. 肾糖阈　尿中开始出现葡萄糖时的最低血糖浓度/尿中不出现葡萄糖时的最高血糖浓度，称为肾糖阈。

3. 食物的特殊动力效应　人在进食之后的一段时间内，食物刺激机体产生额外能量消耗的作用，称为食物的特殊动力效应，一般在进食之后1小时左右开始，延续7～8小时。

4. 胆盐的肠肝循环　胆汁排入小肠后，达到回肠末端时，绝大部分被吸收入血，通过门静脉再回到肝脏，组成胆汁，这一过程称为胆盐的肠肝循环。

5. 用力肺活量　指最大吸气后用力做最快速度呼气，直至呼完为止。同时分别记录第1、2、3秒末呼出的气量。正常人应分别呼出其肺活量的83%、96%和99%。

6. 心指数　以单位体表面积（平方米）计算心输出量，称为心指数。

7. 去大脑僵直　在中脑上、下丘之间切断脑干的动物，出现以伸肌为主的肌紧张亢进现象，这一现象称为去大脑僵直。其主要表现为：动物头昂起，脊柱后挺，四肢坚硬如柱。

三、填空题

1. 三联体；Ca^{2+}；纵管终池

2. 肌紧张；运动；黑质多巴胺能神经元

3. 血管升压素；缩宫素

4. 蠕动；分节运动

5. 双向性；相对不易疲劳；完整性；绝缘性

6. 动作电位/神经冲动

四、问答题

1. 答案如下：例如，采用冷敷、冰袋、冰枕物理降温的原理主要是辐射散热和传导散热，温水擦浴物理降温的原理既有传导散热也有蒸发散热，扇扇子主要是对流散热。

2. 答案如下：血液中保持一定的CO_2浓度是维持呼吸的必要条件。当吸入含一定浓度CO_2的混合气，将使肺泡气PCO_2升高，动脉血PCO_2也随之升高，呼吸加深、加快，肺通气量增加。肺通气量增加可能增加CO_2的清除，肺泡气和动脉血PCO_2还可维持于接近正常水平。CO_2在呼吸调节中是经常起作用的最重要的化学刺激，CO_2刺激呼吸是通过两条途径实现的，一是通过刺激中枢化学感受器再兴奋呼吸中枢；二是刺激外周化学感受器，冲动沿窦神经和迷走神经传入延髓，反射性地使呼吸加深、加快，增加肺通气。两条途径中前者是主要的。可见中枢化学感受器在CO_2通气反应中起主要作用；动脉血PCO_2只需升高0.267kPa（2mmHg）就可刺激中枢化学感受器，出现通气加强反应，如刺激外周化学感受器，则需升高1.33kPa（10mmHg）。当吸入气CO_2浓度过高时，可出现CO_2对中枢神经系统的麻醉作用，表现为呼吸抑制。

3. 答案如下：由于肾小管液溶质浓度升高而导致水重吸收障碍，尿量增多，这一现象称渗透性利尿。例如，临床上注射甘露醇消除脑水肿，甘露醇可完全经肾小球滤过却不能被重吸收，因而提高小管液中溶质浓度，减少了水的重吸收，达到利尿目的。

4. 答案见第16周问答题答案。

五、论述题

1. 答案如下：输血的原则是同型输血。无同型血时，可按下列原则输血：①O型输给A、B型，AB型可接受A、B、O型血。②必须少量（＜400mL）、缓慢进行。输血前必须进行交叉配血试验，即把供血者的红细胞与受血者的血清进行配合试验，称为交叉配血主侧；而且要把受血者的红细胞与供血者的血清做配合试验，称为交叉配血次侧。如果交叉配血试验的两侧都没有凝集反应，即为配血相合，可以进行输血；如果主侧有凝集反应，则为配血不合，不能输血；如果主侧不起凝集反应，而次侧有凝集反应，只能在应急情况下输血，只能少量，缓慢地进行输血，并密切观察，如发生输血反应，应立即停止。

2. 答案如下：一次献血400ml，占总血量10%以下，机体可以通过神经调节和体液调节维持血压相对稳定。①血量减少，血压降低，颈动脉窦、主动脉弓压力感受器受刺激减弱，通过窦、弓压力感受性反射减弱引起心交感神经、缩血管神经兴奋，心迷走神经抑制，进而引起心脏活动加强，心输出量增加，血管收缩，外周阻力增加，血压回升。②循环血量减少，交感神经兴奋，肾上腺素、去甲肾上腺素、血管紧张素、抗利尿激素（ADH）等释放增多，作用于心血管，使心输出量增加，外周阻力增加，对抗失血引起的血压下降。③血容量减少，肾缺血、缺氧，使肾素－血管紧张素－醛固酮系统活动增强，肾小管对钠、水重吸收增加，尿量减少，使循环血量恢复。④交感缩血管神经兴奋，微循环毛细血管血压下降，组织液生成减少，回流增多，促进循环血量恢复，从而使血压维持相对稳定。